Heiko Luhmann

Alles Einbildung!

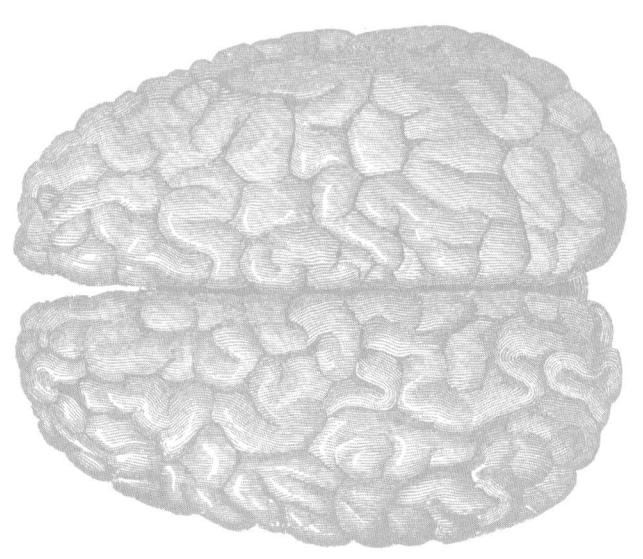

Heiko Luhmann

Alles Einbildung!

Was unser Gehirn tatsächlich wahrnimmt

2. Auflage

Die Deutsche Nationalbibliothek verzeichnet diese Publikation
in der Deutschen Nationalbibliografie;
detaillierte bibliografische Daten sind im Internet über
http://dnb.d-nb.de abrufbar.

2., durchgesehene Auflage 2015
© by WBG (Wissenschaftliche Buchgesellschaft), Darmstadt
1. Auflage 2013
Die Herausgabe des Werkes wurde durch die Vereinsmitglieder
der WBG ermöglicht.

Typografie, Satz: Lohse-Design, Heppenheim
Umschlaggestaltung: Finken & Bumiller, Stuttgart
Umschlagabbildung: Fraser Wilcox Illusion Type IV © Akiyoshi Kitaoka
Gedruckt auf säurefreiem und alterungsbeständigem Papier
Printed in Germany

Besuchen Sie uns im Internet: www.wbg-wissenverbindet.de
ISBN 978-3-534-26729-3

Elektronisch sind folgende Ausgaben erhältlich:
eBook (PDF): 978-3-534-74006-2
eBook (epub): 978-3-534-74007-9

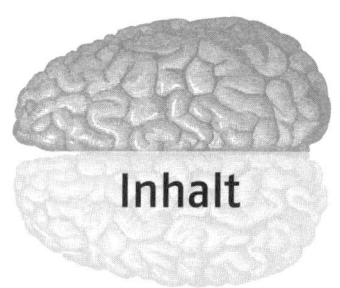

Inhalt

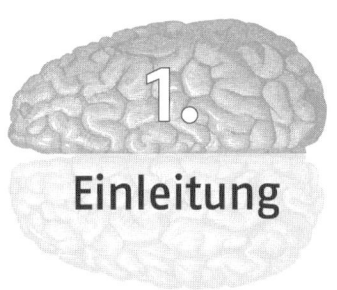

1.

Einleitung

Was ist Wirklichkeit? Diese Frage ist eine der wichtigsten und spannendsten Fragen in vielen Wissenschaftsdisziplinen, auch in den Neurowissenschaften. In den Neurowissenschaften werden interdisziplinär mit physikalischen, biochemischen und psychologischen Methoden die Grundlagen von Wahrnehmungsprozessen untersucht, beginnend bei den Sinnesorganen bis hin zu höheren neuronalen Verarbeitungsprozessen und schließlich der bewussten Wahrnehmung. Zur Klärung der Frage „Was ist Wirklichkeit?" interagieren die Neurowissenschaften nicht nur intensiv mit naturwissenschaftlichen Disziplinen, wie vor allem der Biologie, Chemie und Physik, sondern in den letzten Jahren auch vermehrt mit den geisteswissenschaftlichen Disziplinen. Dabei bieten die Neurowissenschaften im Vergleich zu den Geisteswissenschaften den großen Vorteil, dass viele ungelöste Fragen und Probleme im Allgemeinen experimentell zugänglich sind und mit den o. g. Methoden empirisch untersucht werden können. Es werden Arbeitshypothesen aufgestellt, experimentell untersucht und dann bestätigt oder verworfen.

Bei der Bearbeitung der Frage „Was ist Wirklichkeit?" treffen jedoch auch die Neurowissenschaften auf ein grundsätzliches und ganz erhebliches Problem. Wir wollen unser eigenes Gehirn untersuchen und verstehen und können dabei neben technologischen Hilfsmitteln nur auf unser eigenes Gehirn als erkenntnisgewinnenden Apparat zurückgreifen. Ist das möglich? Kann ein System sich selbst verstehen ohne die Möglichkeit der Außenbetrachtung. Nicht wenige Neurowissenschaftler sind skeptisch und halten es für schlicht unmöglich, dass wir unser Gehirn in seiner Funktionsweise verstehen werden. „Ignoramus et ignorabimus" (lat. „Wir wissen es nicht und wir werden es niemals wissen") war im Jahre 1872 die kategorische und aufsehenerregende Antwort des renommierten Berliner Physiologen Emil Heinrich du Bois-Reymond auf die Frage, wie aus unbelebter Materie, „einer Anzahl von Kohlenstoff-, Wasserstoff-, Stickstoff-, Sauerstoff- usw. Atomen", Sinnesempfindungen, Gefühle und Bewusstsein entstehen können. Dieser Disput setzt sich bis zum heutigen Tage über verschiedene Wissenschaftsdisziplinen, von der Physik bis zur Philosophie, fort und hat in den vergangenen Jahren in Anbetracht neuester neurowissenschaftlicher Erkenntnisse und provokanter Hypothesen an Intensität zugenommen.

Wie können wir uns der Frage „Was ist Wirklichkeit?" aus neurowissenschaftlicher Sicht nähern? Wir benötigen zuallererst Kenntnisse über den Aufbau und die Funktionsweise des Gehirns und seiner kleinsten funktionellen Einheiten, den Nervenzellen. Des Weiteren sind Kenntnisse über die Beschaffenheit und Funktionsweise unserer Sinnesorgane und der nachgeschalteten neuronalen Strukturen erforderlich, um zu verstehen, wie Reize aus der Umwelt von den Sinnesorganen aufgenommen, im Gehirn weiterverarbeitet und schließlich von uns bewusst wahrgenommen werden. Diese Aufgabe erfüllt das Kapitel 2 bzw. das Kapitel 3 am Beispiel des Sehsystems. Das Kapitel 4 beschreibt zwei Hirnstrukturen, die für die Wahrnehmung von zentraler Bedeutung sind, den Thalamus und den Neocortex. Der Thalamus dient als wichtige neuronale Schaltstation zwischen den Sinnesorganen und dem Neocortex, dem Ort der bewussten Wahrnehmung von Sinneserfahrungen und höherer kognitiver Leistungen. Die beiden Kapitel 5 und 6 stellen Änderungen der Wirklichkeit dar, wie sie physiologisch auftreten können bzw. pathophysiologisch nach Hirnschädigungen bei Patienten zu beobachten sind. Kapitel 7 gibt schließlich einen Ausblick in neuropharmakologische und technologische Entwicklungen, die zukünftig unsere kognitiven Leistungen elementar verändern könnten. In jedem Kapitel werden einige der jüngsten und überaus spannenden Erkenntnisse der Neurowissenschaften zum jeweiligen Thema genauer dargestellt. Technologische Neuentwicklungen in den vergangenen Jahren erlauben einerseits auf zellulärer Ebene hochpräzise Analysen von einzelnen Nervenzellen und kleinen neuronalen Netzwerken, andererseits mittels bildgebender Verfahren erstaunliche Einblicke in die Struktur und Funktionsweise des Gesamthirns.

In diesem Buch sollen kapitelweise die folgenden sechs Fragenkomplexe zum Thema Wirklichkeit aus neurowissenschaftlicher Sicht behandelt, aber nicht notwendigerweise abschließend beantwortet werden. Unser heutiger Kenntnisstand und die aktuelle Datenlage in den Neurowissenschaften erlauben häufig (noch) keine zufriedenstellende und keineswegs endgültige Antwort auf die folgenden Fragen.

1. Wie ist die Struktur und die Funktion der Elemente, die im Gehirn Wirklichkeit abbilden? Wie ist eine Nervenzelle aufgebaut und wie funktioniert sie? Welche Wechselwirkungen finden in einem neuronalen Netzwerk statt?
2. Wie werden Sinnesreize aufgenommen und im Gehirn zu einer Gesamtwahrnehmung der inneren und äußeren Welt abgebildet? Wie zuverlässig ist diese neuronale Verarbeitung?
3. Welche Hirnstrukturen sind an der Erschaffung von Wirklichkeit beteiligt? Erleben wir im Schlaf eine andere Wirklichkeit? Verarbeiten wir im Schlaf zuvor aufgenommene Informationen oder erschaffen wir vollkommen neue Wirklichkeiten?
4. Welche Änderungen in der Wahrnehmung von Wirklichkeit treten bei Halluzinationen, Meditation oder Anästhesie auf? Wie verändern Drogen und körpereigene Opiate die Wirklichkeit? Was sind die Ursachen von Synästhesie und außerkörperlichen Erfahrungen?
5. Welche Störungen in der Wahrnehmung von Wirklichkeit können bei Erkrankungen und Schädigungen des Gehirns auftreten?
6. Können wir zukünftig unsere kognitiven Leistungen pharmakologisch oder mittels technologischer Fortschritte erweitern?

Viele der hier gestellten Fragen sind auch für andere Wissenschaftsdisziplinen von zentralem Interesse. Die Darstellungen und Diskussionen dieser Fragen beschränken sich jedoch überwiegend auf die neurowissenschaftliche Perspektive.

Bei der Lektüre dieses Buches wird im zunehmenden Maße deutlich, dass unsere Wahrnehmung und Vorstellung von Wirklichkeit durch die Beschaffenheit und Funktionsweise unserer Sinnesorgane und unseres Gehirns determiniert ist. Wir erleben die Welt nicht wie sie wirklich ist, sondern so, wie wir sind! Unsere Sinnesorgane und unser Gehirn erschaffen eine individuelle Abbildung der Wirklichkeit und diese neuronale Abbildung stellt nur eine von sehr vielen Möglichkeiten dar. Wirklichkeit ist ein individuelles neuronales Konstrukt, jedes Gehirn erschafft in jedem Moment seine eigene Form von Wirklichkeit. Der von uns als Wirklichkeit wahrgenommene Zustand ist daher nur eine neuronale Illusion!

Diese individuelle Konstruktion von Wirklichkeit kann durch physiologische Prozesse, wie bspw. Träumen oder fokussierte Aufmerksamkeit beim Meditieren, oder durch pathophysiologische Prozesse, wie bspw. Sauerstoffmangel oder Halluzinationen während eines epileptischen Anfalls, stark verändert sein. Des Weiteren können Änderungen in der Neurochemie des Gehirns durch den Einfluss von körpereigenen Opiaten oder durch den Konsum von halluzinogenen Drogen unsere jeweilige Wahrnehmung und Vorstellung von Wirklichkeit ganz erheblich modifizieren.

Dieses Buch soll durch eine Vielzahl von Beispielen und den Ergebnissen aktueller neurowissenschaftlicher Forschungsarbeiten zeigen, dass die Wahrnehmung von Wirklichkeit selbst ein konstruktiver Prozess ist, der nicht nur von den Eigenschaften des Reizes, sondern auch von der jeweiligen Struktur und Funktion des Wahrnehmenden, also seiner Sinnesorgane und seines Gehirns, abhängt. Um den Text lesbar zu gestalten, konnte die ausgiebige Originalliteratur nicht in vollem Umfang zitiert werden. Die Literaturliste enthält aktuelle, überwiegend englischsprachige Übersichtsartikel. Auf Hinweise zu sehr anspruchsvoller, schwieriger Originalliteratur wurde weitgehend verzichtet. Wenn möglich, werden deutschsprachige Übersichtsartikel und internationale Fachzeitschriften genannt, die im Internet frei zugänglich sind. Der Leser erhält über viele der im Buch zitierten Publikationen einen Zugang zur Originalliteratur, die im Internet zum Teil frei verfügbar ist.

Boxtexte begleiten die jeweiligen Kapitel und geben einen kurzen Überblick zu speziellen Themen und neurowissenschaftlichen Methoden. Die wichtigsten und wiederholt auftretenden Fachbegriffe sind im Text fett markiert und in einem umfangreichen Glossar kurz erklärt, um dem Leser das langwierige Suchen und Nachblättern von relevanten Begriffen zu ersparen. Im Anhang werden schließlich eine Reihe von öffentlich zugänglichen Wissenschaftszeitschriften und interessante Internetseiten genannt, die zumindest zum Zeitpunkt des Drucks dieses Buches hilfreiche und weiterführende Quellen zu den jeweils genannten

Themen bieten. Für den Inhalt dieser im Anhang genannten Quellen übernehmen der Autor und der Verlag keine Verantwortung.

Die Neurowissenschaften sind überaus spannend und ihre Erkenntnisse sind für viele andere Wissenschaftsdisziplinen überaus interessant und relevant. Dieses Buch soll informieren, neugierig machen und zum „Suchen" in Büchern und im Internet, zum Besuch von Vorträgen, Museen und Ausstellungen anregen. Viel Spaß dabei!

Mainz, im Mai 2015

Heiko Luhmann

2.
Aufbau und Funktionsweise des Gehirns

Das Gehirn befindet sich gut geschützt in einem mit Flüssigkeit, dem sog. Liquor, gefüllten Raum in der knöchernen Schädelkapsel. Dort wird es über den Blutkreislauf mit Sauerstoff, Glukose und weiteren Nährstoffen versorgt und weist einen sehr hohen Energiegrundbedarf auf. Das Gehirn eines Erwachsenen macht mit etwa 1,3 Kilogramm nur zwei Prozent des gesamten Körpergewichts aus, jedoch verbraucht es etwa 20 % der benötigten Energie und des Sauerstoffs und muss daher kontinuierlich über große Blutgefäße mit sauerstoffreichem Blut versorgt werden. Bei einer vollständigen Unterbrechung der Blutzufuhr, wie z. B. bei einem Herzstillstand, verliert man bereits nach etwa 10 Sekunden das Bewusstsein und schon nach wenigen Minuten gehen Nervenzellen irreversibel zugrunde.

Der Anblick eines in Formalin fixierten menschlichen Gehirns, wie man es beispielsweise in naturwissenschaftlichen Museen und medizinhistorischen Sammlungen antreffen kann, ist üblicherweise für den medizinisch nicht geschulten Betrachter wenig beeindruckend (Abb. 1A): Eine graubraune, an der Oberfläche stark gefaltete und aus zwei nicht ganz identischen Hälften bestehende Masse, die äußerlich ein wenig an eine übergroße Walnuss erinnert. Es fällt einem schwer zu glauben, dass dieser Gewebeklumpen mit einer Konsistenz wie Wackelpudding der Ort für komplexe Wahrnehmungs- und Bewegungsprozesse, Gefühle und Kreativität darstellt und in der Lage ist, Gedächtnisinhalte ein ganzes Leben lang zu speichern.

Die Komplexität und Schönheit des Gehirns eröffnet sich dem Betrachter erst bei sehr viel genauerem Hinsehen und erfordert den Blick

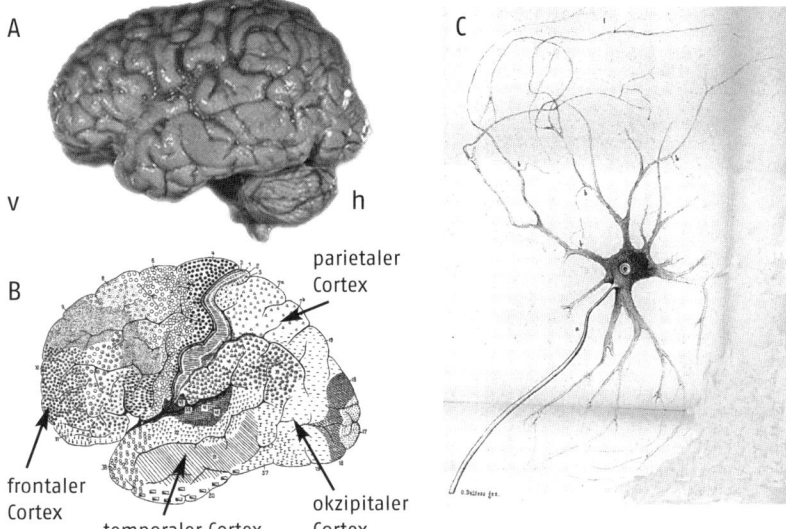

Abb. 1: Makroskopischer und mikroskopischer Aufbau des Gehirns. (A) Seitenansicht auf das Gehirn eines Erwachsenen. Blick auf die linke Hirnhälfte (v = vorn, h = hinten). (B) Von dem deutschen Neuroanatom Korbinian Brodmann im Jahre 1909 veröffentlichte Karte der menschlichen Großhirnrinde mit Nummerierung der 52 neocorticalen Areale. Der Neocortex wird in vier Anteile untergliedert: Lobus frontalis, Lobus parietalis, Lobus temporalis und Lobus okzipitalis. (C) Eine von dem Bonner Neuroanatom Otto Deiters etwa 1860 angefertigte Zeichnung einer Nervenzelle aus dem Rückenmark. Bereits Deiters unterschied zwischen den dendritischen Fortsätzen (mit b markiert) und dem Axon (a).

durch ein Mikroskop. Im folgenden Kapitel sollen faszinierende Einblicke in das Gehirn vorgestellt werden, wie sie sich Wissenschaftlern in den vergangenen 180 Jahren beim Blick durch das Mikroskop und anderer technischer Hilfsmittel erstmals offenbarten.

2.1 Historische Betrachtung

Sieben Jahre musste der böhmische Anatom und Physiologe Jan Evangelista Purkyně (Purkinje, 1787–1869), der zuvor seinen Lebensunterhalt als Ordenslehrer im katholischen Männerorden der Piaristen verdiente, warten, bis er im Jahre 1832 endlich das neue, leistungsfähigere

Mikroskop erhielt. In seiner Breslauer Wohnung untersuchte er mit einfachsten Schnitt- und Färbetechniken zur Gewebeaufbereitung die mikroskopische Struktur des Gehirns und fertigte Zeichnungen von histologischen Präparaten des Kleinhirns an. Das Kleinhirn (lat. Cerebellum) befindet sich am hinteren Teil des Wirbeltiergehirns in der hinteren Schädelgruppe und wir wissen heute, dass diese Hirnstruktur eine wichtige Rolle bei der Planung, Steuerung und Feinabstimmung und beim Erlernen von Bewegungsabläufen spielt. Im Jahre 1837 beschrieb Purkinje erstmals Nervenzellen im Kleinhirn mit komplexen, weit verzweigten Fortsätzen, die nach ihm später benannten Purkinje-Zellen. Weitere Anatomen, wie Otto Friedrich Karl Deiters (1834–1863), Alfonso Corti (1822–1876), Wilhelm His (1831–1904) und die beiden im Jahre 1906 mit dem Nobelpreis für Physiologie oder Medizin ausgezeichneten Mediziner Camillo Golgi (1843–1926) und Santiago Ramón y Cajal (1852–1934) folgten Purkinjes Weg und lieferten weitere wichtige Details zum mikroskopischen Aufbau des Gehirns (Abb. 1C). Golgi gilt als einer der Wegbereiter der zellulären Neuroanatomie mit einer von ihm im Jahre 1873 vermutlich zufällig entdeckten histologischen Methode, die nach Einlegen von Hirngewebe in eine Silbernitratlösung eine geringe Anzahl von Nervenzellen vollständig mit nahezu allen ihren Fortsätzen dunkel anfärbt. Diese für die Mikroskopie überaus wichtige Methode wird heute als Golgi-Färbung bezeichnet. Cajal erfuhr erst 1888 von Golgis Methode. Er nutzte und modifizierte diese Färbetechnik über viele Jahre sehr erfolgreich, um Nervenzellen und deren Verbindungen untereinander in verschiedenen Hirnregionen von unterschiedlichen Spezies und zu unterschiedlichen Entwicklungsstufen im Detail zu beschreiben, und fertigte beeindruckende Tuschezeichnungen an. Der damalige Einfluss von Cajal auf die weitere Entwicklung der Neurobiologie und der Hirnforschung war enorm und wirkt bis heute fort. Zum Beispiel trafen sich 2008 in Petilla de Aragón, dem Geburtsort von Cajal, einige der weltweit führenden zellulären Neurowissenschaftler und erarbeiteten ein neues Klassifikationsschema zur morphologischen, molekularen und physiologischen Einteilung von Nervenzellen (Ascoli et al., 2008).

Wie manchmal in den Wissenschaften üblich, nicht vermeidbar und gelegentlich sogar hilfreich, so war das Verhältnis zwischen Golgi und Cajal keineswegs freundschaftlich, sondern überaus angespannt. Beide kamen aufgrund ihrer Beobachtungen am Mikroskop zu ganz unterschiedlichen Interpretationen und zu vollkommen entgegengesetzten Schlussfolgerungen über die Funktionsweise von einzelnen Nervenzellen und deren Wechselwirkungen untereinander. Golgi vertrat in Anbetracht der dichten Vernetzung von Nervenzellen in seinen histologischen Präparaten vehement die Meinung, dass die Zellen über direkte Verbindungen ein *Retikulum* (lat. kleines Netz) bilden, sodass die Aktivität innerhalb dieses Netzwerks parallel weitergegeben werden kann. Diese Ansicht wurde auch als *retikuläre Theorie* bezeichnet, deren bekanntester Vertreter Golgi war. Cajal hingegen war ein Verfechter der sog. *Neuronendoktrin*, wie sie bereits 1891 von dem Berliner Anatomen Heinrich Wilhelm Waldeyer (1836–1921) vorgeschlagen wurde. Der Begriff **Neuron**, die Nervenzelle als strukturelle und funktionelle Grundeinheit des Gehirns (vgl. Kapitel 2.2), geht also ursprünglich auf Waldeyer zurück. Cajal war der festen Überzeugung, dass Neurone die anatomischen, physiologischen und metabolischen Grundbausteine des Nervensystems darstellen und dass die Aktivität zwischen den Neuronen nur seriell weitergegeben werden kann. Die Meinungsverschiedenheiten zwischen Golgi und Cajal wurden zum Teil sehr publikumswirksam öffentlich ausgetragen (Abb. 2). So konnte es Golgi in seiner Nobelpreis-Rede nicht lassen, die Neuronendoktrin seines im Publikum sitzenden Kollegen Cajal scharf zu kritisieren: „keines der Argumente ... würde der Überprüfung standhalten". Cajal schrieb später, dass es ihm nur die Höflichkeit verbat, „so viele abscheuliche Fehler und so viele absichtliche Auslassungen zu korrigieren." In seiner Autobiographie schreibt Cajal über Golgi: „Einer der am meisten eingebildeten und sich selbst beweihräuchernden begabten Männer, die ich je gekannt habe." Trotz dieser vehementen Auseinandersetzungen bezeichnete Cajal selbst im Nachhinein das Jahr 1888, das Jahr, in dem er die Golgi-Färbung erstmals selbst nutzte, als „mein großartigstes Jahr, mein Jahr des Glücks"[1].

Die technologischen Weiterentwicklungen der Mikroskope, insbes. die Entwicklung der Elektronenmikroskopie in den 1950er-Jahren, erbrachte weitere wissenschaftliche Befunde zur Unterstützung der Neuronendoktrin. Elektronenmikroskope haben ein räumliches Auflösungsvermögen von etwa 0,1 Nanometer (0,0000000001 Meter oder $^1/_{10\,000\,000}$ Millimeter) und machten die Kontaktstellen zwischen den Neuronen, die **Synapsen** (vgl. Kapitel 2.3), erstmals sichtbar.

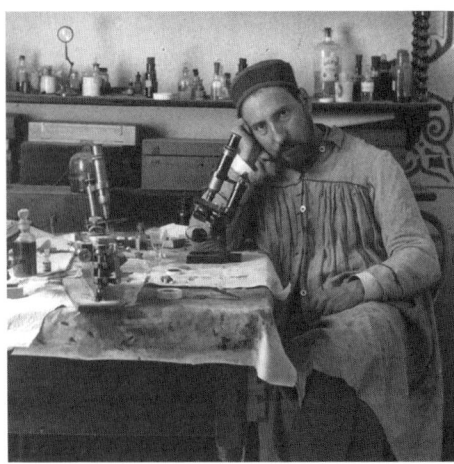 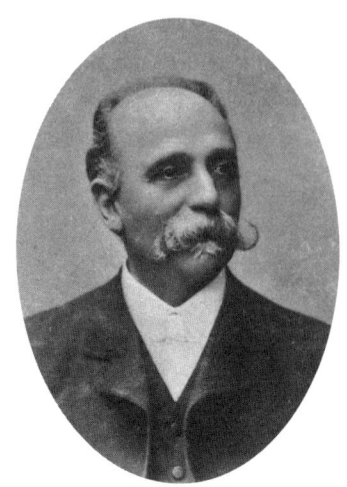

Abb. 2: **Rivalen am Mikroskop.** Der junge Santiago Ramón y Cajal (1852–1934) in seinem Labor (links) und sein Widersacher Camillo Golgi (1843–1926) (rechts). Beide erhielten 1906 „in Anerkennung ihrer Arbeiten über die Struktur des Nervensystems" gemeinsam den Nobelpreis für Physiologie oder Medizin.

Zurückblickend muss festgestellt werden, dass auf der Basis unserer heutigen wissenschaftlichen Erkenntnisse sowohl Cajals Neuronendoktrin als auch Golgis retikuläre Theorie ihre Berechtigung haben. Neuronale Aktivität in Form von elektrischen Signalen kann einerseits über sog. *chemische Synapsen* weitergegeben werden, andererseits aber auch direkt in einem kleinen Netzwerk (Retikulum) über *elektrische Synapsen*. Diese beiden Möglichkeiten der Informationsweitergabe werden im Kapitel 2.2 noch ausführlicher dargestellt.

Die bereits vor über 100 Jahren zur Verfügung stehenden Methoden zur Anfärbung von Hirngewebe ermöglichten nicht nur die mikroskopische Analyse des Aufbaus von einzelnen Nervenzellen, sondern erbrachten auch neue Erkenntnisse zur Strukturierung und Kartierung des Gesamthirns. Die nach dem deutschen Neurologen und Psychiater Franz Nissl (1860–1919) benannte Nissl-Färbung färbt nur die Zellkörper, jedoch nicht die Fortsätze von Nervenzellen. Die Nissl-Färbung entwickelte sich als eine überaus hilfreiche und erfolgreiche histologische Methode zur Einteilung des Gehirns in unterschiedliche Regionen, wie

Kerne, Areale und Schichten. Im Jahr 1909 publizierte der deutsche Neuroanatom Korbinian Brodmann (1868–1918) sein Buch zur Zellarchitektur (auch Cytoarchitektur, *Cyto* griechisch für Zelle) des **cerebralen Cortex** mit dem Titel *Vergleichende Lokalisationslehre der Großhirnrinde in ihren Prinzipien dargestellt auf Grund ihres Zellenbaues.* Der cerebrale Cortex bildet den äußeren, beim Menschen stark gefalteten Teil des Gehirns. Auf der Grundlage eines einzelnen menschlichen Gehirns teilte Brodmann den cerebralen Cortex nach cytoarchitektonischen Kriterien in 52 unterschiedliche Areale ein, die noch heute als *Brodmann-Areale* bezeichnet werden (Abb. 1B). So gab Brodmann der am hinteren Teil des Hirns liegenden Region die Bezeichnung Area 17. Erst später wurde anhand elektrophysiologischer Methoden und durch neuropathologische Studien an verstorbenen Patienten mit Hirnschädigungen klar, dass Brodmanns Karte der menschlichen Großhirnrinde auch recht gut mit funktionellen Hirnkarten übereinstimmte. So stellt die Area 17 die erste corticale Station der Verarbeitung von visuellen Reizen dar und wird daher auch als primäre Sehrinde oder V1 (= primärer visueller Cortex) bezeichnet. Die außergewöhnliche Leistung von Brodmann wurde zu seinen Lebzeiten nur von wenigen seiner Kollegen erkannt. Seine Habilitationsschrift *Die cytoarchitektonische Kortexgliederung der Halbaffen* wurde von der Berliner Fakultät nicht angenommen und ihm wurde keine berufliche Perspektive in Berlin geboten. Erst zwei Jahre vor seinem Tod erhielt Brodmann eine sichere Stelle. In seinem zwanzigseitigen Nachruf auf Korbinan Brodmann schreibt Franz Nissl: „Nur wer die Entwicklung der Hirnrindenlehre vom cyto-architektonischen Standpunkt aus miterlebt hat, kann voll und ganz die Verdienste Brodmanns würdigen. … Ich sehe noch heute seine Augen glänzen, als ich ihm an der Hand meiner Präparate demonstrieren konnte, daß die Rindenfelder 24 und 32 beim Kaninchen ausschließlich mit einem sehr charakteristisch gebauten Thalamuskern direkt verbunden sind." Brodmann stirbt im Jahr 1919 an Sepsis, die er sich zuvor vermutlich bei einer Autopsie zugezogen hatte. Nissl schreibt weiterhin: „Knapp fünf Monate nach Eröffnung der deutschen Forschungsanstalt für Psychiatrie in München, (Anm. des Autors: dem späteren und bis heute existierenden, international sehr erfolgreichen Max-Planck-Instituts für Psychiatrie) wurde ihr K. Brodmann, der Leiter der topographisch-histologischen Abteilung, durch ein grausames Schicksal entrissen. … Brodmanns Tod ist für die Wissenschaft ein außerordentlich schwerer Verlust. … Die bange Sorge erfüllt uns: wer wird, wer kann in die Lücke treten, wer das von ihm begonnene Werk fortsetzen. … Aber dankbar wird für alle Zeiten die Wissenschaft sein, daß der Schöpfer der vergleichenden Rindencytoarchitektonik der Säugetiere ihr eine sichere Grundlage verschafft hat, auf der mit Erfolg weitergebaut werden kann!" (Nissl, 1919).

Über 110 Jahre nach seiner Veröffentlichung zur Cytoarchitektur der menschlichen Großhirnrinde muss festgestellt werden, dass Korbinian Brodmann einer der Wegbereiter der modernen Neurowissenschaften war und dass die zentralen Ergebnisse seiner Forschung bis jetzt ihre Gültigkeit haben. Heute erlebt die histologische Analyse des Gehirns eine Renaissance und für viele Neurowissenschaftler gilt das Credo *The gain in brain is mainly in the stain* (frei übersetzt: Der Wissenszuwachs in der Hirnforschung ist vor allem eine Frage der Färbemethode). Cajal und Golgi hätten sicherlich Gefallen an dieser Aussage der heutigen Hirnforscher gefunden. Die aktuellen Publikationen zur Cytoarchitektonik des Gehirns sehen im wahrsten Sinne des Wortes sehr viel farbenfroher aus. Die beiden an der Harvard-Universität tätigen Neurowissenschaftler Jeff Lichtman und Joshua Sanes veröffentlichten 2007 mit ihren Mitarbeitern in der renommierten Fachzeitschrift *Nature* eine Arbeit, in der sie die *Brainbow*-Methode (engl. *rainbow* = Regenbogen; *brain* = Gehirn) vorstellen (Livet et al., 2007). Dabei werden drei in blau, gelb und rot fluoreszierende Proteine in Mäusen exprimiert und durch die unterschiedliche Kombination dieser drei Proteine werden Nervenzellen in bis zu 90 verschiedenen Farben vollständig mit allen ihren Fortsätzen gefärbt. Eine einzelne Zelle kann dann in einem Hirngewebeblock mit einem konfokalen Lasermikroskop im Netzwerk dreidimensional rekonstruiert werden. Im Gegensatz zur herkömmlichen Lichtmikroskopie wird bei der konfokalen Lasermikroskopie nicht das gesamte Präparat beleuchtet, sondern ein sich bewegender Laserstrahl rastert das Präparat mit hoher Geschwindigkeit punktförmig ab. So wird mit Hilfe eines Computers ein dreidimensionales Bild mit sehr hoher räumlicher Auflösung erstellt. Man erhält so zumindest theoretisch die Möglichkeit, alle Strukturen zu identifizieren, die mit dieser farblich markierten Nervenzelle in Verbindung stehen. Wiederholt man diesen Vorgang für alle Nervenzellen, beispielsweise in einem Gewebewürfel

mit einem Millimeter Kantenlänge (also 1 Kubikmillimeter), dann sollten alle Verbindungen von den Nervenzellen in diesem Würfel von
Hirngewebe sichtbar werden. Man erhält dann das sog. **Konnektom**
(engl. *connect* = verbinden). Der Begriff Konnektom wird in Anlehnung an den Begriff Genom (Gesamtheit aller Erbanlagen, Summe
aller Gene in einer Zelle) in den Neurowissenschaften als Gesamtheit
aller Nervenzellen und deren Verbindungen in einem mehr oder weniger klar definierten Stück Hirngewebe verwendet. Sebastian Seung,
Professor für Computational Neuroscience am renommierten Massachusetts Institute of Technology, beschreibt in seinem 2013 erschienenen Buch „Das Konnektom – Erklärt der Schaltplan des Gehirns unser
Ich?" die Möglichkeiten der Konnektomforschung und betritt dabei
auch den Bereich der Science-Fiction.

Beeindruckende Daten und Bilder zur Mikrostruktur und Konnektivität eines neuronalen Netzwerks wurden im Jahr 2011 von zwei an
einem Max-Planck-Institut tätigen Wissenschaftlern in *Nature Neuroscience* publiziert (Helmstaedter et al., 2011). Moritz Helmstaedter und
Winfried Denk haben gemeinsam mit ihren Mitarbeitern ein Verfahren
entwickelt, das die relativ rasche und vollständige dreidimensionale
Rekonstruktion von einzelnen Zellen ermöglicht. Diese Technik wird
vielleicht einmal die Rekonstruktion aller Verbindungen in einem Gehirn ermöglichen, so wie es bisher nur für die 302 Nervenzellen des
Fadenwurms *Caenorhabditis elegans* nach zeitaufwendiger elektronen-
mikrokopischer Analyse von sehr vielen Serienschnitten möglich war
(White et al., 1986)[2].

2.2 Die Nervenzelle

Spätestens mit der von Cajal propagierten Neuronendoktrin war klar,
dass die einzelne Nervenzelle, das Neuron, die strukturelle und funktionelle Einheit des Gehirns darstellt. Die Golgi-Färbung und andere
histologische Methoden zeigten bereits mit den einfachen, damals zur
Verfügung stehenden Lichtmikroskopen, dass jede Nervenzelle aus drei
unterschiedlichen Elementen besteht (Abb. 1C, 3A): dem Zellkörper
(griech. **Soma** = Körper), den **Dendriten** (*dendron* = Baum) und dem
Axon (= Achse). Die Begriffe „Dendrit" und „Axon" gehen auf zwei

Schweizer Wissenschaftler zurück. Der lange in Leipzig tätige Anatom Wilhelm His (1831–1904) benutzte erstmals im Jahre 1889 den Begriff Dendrit. Der überwiegend in Würzburg tätige Anatom und Physiologe Rudolph Albert von Kölliker führte 1896 den Begriff Axon ein. Diese drei Neuronenelemente, Soma, Dendriten und Axon, sollen im Folgenden hinsichtlich ihrer strukturellen und funktionellen Eigenschaften kurz näher beschrieben werden.

Das **Soma** weist üblicherweise einen Durchmesser von 15 bis 50 Mikrometer auf (1 Mikrometer entspricht 1 Tausendstelmillimeter), jedoch erreichen die sog. Riesenpyramidenzellen im motorischen Cortex auch Durchmesser von bis zu 100 Mikrometern und sind in histologischen Präparaten als markante Pünktchen sogar mit dem bloßen Auge zu erkennen. Die Form des Somas kann rund, oval oder auch eher dreieckig sein. Wie bei jeder tierischen Zelle, so befinden sich im Soma eine Reihe von Zellorganellen, die u. a. eine wichtige Funktion bei der Energieversorgung, Speicherung der genetischen Information, Vermehrung durch Zellteilung, dem Aufbau von Eiweißen aus Aminosäuren und deren Transport innerhalb der Zelle spielen.

Ein oder in der Regel mehrere **Dendriten** gehen vom Zellkörper ab und können sich stark verzweigen, sodass sie einen sog. Dendritenbaum bilden. Dendriten sind meistens wenige Hundert Mikrometer lang, können aber auch eine Länge von mehr als 1 Millimeter erreichen, wie z. B. bei den bereits zuvor erwähnten Riesenpyramidenzellen. Das lichtmikroskopische Bild von Neuronen hinsichtlich ihrer Form von Zellkörper und Dendriten führte zur morphologischen Klassifizierung von Neuronen. Beispielsweise ähneln die Zellkörper von Pyramidenzellen einem Kegel oder einer Pyramide (Abb. 3A, B; Farbtafel). Bipolarzellen besitzen zwei Fortsätze, ein Axon und einen Dendrit, und sog. Kandelaber- oder Chandellierzellen erinnern in ihrer somato-dendritischen Struktur an mehrarmige Kerzenleuchter (lat. *candelabrum* = Kerzenleuchter). In der Großhirnrinde bilden die axonalen Verzweigungen von Korbzellen korbähnliche Geflechte um das Soma von Pyramidenzellen, daher ihr Name Korbzellen. Sogenannte Sternzellen erinnern in ihrer Dendritenstruktur an einen Stern. Die Dendriten dienten den Histologen weiterhin zur Unterscheidung von erregend und hemmend wirkenden Nervenzellen. Die Dendriten von erregenden Neuronen sind mehr oder weniger stark mit knopf- oder pilzförmigen Dornenfortsätzen oder *spines* (engl. = Dorn oder Stachel) besetzt, die schon von Cajal erkannt und beschrieben wurden. Dendritische *spines* variieren in ihrer Form und Größe und man unterscheidet u. a. kurze, stummelförmige *spines* von pilzförmigen Dornenfortsätzen. Die Entwicklung der konfokalen Lasermikroskopie erbrachte in jüngster Zeit spannende Erkenntnisse zur Funktion dieser *spines*, die später näher beschrieben werden sollen. Schon die frühen Neuroanatomen vermuteten, dass die Dendriten als Antennen im neuronalen Netzwerk dienen könnten und die Informationen von anderen Nervenzellen empfangen. Diese Vermutung wurde mittlerweile mit anatomischen und physiologischen Methoden vielfach bestätigt und es konnte gezeigt werden, dass die Dendriten Signale von mehr als 10000 Neuronen erhalten können und unter einem ständigen Bombardement von eingehenden elektrischen Signalen stehen.

Vom Soma einer Nervenzelle geht üblicherweise nur ein einziges **Axon** ab, das sich jedoch in mehr als 10 000 Verästelungen (sog. **Axonkollaterale**) verzweigen kann. Axone sind ein charakteristisches Merkmal von Neuronen und bestimmten Typen von Sinneszellen und kommen sonst in keiner anderen Zelle des Körpers vor. Während die Dendriten die Antennen im neuronalen Netzwerk bilden (*Input*), stellt das Axon die zentrale Verrechnungsstation für all diese eingehenden Informationen und den Ausgang des Neurons (*Output*) dar. Das Axon ist gewissermaßen die „Telefonleitung" der Nervenzelle. Das Axon kann beim Menschen eine Länge von bis zu einem Meter erreichen, so reichen z. B. die Axone einiger Riesenpyramidenzellen im motorischen Cortex bis in das Rückenmark der unteren Wirbelsäule. Über diese Leitungsbahn wird eine zuverlässige und schnelle Weitergabe der Information über große Distanzen ermöglicht. Nah am Soma weist das Axon eine strukturelle und funktionelle Besonderheit auf, die Impulsentstehungszone, die auch als Axonhügel oder auch als **Axoninitialsegment** bezeichnet wird. Hier entsteht das Aktionspotential, von dem weiter unten noch die Rede sein soll. Axone sind zwischen 1 und 20 Mikrometer dünn und leiten das Aktionspotential mit Geschwindigkeiten von etwa 1 bis 80 Metern pro Sekunde weiter, also von etwa 3,6 bis fast 300 Kilometern pro Stunde. Die Leitungsgeschwindigkeit hängt vom Durchmesser der Axone ab. Dicke Fasern, genauso wie dicke Stromkabel, leiten schneller als dünne Axone. Zudem sind schnell leitende Nervenfasern von einer sog. Myelinhülle umgeben, die das Axon ähnlich einem elektrischen Kabel umhüllen und so elektrisch isolieren. Myelin ist ein Eiweiß, das im peripheren und zentralen Nervensystem von Schwann-Zellen bzw. Oligodendrogliazellen gebildet wird. Diese Gliazellen umwickeln das Axon und bilden so die Myelinhülle. Die Myelinisolation ist in regelmäßigen Abständen, an den sog. Ranvier-Schnürringen, unterbrochen. Während sich das Aktionspotential in den nicht myelinisierten Nervenfasern kontinuierlich und damit nur recht langsam ausbreiten kann, ermöglicht die Myelinisolation eine sog. saltatorische Erregungsfortleitung, indem das Aktionspotential von einem Ranvier-Schnürring zum nächsten springt. Geht diese Myelinisolation verloren, wie es z. B. bei der neurodegenerativen Erkrankung *Multiple Sklerose* der Fall ist, dann können die betroffenen Axone die Aktionspotentiale nicht mehr ausreichend schnell oder nur fehlerhaft fortleiten und es kommt zu Empfindungs- und Bewegungsstörungen.

Gliazellen

Das menschliche Gehirn besteht aus etwa 100 Milliarden Nervenzellen und einer mindestens ebenso großen Anzahl von Gliazellen. Gliazellen erfüllen im Nervensystem überaus wichtige und recht unterschiedliche Aufgaben. Als der Berliner Arzt und Pathologe Rudolf Virchow (1821–1902) vor über 150 Jahren diesen Zelltyp erstmals charakterisierte, schrieb er den Gliazellen nur eine Stützfunktion im Nervensystem zu und gab daher diesen Zellen den Namen Glia (griech. für Leim). Heute wissen wir, dass es nicht nur unterschiedliche Typen von Gliazellen gibt, wie sie u. a. bereits von Cajal und Golgi anhand von Golgi-gefärbten Hirnschnitten beschrieben wurden, sondern wir verstehen auch die vielfältigen Funktionen dieser Zellen besser (Kettenmann & Verkhratsky, 2008). Zwar können Gliazellen im Gegensatz zu Neuronen keine Aktionspotentiale generieren, aber sie besitzen ein erstaunlich reiches Repertoire an Membrankanälen, die durch erregende und hemmende Neurotransmitter aktiviert werden können. Über die **Schwann-Zellen und Oligodendrogliazellen** wurde bereits im Zusammenhang über die Fortleitung von Aktionspotentialen in den Axonen berichtet. Hier erfüllen Gliazellen die Funktion eines elektrischen Isolators und ermöglichen die schnelle, saltatorische Fortleitung von Aktionspotentialen mit Geschwindigkeiten von bis zu 300 Kilometern pro Stunde. Die kleinen sog. **Mikrogliazellen** spielen eine wichtige Rolle bei Entzündungen und Verletzungen und können im aktivierten Zustand an den Ort der Läsion wandern, um dort Heilungsprozesse in Gang zu setzen. **Radialgliazellen** dienen als mechanische und biochemische Leitstrukturen für neu gebildete Nervenzellen, die während der Embryonalentwicklung in ihre Zielregion, z. B. die Großhirnrinde, an den radiär verlaufenden Fortsätzen von Radialgliazellen einwandern. Radialgliazellen sind in den vergangenen Jahren in das Zentrum neurowissenschaftlicher Grundlagenforschung gerückt, da sie Vorläuferzellen für Neuronen darstellen und somit als endogene Stammzellen als mögliche Quellen für die Behandlung neurodegenerativer Erkrankungen dienen könnten (Robel et al., 2011; Götz, 2003). Ein hoch spezialisierter Typ von Gliazelle ist die sog. **Müllerzelle**, die nur in der Netzhaut (Retina) des Auges vorkommt. Als der Würzburger Anatom Heinrich Müller (1820–1864) diesen Gliazelltyp erstmals beschrieb, konnte er nicht ahnen, welche ungewöhnliche Funkti-

on diese später nach ihm benannten Zellen in der Retina erfüllen. Die langgestreckten Müllerzellen durchspannen die gesamte Retina und dienen hier als Lichtleiter (Franze & Grosche, 2008; Franze et al., 2007). Diese lichtleitende Funktion ist überaus zweckgerecht, da das in das Auge eintreffende Licht die Retina komplett durchqueren muss bevor es auf die lichtempfindlichen Elemente der Photosensoren trifft (inverser Aufbau der Retina). Ohne Müllerzellen würde das Licht durch die Neurone in der Retina gestreut werden und die Sehschärfe wäre herabgesetzt. Die häufigsten im Gehirn vorkommenden Gliazellen sind die Astroglia oder **Astrocyten** mit ihren sternförmigen Verzweigungen. Astrocyten stellen einen Bestandteil der sog. Blut-Hirn-Schranke dar, ihre wichtigste Funktion liegt jedoch in der Versorgung der Nervenzellen mit Nährstoffen und in der Regulation des extrazellulären Milieus. Zudem umhüllen Astrocyten die chemischen Synapsen (die sog. tripartite Synapse) und beeinflussen über diverse Transportmechanismen die Wirkung von Neurotransmittern an prä- und postsynaptischen Rezeptoren. Sie haben so einen erheblichen Einfluss auf die neuronale Informationsverarbeitung und ihre Funktion geht weiter über die eines einfachen „Leims" hinaus.

Die Endigungen eines Axons und alle seiner Axonkollaterale werden als Axonterminale bezeichnet und bilden eine weitere wichtige neuronale Struktur, das präsynaptische Endknöpfchen oder auch kurz nur **Präsynapse** genannt (Abb. 3C; Farbtafel). Die Präsynapse ist Teil der **Synapse**, die den Kontakt zur nächsten Nervenzelle bildet. Neben der Präsynapse besteht die Synapse aus einer **Postsynapse** und zwischen der Prä- und Postsynapse befindet sich der **synaptische Spalt**. Die Bezeichnungen *prä* und *post* kennzeichnen die Richtung des Informationsflusses und beziehen sich auch auf den Prozess der synaptischen Übertragung von der Prä- zur Postsynapse, der später näher beschrieben werden soll.

Nachdem nun der Aufbau einer Nervenzelle skizziert wurde, sollen im Folgenden die Vorgänge beschrieben werden, die ein Neuron zu einem elektrisch erregbaren Element im Gehirn machen.

Der italienische Arzt und Anatom Luigi Galvani (1737–1798) entdeckte im Jahr 1780 wahrscheinlich durch Zufall an präparierten Froschschenkeln das Phänomen der „Tierelektrizität" und gilt als einer der Wegbereiter für die Wissenschaftsdisziplin der Elektrophysiologie, die sich mit der Funktion von elektrisch erregbaren Organen, wie dem Hirn, dem Muskel oder dem Herzen beschäftigt. Fortschritte in der Elektrophysiologie gingen immer eng mit der Entwicklung neuer elektrophysiologischer Verfahren einher, die von den Wissenschaftlern gelegentlich mit dem Leben bezahlt wurden. So war auch der deutsche Physiker und Philosoph Johann Wilhelm Ritter (1776–1810) u. a. sehr an Galvanis Tierelektrizität interessiert und gründete im Jahr 1799 die Zeitschrift „Beyträge zur nähern Kenntnis des Galvanismus". Ritter starb vermutlich an den Folgen seiner Selbstversuche mit der nach ihm benannten „Rittersäule", dem ersten Akku, wenige Jahre nachdem er seine erste Festanstellung in München erhalten hatte. Galvanis Erkenntnisse zur „Elektrizität" hatten weitreichende Konsequenzen. Mit neu entwickelten Messinstrumenten, wie dem Galvanometer, und besser kontrollierbaren Techniken zur elektrischen Reizung konnte der Berliner Mediziner und Physiologe Emil Heinrich du Bois-Reymond (1818–1896) ganz wichtige neue Erkenntnisse zur elektrischen Erregbarkeit des Gehirns, Muskels und Herzens liefern. Zu Beginn des 19. Jahrhunderts weckten die zahlreichen öffentlichen, mittels Guillotine durchgeführten Hinrichtungen in dem bedeutenden Berliner Arzt Christoph Wilhelm Hufeland (1762–1836) ein großes Unbehagen. Er war der Ansicht, dass die elektrische Aktivität in einem enthaupteten Kopf noch Empfindungen und Schmerzen auslösen könne und damit nicht nur unmoralisch, sondern sogar ungesetzlich sei. Wir werden später sehen, dass Hufelands Kritik durchaus berechtigt war, denn tatsächlich kann auch eine von außen künstlich durchgeführte elektrische Reizung des Gehirns Bewegungen, Sinneseindrücke und Empfindungen auslösen. Die Elektrophysiologie stellt nach wie vor eine der wichtigsten Methoden in der funktionellen Analyse einzelner Neurone bis zu ganzen Hirnen dar.

Wie in der Neuroanatomie, so ermöglichten auch in der Neurophysiologie die Neuentwicklungen von zellulären Messverfahren immer weiter gehende und detailliertere Erkenntnisse zur Funktionsweise von Nervenzellen. Die beiden britischen Naturwissenschaftler Alan Lloyd Hodgkin (1914–1998) und Andrew Field Huxley (1917–2012) waren erstmals in der Lage, eine feine Elektrode in das Riesenaxon eines Tintenfisches einzustechen, das mit einem ungewöhnlich großen Durchmesser von 1 mm mit den damals zur Verfügung stehenden Methoden ein ideales Präparat zur experimentellen Untersuchung der neuronalen Erregbarkeit des Axons darstellte. Diese Messungen stellten die Grundlage des 1952 veröffentlichten Modells einer Nervenzelle dar (Hodgkin & Huxley, 1952), wofür beide 1963 gemeinsam mit John Carew Eccles den Nobelpreis für Physiologie oder Medizin erhielten. Das Hodgkin-Huxley-Modell stellt noch heute die Grundlage zur Modellierung von Nervenzellen dar, auch wenn unsere Kenntnisse mit der Weiterentwicklung elektrophysiologischer Messverfahren, wie z. B. der *patch-clamp*-**Technik**, in den vergangenen 60 Jahren enorm zugenommen haben. Die patch-clamp-Technik ist ein elektrophysiologisches Messverfahren, mit dem der Strom von elektrisch geladenen Teilchen durch die Kanäle eines Membranflecks (engl. *patch* = Fleck) gemessen werden kann. Diese Technik hat sich in verschiedenen Bereichen der Physiologie rasch als so wichtige Messmethode etabliert, dass die originär an der Entwicklung der patch-clamp-Technik beteiligten Wissenschaftler ebenfalls mit dem Nobelpreis belohnt wurden. Der Physiker Erwin Neher und der Mediziner Bert Sakmann erhielten 1991 den Nobelpreis für Physiologie oder Medizin „für ihre Entwicklung einer Methode zum direkten Nachweis von Ionenkanälen in Zellmembranen zur Erforschung der Signalübertragung innerhalb der Zelle und zwischen den Zellen".

Im Folgenden soll kurz unser aktueller Kenntnisstand zur Erregbarkeit von Nervenzellen dargestellt werden. Insbesondere die patch-clamp-Technik erbrachte hier in den vergangenen 20 Jahren viele erstaunliche und spannende experimentelle Resultate. Jede lebende erregbare Zelle, wie z.B. eine Herz-, Muskel- oder Sinneszelle, und somit auch jede Nervenzelle, weist ein sog. **Ruhemembranpotential**[3] auf. Dieser Begriff ist ein wenig irreführend, da ein Neuron beim genauen Betrachten nie wirklich „ruhig" ist und daher auch kein konstantes Ruhemembranpotential zeigt, sondern erhebliche spontane Schwankungen in diesem Wert aufweist, die auch als Rauschen (*noise*) bezeichnet werden. Im Allgemeinen wird jedoch mit Ruhemembranpotential die über die Zellmembran gemessene Potentialdifferenz gemeint, die „in Ruhe" vorliegt, d.h. wenn das Neuron selbst kein Aktionspotential generiert. Diese zwischen dem Intrazellulärraum und dem extrazellulären Milieu „in Ruhe" gemessene Potentialdifferenz liegt immer im negativen Bereich und bei Nervenzellen etwa zwischen −80 und −60 Millivolt (mV)[4]. Für dieses negative Potential des Zellinneren ist eine Reihe von Prozessen verantwortlich, die hier nur oberflächlich dargestellt werden sollen. Die Zellmembran, die den Intrazellulärraum von der extrazellulären Umgebung trennt, ist durchlässig für kleine Ionen, insbes. für positiv geladene Kalium-Ionen. Die Konzentration von Kalium ist in der Zelle etwa 30-mal höher als extrazellulär und wird durch eine Pumpe, die sog. Natrium-Kalium-Pumpe, aufgebaut, die mit jedem Pumpzyklus nicht nur zwei Kalium-Ionen (K^+) in die Zelle bewegt, sondern gleichzeitig drei ebenfalls positiv geladene Natrium-Ionen (Na^+) aus der Zelle in den Extrazellulärraum pumpt. Daher ist der Anteil von Natrium-Ionen extrazellulär etwa 12-mal höher als intrazellulär. Dieser Pumpprozess benötigt Energie, die über den zellulären Energielieferanten Adenosintriphosphat (ATP) aus dem Verbrauch von Sauerstoff und Glukose in jeder Zelle zur Verfügung gestellt wird. Zudem stellt sich über die Zellmembran ein sog. elektrochemischer Gradient ein, der einerseits durch die Konzentrationsunterschiede von Ionen und andererseits über die Potentialdifferenz zwischen dem Intra- und Extrazellulärraum besteht. All diese Prozesse tragen zum negativen Ruhemembranpotential einer Nervenzelle von etwa −70 mV bei. Dieser Wert ändert sich massiv und sehr schnell, wenn es in der Nervenzelle zur Ausbildung eines **Aktionspotentials** kommt (Abb. 4B; Farbtafel).

Dann erreicht die Potentialdifferenz kurzfristig sogar eine Änderung in den positiven Bereich, d. h., die Zelle ist intrazellulär dann für weniger als eine Tausendstelsekunde sogar geringfügig positiver als extrazellulär. Das Aktionspotential stellt die Grundlage der neuronalen Verarbeitung, den „digitalen Code", im Nervensystem dar und soll daher etwas genauer beschrieben werden. Wie bereits dargestellt, entsteht das Aktionspotential am Axoninitialsegment. Es entsteht in der Nervenzelle ausschließlich an diesem Ort, weil besonders hier in sehr hoher Anzahl und Dichte genau die Kanalproteine lokalisiert sind, die zur Entstehung eines Aktionspotentials erforderlich sind, die sog. spannungsgesteuerten Natrium- und Kaliumkanäle. Ändert sich das Membranpotential am Axoninitialsegment vom Ruhemembranpotential bei z. B. -70 mV um etwa 20 mV in depolarisierender Richtung auf -50 mV, dann öffnen sich am Axoninitialsegment explosionsartig die spannungsgesteuerten Natriumkanäle, da diese bei dem sog. Schwellenpotential von etwa -50 mV aktiviert und somit geöffnet werden. Diese spannungsgesteuerten Natriumkanäle sind zwar nur weniger als eine Tausendstelsekunde (1 ms) geöffnet, aber während dieser kurzen Zeitspanne fließen aufgrund des oben beschriebenen Konzentrationsgradienten so viele Natrium-Ionen aus dem Extrazellulärraum in die Zelle hinein (Depolarisationsphase), dass das Membranpotential kurzfristig sogar einen positiven Wert von etwa $+20$ mV erreicht (sog. *overshoot*). Zu diesem Zeitpunkt schließen sich die Natriumkanäle wieder und sind nun für etwa 1 ms nicht mehr zu öffnen. Diese Zeitspanne wird auch als absolute Refraktärzeit bezeichnet und stellt die Dauer dar, in der kein weiteres Aktionspotential erzeugt werden kann. Während der raschen Membrandepolarisation von -70 mV auf $+20$ mV werden die ebenfalls am Axoninitialsegment zahlreich vorhandenen spannungsgesteuerten Kaliumkanäle geöffnet, durch die Kalium gemäß des Konzentrationsgefälles aus der Zelle hinaus in den Extrazellulärraum fließt (Repolarisationsphase). Diese Kaliumkanäle sind wesentlich länger geöffnet als die nur etwa 1 ms lang geöffneten Natriumkanäle und führen so die Membran auf ein sehr negatives Membranpotential von etwa -95 mV (Nachhyperpolarisation). Nachdem sich auch die spannungsgesteuerten Kaliumkanäle geschlossen haben, erreicht die Nervenzelle wieder ihr ursprüngliches Membranpotential, das Ruhemembranpotential von etwa -70 mV.

Die Form des Aktionspotentials wird durch die Existenz, aber auch durch das Fehlen von bestimmten spannungsabhängigen Kanälen in der Membran des Neurons determiniert. Das in Abbildung 4B dargestellte Aktionspotential stellt die Normalform eines Aktionspotentials in einem Neuron dar. In der Membran des Axoninitialsegments können jedoch mindestens 12 verschiedene Typen von spannungsgesteuerten Kanälen eingebaut sein, die allein oder im Wechselspiel untereinander die Form des Aktionspotentials beeinflussen (Kole & Stuart, 2012; Bean, 2007). Spannungsabhängige Calcium- oder lange geöffnete Natriumkanäle können bspw. eine Salvenentladung, einen sog. *burst*, statt eines einzelnen *spike* beim normalen Aktionspotential generieren. Auch der Besatz an spannungsgesteuerten Kanälen im Dendritenbaum hat einen ganz entscheidenden Einfluss auf die neuronale Verarbeitung.

Zuvor wurde bereits festgestellt, dass die Nervenzelle die strukturelle und funktionelle Grundeinheit des Gehirns darstellt. Die Sprache des Gehirns, der neuronale Code, ist die Frequenz von Aktionspotentialen, also die Anzahl von Aktionspotentialen pro Zeiteinheit, üblicherweise angegeben in Anzahl pro Sekunde (Hertz). Da ein Aktionspotential etwa 1 ms dauert und die absolute Refraktärzeit ebenfalls annähernd 1 ms beträgt, können pro Sekunde maximal nur etwa 500 Aktionspotentiale in einer Nervenzelle generiert werden. Die Taktfrequenz der neuronalen Prozessoren in unserem Gehirn liegt folglich nur bei etwa 500 Hertz. Im Vergleich dazu ist die Taktfrequenz eines Prozessors in einem handelsüblichen Handy mit 1,5 Giga-Hertz um den Faktor 3 Millionen schneller. Die Überlegenheit des Gehirns im Vergleich zum Computer kann also nicht in seiner recht beschaulichen Taktfrequenz liegen. Fairerweise sei an dieser Stelle an die beeindruckenden Leistungen sogenannter Supercomputer bei einigen Aufgaben hingewiesen. Der Schachcomputer *Deep Blue* gewann bereits 1997 gegen den damaligen Schachweltmeister Garri Kasparow. Die Frage, ob *Deep Blue* auch intelligente und kreative Leistungen erbringen könnte, war bereits damals sehr umstritten und führte zu einem heftigen Streit. Kasparow unterstellte dem Hersteller von *Deep Blue*, IBM, dass im Geheimen auch Schachspieler gegen ihn eingesetzt wurden.

Das Geheimnis der beeindruckenden Leistungsfähigkeit des Gehirns liegt nicht in der eher gemächlichen Taktfrequenz seiner Nervenzellen, sondern in den Verbindungen zwischen den Neuronen, den Synapsen!

Nachdem Synapsen zuvor bereits in ihren anatomischen Eigenschaften kurz beschrieben wurden, soll im Folgenden auf die Funktionsweise dieser Struktur näher eingegangen werden. Hier konnten die Neurowissenschaften in den vergangenen Jahren erstaunliche Erkenntnisse erbringen. Mit der Beschreibung der Funktionsweise von Synapsen wird auch erst verständlich, wie das zuvor beschriebene Schwellenpotential bei etwa -50 mV in einer Nervenzelle erreicht wird, das zur Entstehung eines Aktionspotentials notwendig ist.

Zuvor wurden bereits die drei Bestandteile einer **Synapse**[5] kurz beschrieben: Präsynapse, synaptischer Spalt und Postsynapse (Abb. 3C; Farbtafel). Das im Axoninitialsegment generierte Aktionspotential breitet sich in Abhängigkeit vom Nervenfasertyp mit einer Geschwindigkeit von 1 bis 80 Metern pro Sekunde über das gesamte Axon und all seine Axonkollaterale aus. Schließlich erreicht das Aktionspotential auch die Präsynapse und depolarisiert hier die Membran ebenfalls kurzfristig auf etwa $+20$ mV. In der Zellmembran der Präsynapse befinden sich spannungsgesteuerte Calcium (Ca^{2+})-Kanäle, die durch die mit dem Aktionspotential einhergehende Depolarisation aktiviert werden und für einige Millisekunden geöffnet sind. Da sich im Extrazellulärraum etwa 10 000 mal mehr Calcium befindet als innerhalb der Zelle, strömen sehr viele Calcium-Ionen entlang dieses Konzentrationsgefälles in die Zelle hinein. Weiterhin enthält die Präsynapse etwa 100–200 Bläschen (synaptische **Vesikel**) von etwa 40 Nanometer Durchmesser, in denen ein chemischer Botenstoff, der **Neurotransmitter**, verpackt ist (tom Dieck & Gundelfinger, 2000). Dieser Typ von Synapse wird daher auch als **chemische Synapse** bezeichnet. Die plötzliche und massive Zunahme von Calcium-Ionen in der Präsynapse ändert dort lokal die biochemischen Eigenschaften von sog. Calcium-bindenden Proteinen, die mit den Vesikeln in engem Kontakt stehen und letztendlich die Freisetzung des Neurotransmitters in den synaptischen Spalt bewirken. Dieser Prozess wird als Exozytose bezeichnet und besteht aus vielen Einzelschritten, die trotz intensivster Forschung bis zum heutigen Tag nur zum Teil verstanden sind. Wir wissen heute, dass Vesikel in drei unterschiedlichen Vesikelgruppen in der Präsynapse gespeichert sind. Vesikel in der „sofort verfügbaren Gruppe" (*readily releasable pool*) befinden sich unmittelbar an der Zellmembran der Präsynapse und können so sehr rasch freigesetzt werden, wenn die Calcium-Konzentration in der Präsynapse nach dem

Eintreffen eines Aktionspotentials ansteigt. Die Anzahl von Vesikeln in dieser Gruppe ist jedoch relativ gering und die Transmitterausschüttung ist daher bei Aktivität sehr rasch erschöpft. In der „Recycling-Gruppe" (*recycling pool*) befinden sich Vesikel, die nah an der präsynaptischen Zellmembran lokalisiert sind und bereits wieder mit Transmittern aufgefüllt wurden. Bei anhaltender neuronaler Aktivität ist eine Transmitterfreisetzung über eine dritte Vesikelgruppe, die sog. „Reserve" (*reserve pool*), gewährleistet. Die Mehrzahl von Vesikeln ist in dieser Gruppe gespeichert und gibt vermutlich erst dann ihren Transmitter frei, wenn keine Vesikel mehr in den beiden erstgenannten Vesikelgruppen zur Verfügung stehen. Die Freisetzung des Transmitters in den synaptischen Spalt kann über zwei unterschiedliche Wege erfolgen. Das Vesikel kann mit der präsynaptischen Membran fusionieren, dabei den Transmitter ausschütten und anschließend ggf. sich wieder von der Membran als Bläschen abschnüren. Im Gegensatz dazu öffnet das Vesikel beim sog. „kiss-and-run"-Modell eine Pore in der präsynaptischen Membran (engl. *kiss* = Kuss), entlässt dann den Transmitter in den synaptischen Spalt und entfernt sich nach Abschnürung als leeres Vesikel wieder von der Membran (*run* = laufen). Sowohl das Fusionsmodell als auch das „kiss-and-run"-Modell erfordert ein Wiederauffüllen der leeren Vesikel mit Transmitter. Dies erfolgt über spezielle Transportmechanismen in der Membran der Vesikel. Die Aufklärung der molekularen Mechanismen der Transmitterfreisetzung ist in der medizinischen Grundlagenforschung von allerhöchstem Interesse, da eine Reihe von neurologischen und psychiatrischen Erkrankungen vermutlich auf Störungen in der Freisetzungsmaschinerie von Neurotransmittern zurückzuführen ist. Ein besseres Verständnis dieser Prozesse bildet daher die Grundlage zur Entwicklung neuer Therapieformen und zukünftiger Medikamente.

Nach der Freisetzung des Neurotransmitters aus den Vesikeln in den synaptischen Spalt diffundieren die Transmittermoleküle über den etwa 20 Nanometer (1/50000 Millimeter) breiten synaptischen Spalt zur Postsynapse und docken dort nach dem Schlüssel-Schloss-Prinzip an sogenannte **Rezeptoren** an. Mit dem Andocken des Neurotransmitters an seinen Rezeptor öffnet sich in der postsynaptischen Membran ein Kanal, der für bestimmte Ionen durchlässig ist. In Abhängigkeit vom jeweiligen Neurotransmitter, hat die Synapse eine erregende oder hemmende Funktion. Im ersten Fall muss ein erregender (exzitatorischer) Neurotransmitter, wie z. B. **Glutamat**, freigesetzt werden, im zweiten Fall muss ein hemmender (inhibitorischer) Transmitter, wie z. B. Gamma-Amino-Buttersäure (**GABA**), wirken. Ein exzitatorischer Transmitter aktiviert in der Membran der Postsynapse einen Rezeptor-gekoppelten Kanal, der eine hohe Leitfähigkeit für Natrium- oder Calcium-Ionen aufweist. Diese positiv geladenen Teilchen strömen entlang des Konzentrationsgradienten aus dem Extrazellulärraum in die Postsynapse ein und bewirken dort eine Depolarisation. Diese Depolarisation hat in der postsynaptischen Zelle üblicherweise eine exzitatorische, also erregende, Wirkung und wird daher auch als exzitatorisches postsynaptisches Potential (**EPSP**) bezeichnet (rote Kurven in Abb. 4A; Farbtafel). Das EPSP hat eine Amplitude von etwa 1 Millivolt, d. h., es ist etwa 100-mal kleiner als ein Aktionspotential mit einer Amplitude von etwa 100 mV. Ein einzelnes EPSP hat folglich in der postsynaptischen Nervenzelle keinen großen Einfluss, da es das Membranpotential am Axoninitialsegment bestenfalls von z. B. -70 mV auf -69 mV depolarisiert. Diese Änderung im Membranpotential hat jedoch keine weitere Konsequenz, d. h., eine einzelne exzitatorische Synapse kann über ein einzelnes EPSP in der postsynaptischen Zelle keine Wirkung erzielen und der Informationsgehalt des präsynaptisch vorgeschalteten Neurons geht verloren. Wenn jedoch an der Präsynapse viele Aktionspotentiale im zeitlichen Abstand von wenigen Millisekunden eintreffen, summieren sich die EPSPs auf und können die Postsynapse stärker depolarisieren. Dieser Prozess wird als zeitliche Summation bezeichnet. Ähnliches geschieht, wenn mehrere benachbarte Synapsen annähernd zeitgleich aktiv sind, man spricht dann von räumlicher Summation. Zeitliche und räumliche Summation stellen also zwei Prozesse dar, über die die sehr kleinen EPSPs summiert und in ihrer Wirkung in der postsynaptischen Zelle verstärkt werden können. Computersimulationen haben gezeigt, dass etwa 100 bis 200 exzitatorische synaptische Eingänge etwa zeitgleich aktiv sein müssen, um in der postsynaptischen Zelle ein Aktionspotential auszulösen.

Im Gegensatz zu exzitatorischen Neurotransmittern öffnen inhibitorische Transmitter Rezeptor-gekoppelte Membrankanäle, die z. B. einen Einstrom von negativ geladenen Chlorid-Ionen (Cl^-) in die Zelle bewirken und so die Postsynapse hyperpolarisieren, also das dortige

Membranpotential in negative Richtung verschieben. Der inhibitorische Neurotransmitter verursacht folglich in der Postsynapse eine Hemmung, und das so entstandene Potential wird daher als inhibitorisches postsynaptisches Potential (**IPSP**) bezeichnet (grüne Kurven in Abb. 4a; Farbtafel). Da eine Nervenzelle bis zu 10 000 synaptische Eingänge erhält, davon etwa 8000 exzitatorisch und 2000 inhibitorisch, steht ein Neuron unter ständigem „Bombardement" erregender und hemmender Einflüsse. Die Übermacht der erregenden Eingänge wird am Neuron dadurch kompensiert, dass die hemmenden Synapsen strategisch günstig häufig nah am Soma oder sogar am Axoninitialsegment lokalisiert sind und so einen maximalen Einfluss auf die Entstehung eines Aktionspotentials ausüben können. Hingegen sind die erregenden Synapsen am Dendriten lokalisiert, werden durch die elektrotonische Fortleitung zum Axoninitialsegment kleiner und haben so im Vergleich zu den IPSPs einen geringeren Einfluss auf die Entstehung eines Aktionspotentials.

Aus den bisherigen Darstellungen wird klar, dass ein Neuron elektronisch als ein sog. Analog-zu-Digital-Wandler angesehen werden kann[6]. Postsynaptische Potentiale mit unterschiedlicher Amplitude, Polarität (inhibitorisch oder exzitatorisch) und verschiedener Dauer werden nach Verrechnung am Axoninitialsegment nach dem Alles-oder-nichts-Prinzip in ein digitales Signal (Aktionspotential) mit recht einheitlicher Amplitude von etwa 100 mV umgewandelt (Abb. 4; Farbtafel). Betrachtet man auch noch die Prozesse an der Präsynapse, dann könnte man sogar von einem D-A-D-Wandler sprechen. Das digitale Signal in der Präsynapse (Frequenz von Aktionspotentialen) wird nach Umwandlung in ein chemisches Signal (Freisetzung eines Neurotransmitters und Aktivierung postsynaptischer Rezeptoren) an der Postsynapse wieder in ein elektrisches Signal (EPSP oder IPSP), jedoch nun mit analogen Eigenschaften, umgewandelt. Sofern die am Axoninitialsegment integrierten EPSPs und IPSPs überschwellig sind, entsteht dort wieder ein digitales Signal (Aktionspotential) und der Prozess der D-A-D-Wandlung kann sich an der nächsten Synapse wiederholen. Kein elektronisches Bauteil ist zu vergleichbaren Leistungen fähig. Der in Neuronen kontinuierlich ablaufende Prozess der D-A-D-Wandlung ist nichtlinear und sehr viel komplexer als in einem elektronischen Bauelement. Eine chemische Synapse ist nicht stabil, sondern unterliegt in

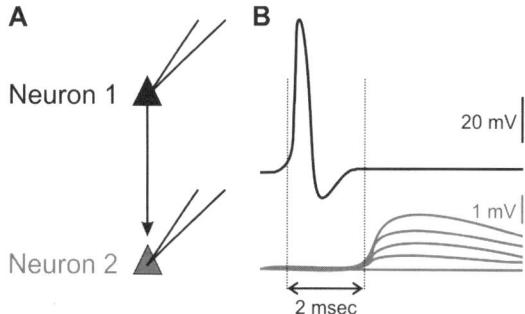

Abb. 5: Chemische Synapsen sind in ihrer Übertragungsfunktion nicht stabil, sondern funktionell hoch dynamisch. (A) Schematische Darstellung einer gleichzeitigen elektrophysiologischen Registrierung der neuronalen Aktivität von zwei Neuronen, die über eine exzitatorische Synapse miteinander verbunden sind. (B) Ein Aktionspotential im präsynaptischen Neuron 1 löst im postsynaptischen Neuron 2 nach etwa 2 Millisekunden ein EPSP aus. Dargestellt sind vier EPSPs, die sich in ihrer Amplitude unterscheiden. In einem Fall löste das Aktionspotential kein EPSP aus (untere Linie).

ihrer Struktur und Funktion hoch dynamischen Veränderungen (Neuweiler, 2012). Diese Dynamik in der Übertragungsfunktion einer Synapse wird z. B. sichtbar, wenn man mit einer *patch-clamp*-Elektrode die postsynaptische Antwort auf einen identischen präsynaptischen Reiz, z. B. ein Aktionspotential, registriert. Das so gemessene EPSP weist selbst unter gut kontrollierbaren In-vitro-Bedingungen[7] sehr unterschiedliche Amplituden auf (Abb. 5). Die Ursache dieser großen Variabilität liegt im Wesentlichen in den Schwankungen der präsynaptischen Transmitterfreisetzung begründet. Ein Aktionspotential kann an der gleichen Präsynapse einmal mehr, das andere mal weniger Vesikel zur Ausschüttung ihres Transmitters bringen. Zudem können die Vesikel eine unterschiedliche Anzahl von Transmittermolekülen enthalten. Die Synapse gleicht in elektronischer Hinsicht also eher einem „Wackelkontakt" als einer festen Verdrahtung. Ein Wackelkontakt in einem elektronischen Gerät ist jedoch üblicherweise die Ursache für eine Fehlfunktion oder sogar einen kompletten Geräteausfall. Im Gehirn stellt der „Wackelkontakt", die Dynamik, in der überwiegenden Zahl von Synapsen den Normalfall dar und bildet eine wichtige Grundlage seiner enormen Leistungsfähigkeit.

Über langfristige Änderungen in den Übertragungsfunktionen von Synapsen soll im folgenden Kapitel die Rede sein, wenn die molekularen Grundlagen von Lernprozessen beschrieben werden. Synapsen stellen auch den Angriffsort für viele Gifte, psychoaktive Drogen und Medikamente dar. Fehlfunktionen in den Synapsen sind zudem häufig auch die Ursache neurologischer oder psychiatrischer Störungen. Daher greifen viele Medikamente, wie z. B. Psychopharmaka, in die Funktion chemischer Synapsen ein.

Interessant und überaus wichtig ist die Tatsache, dass Transmitter auch ständig spontan, sogar in Abwesenheit eines Aktionspotentials an der Präsynapse, in den synaptischen Spalt ausgeschüttet werden. Zur experimentellen Untersuchung dieser Prozesse werden unter In-vitro-Bedingungen Substanzen auf isolierte Hirnpräparate appliziert, um Aktionspotentiale komplett zu unterdrücken. Lidocain ist beispielsweise eine derartige Substanz, die als Lokalanästhetikum u. a. überaus hilfreiche Dienste beim Zahnarzt vor dem Einsatz des Bohrers liefert. Lidocain ist ein sog. reversibler Blocker des spannungsabhängigen Natrium-Kanals und bekanntermaßen lässt die anästhetische Wirkung von Lidocain nach wenigen Stunden nach. Eine Blockade von Aktionspotentialen wird zwar auch mit Tetrodotoxin (TTX) erreicht, dem Gift des japanischen Kugelfisches *Fugu*, da TTX jedoch irreversibel wirkt, ist sein Einsatz beim Zahnarzt nicht empfehlenswert, sofern man den Patienten nicht in eine dauerhafte Horizontallage überführen möchte. Mit der *patch-clamp*-Methode können an isolierten In-vitro-Hirnpräparaten nach Zugabe von TTX am postsynaptischen Neuron sehr kleine Ströme, sog. Miniatur-postsynaptische Ströme (*miniature postsynaptic currents*), gemessen werden, die durch die spontane Freisetzung von Vesikeln aus der Präsynapse hervorgerufen werden. Da an den Synapsen in dieser Weise ständig in sehr geringen Mengen erregende oder hemmende Transmitter in den synaptischen Spalt freigesetzt werden, können sowohl exzitatorische als auch inhibitorische Miniatur-postsynaptische Ströme registriert werden (mEPSCs bzw. mIPSCs). Der zuvor beschriebene Begriff Ruhemembranpotential ist also nicht ganz zutreffend. Ein Neuron befindet sich nie in Ruhe, sondern unterliegt dem ständigen Einfluss erregender und hemmender synaptischer Eingänge einiger Tausend präsynaptischer Nervenzellen, die auf dieses Neuron projizieren.

Synapsengifte: hilfreich in der Forschung und Medizin

Einige Pflanzen und Tiere haben zum Schutz vor dem Gefressen werden Gifte entwickelt, die an unterschiedlichen Orten von chemischen Synapsen wirken (Harvey, 2002). Auch beutefangende Tiere benutzen Gifte, um ihre Beute zu lähmen und anschließend in Ruhe zu verzehren. Die Synapsengifte sind komplexe Substanzen und bestehen zumeist aus sehr vielen Komponenten. Der Wirkort ist häufig sehr spezifisch und synthetisch hergestellte Pharmaka erfüllen in der Medizin eine überaus wichtige Funktion.

Atropin kommt in der Schwarzen Tollkirsche (Atropa belladonna) vor und blockiert die muskarinischen Acetylcholinrezeptoren. Über diese Rezeptoren wird u. a. die Pupillenweite reguliert. Im Mittelalter träufelten sich Frauen ein Extrakt der Tollkirsche in die Augen, um über mehrere Tage große Pupillen aufzuweisen („bella donna"). Atropin hat eine Reihe von weiteren Wirkungen, wie z. B. verminderte Speichel- und Schweißbildung oder eine Erhöhung der Herzfrequenz.

Curare ist als Pfeilgift der südamerikanischen Indios bekannt und wird aus einem Rinden- und Blätterextrakt von Lianen hergestellt. Curare bzw. der Wirkstoff Tubocurarin wirkt am nikotinischen Acetylcholinrezeptor und bewirkt eine schlaffe Muskellähmung. Bei ausreichend hoher Konzentration führt die Lähmung der Atemmuskulatur zum raschen Tod. Dem Curare ähnliche Substanzen werden heutzutage u. a. in der Anästhesie benutzt, um für die Operation eine kontrollierte Erschlaffung der Muskulatur zu erzielen. Der Patient muss dann künstlich beatmet werden.

Das aus der Tabakpflanze Nicotiana tabacum stammende Nikotin wirkt ebenfalls am nikotinischen Acetylcholinrezeptor und hat hier eine erregende Wirkung. Bei hohen Konzentrationen kann Nikotin Muskelzittern auslösen. Zudem ist die Sucht auslösende und gesundheitsschädliche Wirkung von Nikotin bestens bekannt.

Tetrodotoxin (TTX) ist nach den Kugelfischen Fugu benannt, die dieses Gift zum Schutz einsetzen. TTX blockiert schon in geringen Konzentrationen spannungsabhängige Natriumkanäle und verhindert daher die Entstehung von Aktionspotentialen an Nerven- und Muskelzellen. In der Grundlagenforschung erfüllt TTX überaus wichtige Dienste bei in vitro Experimenten, bei denen Natriumkanäle selektiv blockiert werden sollen, um bspw. andere Kanäle in Isolation zu untersuchen.

Agatoxine sind Gifte von Trichterspinnen (Agelenidae), die eine rasche und langanhaltende Muskellähmung der Beute hervorrufen.

Sie wirken hauptsächlich an verschiedenen Typen von spannungsabhängigen Calciumkanälen. Bungaro- und Dendrotoxine sind Gifte der Bungarus-Schlangen bzw. der grünen Mamba (Dendroaspis angusticeps) und wirken am nikotinischen Acetylcholinrezeptor bzw. hemmen spannungsabhängige Kaliumkanäle. Auch Bakterien stellen Gifte her, die für den Menschen tödlich sein können. Tetanustoxine von Bakterien der Gattung Clostridium (Clostridium tetani) lösen einen Wundstarrkrampf aus, indem die Freisetzung des Transmitters Acetylcholin gehemmt wird. Botulinumtoxine werden von Clostridium-Bakterien (Clostridium botulinum; lat. *botulus* = Wurst) hergestellt und stellen einige der stärksten bekannten Gifte dar. Dieses Bakterium kam früher gelegentlich in verdorbenen Fleischkonserven vor und war Verursacher von Lebensmittelvergiftungen. Botulinumtoxine hemmen die Freisetzung des Neurotransmitters an der Präsynapse. In der Schönheitschirurgie wird ein bestimmter Typ Botox zur Faltenglättung eingesetzt. In das Interesse biomedizinischer Grundlagenforschung sind vor einigen Jahren die Conotoxine gelangt. Diese Gruppe von sehr komplexen Toxinen wird von fischfangenden Kegelschnecken der Gattung Conus hergestellt. Die Schnecken benutzen eine Harpune mit einem Widerhaken an der Spitze über die ein Giftcocktail in das Opfer gespritzt wird. Der Giftcocktail hat unterschiedliche Wirkmechanismen, wie z. B. die rasche Blockade spannungsabhängiger Calciumkanäle. Der harpunierte und sofort bewegungsunfähige Fisch kann nicht mehr fliehen und der Jäger kann im „Schneckentempo" seine Beute einholen. Conotoxine werden zurzeit sehr intensiv in der Grundlagenforschung hinsichtlich ihrer möglichen Therapieanwendungen, z. B. bei der Behandlung starker chronischer Schmerzen, untersucht.

Die zuvor beschriebenen Prozesse beziehen sich auf eine chemische Synapse, da die Weitergabe der neuronalen Information über einen chemischen Botenstoff, den Neurotransmitter, erfolgt. Neben chemischen Synapsen existieren im Gehirn und auch in anderen erregbaren Organen, wie dem Herzen, auch **elektrische Synapsen**. Während bei chemischen Synapsen das präsynaptische Neuron von dem postsynaptischen Neuron durch den synaptischen Spalt mit einer Breite von etwa 20 Nanometern getrennt ist, sind bei elektrischen Synapsen die Zellen direkt miteinander gekoppelt. Über kleine Poren in der so gekoppelten Membran, sog. *gap junctions*, können Ionen und kleine Moleküle direkt von einer Zelle in die benachbarte Zelle gelangen. Im Unterschied zu chemischen Synapsen verläuft hier der Informationsfluss nicht nur in einer Richtung (von der Prä- zur Postsynapse), sondern in beide Richtungen. Durch elektrische Synapsen erfolgt eine direkte Ausbreitung des Membranpotentials in die über *gap junctions* gekoppelten Zellen. Diese Form der Informationsweitergabe entspricht also recht gut den Vorstellungen, wie Golgi sie bereits vor über 100 Jahren in seiner *retikulären Theorie* vorgeschlagen hatte.

Nachdem nun die Struktur und Funktionsweise einer einzelnen Nervenzelle und einzelner Synapsen beschrieben wurden, soll im folgenden Kapitel dargestellt werden, wie sich eine Synapse in ihrer Übertragungsfunktion verändern kann. Es sollen die molekularen Grundlagen von Lernen und Gedächtnis vorgestellt werden.

2.3 Veränderungen und Stabilität

Im vorangegangen Kapitel wurde bereits dargestellt, dass die synaptische Übertragung an einer chemischen Synapse keineswegs stabil ist, sondern aufgrund präsynaptischer Mechanismen ständig variiert. Die Freisetzung des Transmitters aus den Vesikeln schwankt von Sekunde zu Sekunde und die exzitatorischen und inhibitorischen postsynaptischen Potentiale (EPSPs und IPSPs) weisen daher ständig Variationen in ihrer Amplitude auf. Diese überwiegend auf präsynaptische Prozesse beruhende Veränderbarkeit in der Übertragungsfunktion wird als Kurzzeitplastizität bezeichnet. Der Begriff **Plastizität** bezeichnet in den Neurowissenschaften die Veränderbarkeit in der neuronalen Struktur und Funktion und ist üblicherweise auf Modifikationen in den Übertragungseigenschaften von chemischen Synapsen zurückzuführen. Plastische Veränderungen können im Gehirn, aber z. B. auch nach neuem Wachstum von axonalen Verbindungen (*axonal sprouting*, axonales Aussprossen) oder infolge einer vermehrten Neubildung von Nervenzellen auftreten. Synaptische Plastizität stellt daher nicht nur die Grundlage vieler elementarer physiologischer Prozesse, wie Lernen und Gedächtnis, dar, sondern auch pathophysiologischer Prozesse, wie z. B. chronischem Schmerz oder Epilepsie. Man spricht dann von maladaptiver Plastizität (Flor et al., 2006).

Synapsen müssen zwar einerseits veränderbar, andererseits aber auch über lange Zeiträume relativ stabil sein, andernfalls könnte man sich nicht erklären, dass man z. B. die Namen der Eltern ein Leben lang nicht vergisst. Hier sprechen wir von Langzeitplastizität. Die molekularen und zellulären Mechanismen von Langzeitplastizität wurden in den vergangenen Jahrzehnten intensiv untersucht und eine Reihe von Nobelpreisen wurden zu diesem wichtigen und spannenden Thema vergeben. Heute wissen wir, dass Langzeitplastizität auf molekulare Prozesse an der Präsynapse und Postsynapse zurückzuführen ist und nicht nur funktionelle Veränderungen zur Folge hat, sondern auch von einem strukturellen Umbau der Synapse begleitet werden kann (Ho et al., 2011). Auf der postsynaptischen Seite können mehr Rezeptoren in die Membran eingebaut werden oder die molekulare Zusammensetzung der Rezeptoren aus mehreren Untereinheiten kann sich ändern. Über beide Mechanismen könnten mehr positiv geladene Ionen (Natrium- und Calcium-Ionen) durch die Kanäle der Transmitter-aktivierten Rezeptoren in die Zelle hineinströmen und das postsynaptische Potential hätte eine größere Amplitude oder auch eine längere Dauer. Bei einer chemischen Synapse mit dem exzitatorischen Transmitter Glutamat würde so das EPSP an der postsynaptischen Membran potenziert sein. Die Prozesse, die zu dieser sog. **Langzeitpotenzierung** (*long-term potentiation*, LTP) führen und ggf. eine langjährige synaptische Stabilität induzieren, sind mittlerweile gut untersucht. Elektrische Aktivität und die unterschiedlichen Eigenschaften der Glutamatrezeptoren spielen dabei eine zentrale Rolle. Bei der synaptischen Übertragung wird üblicherweise präsynaptisch so viel Glutamat ausgeschüttet, dass postsynaptisch Glutamatrezeptoren vom sog. Typ AMPA und Kainat aktiviert werden[8]. Bei Aktivierung dieser Rezeptoren öffnen sich Kanäle, die für Natrium-Ionen stark durchlässig sind und so ein EPSP mit einer Größe von etwa 1 mV an der Postsynapse auslösen. Treten in der Präsynapse jedoch sehr viele Aktionspotentiale kurz hintereinander (z. B. im Abstand von 10 Millisekunden, also mit 100 Hertz) auf, so wird mehr Glutamat ausgeschüttet und die EPSPs können sich an der Postsynapse zu einem großen EPSP von bspw. 20–30 mV aufsummieren (*zeitliche Summation*). Unter diesen Bedingungen kann an der postsynaptischen Membran ein anderer Typ Glutamatrezeptor aktiviert werden, der sog. N-Methyl-D-Aspartat (**NMDA**)-Rezeptor. Dieser Rezeptor hat zwei ganz besondere Eigenschaften, die ihn von allen anderen Rezeptoren unterscheidet: Erstens, der NMDA-Rezeptor erfordert nicht nur das Andocken des Transmitters Glutamat, sondern zur Öffnung des an ihn gekoppelten Kanals ist auch eine lokale Depolarisation der Zellmembran um 20 bis 30 mV notwendig. Der NMDA-Rezeptor ist folglich nicht nur ein Transmittergesteuerter Kanal, sondern er ist auch zusätzlich spannungsabhängig. Nur bei Membranpotentialen deutlich positiv vom Ruhemembranpotential wird nämlich eine Blockade im Kanal entfernt, der sog. „Magnesium-Block". Diese Blockade durch Magnesium wird bei Membranpotentialen von etwa -40 mV aufgehoben und erst dann ist der Kanal durchlässig für Ionen. Zweitens, im Gegensatz zum AMPA- und Kainat-Rezeptor, weist der NMDA-Rezeptor eine sehr hohe Leitfähigkeit für Calcium-Ionen auf und dieser lokale und starke Einstrom von Calcium in die Postsynapse spielt bei der synaptischen Plastizität eine zentrale Rolle. So werden bspw. innerhalb weniger Minuten vermehrt AMPA-Rezeptoren in die aktivierte postsynaptische Membran eingebaut und ein präsynaptisches Aktionspotential löst nun ein EPSP mit größer Amplitude aus (Bredt & Nicoll, 2003). Die AMPA-Rezeptoren werden jedoch nicht fest in die Membran der Postsynapse eingebaut, sondern diffundieren in der Membran und verweilen dort auch kaum länger als eine Minute (Borgdorff & Choquet, 2002). Für Gedächtnisinhalte, die über Jahrzehnte stabil sind, scheint dieser Prozess der synaptischen Plastizität ungeeignet. Es müssen also noch Modifikationen an den Synapsen möglich sein, um Gedächtnisinhalte nahezu ein Leben lang sicher abzuspeichern.

Die Übertragungsfunktion der Synapse kann nicht nur durch die zuvor beschriebenen biochemischen Prozesse verbessert werden, sondern auch durch morphologische Veränderungen an der Postsynapse. Am Max-Planck-Institut für Neurobiologie konnte Tobias Bonhoeffer mit Mitarbeitern an In-vitro-Hirnschnittpräparaten mittels Zwei-Photonen-Mikroskopie zeigen, dass eine Langzeitpotenzierung (LTP) mit der Neubildung von dendritischen *spines* einhergeht und diese neuen *spines* an der Postsynapse bereits nach einer halben Stunde experimentell zu beobachten sind (Engert & Bonhoeffer, 1999). Bereits bestehende postsynaptische *spines* können sich auch vergrößern und so eine größere postsynaptische Membran mit mehr AMPA-Rezeptoren bilden. Das Ergebnis ist eine verbesserte Übertragungsfunktion der Synapse und ein größeres EPSP. Diese morphologischen Veränderungen stellen möglicherweise das Korrelat für Gedächtnisinhalte dar, die Jahre oder sogar Jahrzehnte gespeichert sind (Hübener & Bonhoeffer, 2010).

Diese plastischen Veränderungen an den exzitatorischen Synapsen beruhen überwiegend, aber nicht ausschließlich, auf dem NMDA-Rezeptor. Die für die Aktivierung des NMDA-Rezeptors notwendige Membrandepolarisation kann nicht nur durch viele Aktionspotentiale an der Präsynapse und die daraus resultierenden aufsummierten EPSPs erreicht werden, sondern auch durch anderweitig ausgelöste Depolarisationen der Postsynapse. Diese können z. B. auftreten, wenn das Neuron an anderen Synapsen ebenfalls depolarisiert wird (*räumliche Summation*) und diese Aktivierungen sogar ausreichen, um ein Aktionspotential auszulösen. Unter diesen Bedingungen würde der Magnesium-Block ebenfalls entfernt und die Synapse könnte nach Freisetzung von Glutamat potenziert werden. Der NMDA-Rezeptor stellt somit einen *Koinzidenzdetektor* dar, also ein Element, das nur bei gleichzeitiger und ausreichend starker elektrischer Aktivität an der Prä- und Postsynapse aktiviert werden kann. Bereits 1949 postulierte der kanadische Psychologe Donald O. **Hebb** (1904–1985) die Existenz eines derartigen Prozesses mit seinem berühmten Satz *„cells that fire together, wire together"* („Zellen, die gleichzeitig [Aktionspotentiale] feuern, werden miteinander verdrahtet") (Hebb, 1949). Und in Ergänzung dazu, *„cells that don't, won't"* („Zellen, die nicht gleichzeitig feuern, werden nicht miteinander verdrahtet"). Diese beiden Sätze beschreiben recht gut und prägnant die Prozesse der aktivitätsabhängigen synaptischen Plastizität.

Da Neurone exzitatorische Eingänge von etwa 8000 anderen Nervenzellen erhalten können, kann die erforderliche Depolarisation der Postsynapse über ganz unterschiedliche glutamaterge Synapsen erfolgen. Die NMDA-Synapse stellt somit auch einen Mechanismus dar, um Assoziationen zwischen verschiedenen Eingängen oder Gedächtnisinhalten zu schaffen. Assoziationen zwischen verschiedenen Sinnessystemen können so über lange Zeiträume im Gehirn miteinander gekoppelt werden[9].

Neben der assoziativen Aktivierung durch unterschiedliche Sinnessysteme können eine Depolarisation der Postsynapse und eine daraus resultierende Aktivierung des NMDA-Rezeptors auch durch motivierende Systeme erfolgen. Diese Aufgabe erfüllt das aufsteigende retikuläre

Aktivierungssystem (ARAS). Dieses entwicklungsgeschichtlich alte System besteht aus unterschiedlichen Hirnkernen (Nuclei), die sich überwiegend in der *Formatio reticularis*, einem tiefer liegenden Hirnteil, befinden und über die Neurotransmitter und -modulatoren wie Serotonin, Dopamin, Noradrenalin, Acetylcholin, Histamin u. a. über weitverzweigte axonale Projektionen in den Cortex und in subcorticale Regionen freigesetzt werden. Über unterschiedliche Rezeptoren können diese Neuromodulatoren die postsynaptische Nervenzelle depolarisieren und über diesen Mechanismus ebenfalls dazu beitragen, dass der Magnesium-Block im NMDA-Rezeptor-gekoppelten Kanal entfernt wird. Über diesen Mechanismus lässt sich auch der Einfluss von Motivation auf Lernprozesse erklären. Hingegen haben andere neuronale und hormonale Systeme, wie sie bspw. bei chronischem Stress ausgeschüttet werden, einen negativen Einfluss auf Lernprozesse. Die zuvor beschriebenen Prozesse der synaptischen Potenzierung sind unter chronischem Stress schwieriger oder gar nicht auszulösen, *spines* und Synapsen können unter diesen Bedingungen sogar abgebaut werden (Chen et al., 2012).

Nahezu zeitgleich entdeckten die Arbeitsgruppen von Roberto Malinow, damals in Cold Spring Harbor in den USA tätig, und Arthur Konnerth, damals an der Universität des Saarlandes in Homburg beschäftigt, dass die oben beschriebenen Prozesse zur Langzeitpotenzierung auch einen Mechanismus darstellen, um im unreifen Gehirn sog. **schlafende Synapsen** zu „wecken" und funktionell in einen aktiven Zustand zu überführen (Durand & Konnerth, 1996; Liao et al., 1995). Schlafende (*silent*) Synapsen sind dadurch gekennzeichnet, dass sie postsynaptisch überwiegend oder sogar ausschließlich nur NMDA-Rezeptoren enthalten. Folglich sind diese glutamatergen Synapsen beim normalen Ruhepotential nicht funktionell, da der Magnesium-Block im NMDA-Rezeptor-gekoppelten Kanal aufgrund des Fehlens von Glutamatrezeptoren des Typs AMPA und Kainat nicht entfernt werden kann. Wird unter experimentellen Bedingungen jedoch die Postsynapse ausreichend depolarisiert und präsynaptisch gleichzeitig genügend Glutamat freigesetzt, so werden die NMDA-Rezeptoren aktiviert und es strömt sehr viel Calcium in die Postsynapse. Dieser Calcium-Anstieg bewirkt, dass nun AMPA-Rezeptoren in die postsynaptische Membran eingebaut werden und so die Postsynapse bei normalen Ruhemembranpotentialen durch

Glutamat aktiviert werden kann (Kerchner & Nicoll, 2008). Wie bereits zuvor beschrieben, können diese lokalen Depolarisationen durch benachbarte, AMPA-Rezeptoren enthaltende Synapsen oder auch durch das ARAS-System vermittelt werden. Ein derartiges *awakening* von glutamatergen Synapsen wurde ursprünglich vor allem im unreifen Gehirn beobachtet. Heute wird vermutet, dass schlafende Synapsen auch im ausgereiften Nervensystem vorkommen und außerdem bei pathophysiologischen Prozessen, wie z. B. bei chronischem Schmerz, eine wichtige Rolle spielten (Kuner, 2010).

Aus unserer täglichen Erfahrung wissen wir, dass wir nicht nur lernen, sondern auch vergessen. Das Vergessen hat mindestens eine genauso große Bedeutung wie das Lernen, da unser Gehirn nicht unbegrenzt Informationen abspeichern kann. Es müssen folglich im Gehirn auch Mechanismen existieren, die das Vergessen ermöglichen. Ein derartiger Mechanismus wurde vor etwa 40 Jahren erstmals von dem japanischen Physiologen Masao Ito im Kleinhirn[10] beschrieben. Ito und Mitarbeiter konnten zeigen, dass bestimmte elektrische Aktivitätsmuster eine Synapse im Kleinhirn langfristig in ihrer Funktion herabsetzen können, und bezeichneten diesen Prozess als **Langzeitdepression** (*long-term depression*, LTD). Entsprechend zur LTP, bei der AMPA-Rezeptoren in der postsynaptischen Membran vermehrt eingebaut oder in ihrer Ionenleitfähigkeit verbessert werden, werden bei der LTD AMPA-Rezeptoren inaktiviert oder aus der Membran entfernt (internalisiert) (Ito, 2001). Das Ergebnis ist ein kleineres EPSP und die Übertragungsfunktion dieser Synapse ist reduziert. Mittlerweile ist bekannt, dass derartige synaptische Depressionen vermutlich in allen Hirnregionen auftreten (Ho et al., 2011) und, genauso wie LTP, sogar bei wirbellosen Tieren zu beobachten sind.

Vergessen ist ein normaler und biologisch überaus sinnvoller Prozess. Im Alter kann jedoch ein Zuviel von Vergessen das Alltagsleben massiv beeinträchtigen. **Demenz** (lat. *dementia*, *de* = abnehmend, *mens* = Verstand) ist eine neuronale Störung, die zu erheblichen Beeinträchtigungen in den kognitiven Leistungen führt und überwiegend Menschen im Alter über 65 Jahre betrifft. Die Alzheimer'sche Krankheit[11] ist eine Form von Demenz und für etwa 60 Prozent der weltweit etwa 24 Millionen Demenzerkrankunmgen verantwortlich. Die mit einer Demenz verbundenen Prozesse des Vergessens unterscheiden sich von denen, die einer Langzeitdepression zugrunde liegen, und sollen hier nicht weiter dargestellt werden. Eine gute aktuelle Übersicht zu den möglichen Ursachen der Alzheimer'schen Krankheit und zu neuen Therapiekonzepten bieten Blennow et al. (2006).

Die zuvor beschriebenen Prozesse zur kurzzeitigen und langfristigen synaptischen Plastizität mögen den Eindruck erwecken, dass chemische Synapsen im Gehirn einer hohen Dynamik und nahezu ständigen Veränderbarkeit unterliegen. Wenn dem so sein sollte, stellt sich die berechtigte Frage, wie wir bspw. nach einem Schlaf morgens aufwachen und doch recht genau wissen, wie unsere Pläne für den angebrochenen Tag sind, wie unsere Freunde und Verwandten aussehen und wer wir sind. Der Dynamik von kurz- und langzeitigen plastischen Prozessen an den Synapsen müssen daher Kompensationsprozesse gegenüberstehen, die eine gewisse Kontinuität, ein Gleichgewicht, im Gehirn herstellen. Diesen Prozess zur Aufrechterhaltung eines Gleichgewichts bezeichnet man als **Homöostase** und meint damit, dass ein System über verschiedene Regulationsmechanismen in der Lage ist, auf äußere und innere Störungen dynamisch zu reagieren und einen Gleichgewichtszustand innerhalb gewisser Grenzen dynamisch aufrechtzuerhalten. Ein gutes Beispiel für Homöostase stellt die Regulation des Blutdrucks dar. Ein normaler Sollwert wird durch verschiedene physiologische, z. T. auch gegensätzlich wirkende Mechanismen innerhalb eines bestimmten Bereichs reguliert. Innere und äußere Störungen können so rasch kompensiert werden. Dauerhafte Störungen können den Sollwert auf einen neuen, ggf. pathophysiologischen Wertebereich (z. B. Bluthochdruck) verschieben, der dann ebenfalls reguliert wird. Man spricht dann von Allostase.

Im Gehirn existiert eine Reihe von homöostatischen Regulationsmechanismen, die ein Gleichgewicht in verschiedenen Bereichen und eine normale Funktion aufrechterhalten. So erfolgt bspw. die Regulation der Calciumkonzentration ganz wesentlich durch Gliazellen (Verkhratsky et al., 1998) und die Nahrungs- bzw. Energieaufnahme durch neurohormonelle Regelkreise (Schwartz et al., 2000). Auch chemische Synapsen werden in ihrer Gesamtheit am Zielneuron homöostatisch reguliert. Werden einige erregende Synapsen potenziert, so werden andere erregende Synapsen am gleichen Zielneuron in ihrer Funktion herunterreguliert, ähnlich wie es bei der Langzeitdepression an einer Synapse geschieht (Turrigiano, 2011). So ist gewährleistet, dass ein Neuron insgesamt auf einem relativ konstanten Aktivitätsniveau gehalten wird. Da eine Zelle etwa 10 000 synaptische Eingänge erhält, davon etwa 8000 erregend und etwa 2000 hemmend, erfolgen die homöostatischen Regulationsmechanismen also im Kontext aller synaptischen Eingänge. Das Ganze ist weit mehr als die Summe seiner Teile!

Wie am Beispiel der Blutdruckregulation bereits kurz erklärt, kann auch im Gehirn die homöostatische Regulation gestört sein und es kann sich ein neues, verändertes Gleichgewicht einstellen. Neue Forschungsergebnisse deuten darauf hin, dass eine Störung der neuronalen Homöostase u. a. an der Entstehung von neuropsychiatrischen Erkrankungen beteiligt ist, wie z. B. Autismus (Ramocki & Zoghbi, 2008).

2.4 Neuronale Netzwerke: mehr als die Summe der einzelnen Teile

Im vorangegangenen Kapitel wurde deutlich, dass ein einzelnes Neuron sehr viel mehr leistet als ein einfacher Analog-Digital-Wandler und dass bereits eine einzelne Synapse als ein hoch dynamisches neuronales Element funktioniert. Betrachtet man die Gesamtanzahl von Neuronen und Synapsen im menschlichen Gehirn, so erscheint es eher unwahrscheinlich oder zumindest sehr ambitiös, das Gehirn in seiner Funktionsweise zu verstehen. Das menschliche Gehirn besteht aus etwa 100 Milliarden Neuronen (10^{11}, eine 1 mit 11 Nullen). Da jede Nervenzelle über chemische Synapsen im Durschnitt mit etwa 10000 anderen Neuronen in Verbindung steht, existieren im Gehirn etwa 1 Billiarde (10^{15}, eine 1 mit 15 Nullen) Synapsen. Wie im vorangegangenen Kapitel dargestellt, sind die Synapsen keinesfalls stabil, sondern in ihren Übertragungsfunktionen hoch dynamisch und langzeitig modifizierbar. Weiterhin ist die Anzahl von Neuronen nicht stabil, da Nervenzellen kontinuierlich absterben und zumindest in einigen Hirnregionen auch beim Erwachsenen noch neu entstehen können (Kempermann, 2012). Diese Komplexität stimmt viele Hirnforscher eher pessimistisch, wenn es um die Frage geht, ob es je möglich sein wird, das menschliche Gehirn in seiner Funktionsweise zu verstehen und bspw. in einem Computermodell zu simulieren. Der bereits zuvor genannte Berliner Mediziner und Physiologe Emil Heinrich du Bois-Reymond (1818–1896) vertrat in diesem Punkt eine recht klare Meinung. *Ignoramus et ignorabimus* (lat. = „Wir wissen es nicht und wir werden es niemals wissen") ist sein berühmter Ausspruch während seines Vortrags auf der Tagung der Gesellschaft Deutscher Naturforscher und Ärzte im Jahre 1872. Er zweifelte dabei an, höhere kognitive Funktionen wie Bewusstsein jemals erklären zu können.

Die Kartierung und Beschreibung des menschlichen Gehirns nebst einem besseren Verständnisses höherer kognitiver Prozesse ist das Ziel eines europäischen Forschungsprojekts, des „Human Brain Project", an dem über 80 Forschungslabors aus Europa, aber auch den USA und Japan beteiligt sind[12]. Zu Beginn des Jahres 2013 wurde in einer europäischen Forschungskommission entschieden, dass der Forschungsantrag „Human Brain Project" über einen Zeitraum von 10 Jahren mit etwa 1,2 Milliarden Euro gefördert werden soll. In den USA wird zurzeit ein vergleichbares Großprojekt mit dem Titel „Brain Activity Map" geplant. Dieses Projekt hat sich zum Ziel gesetzt, die neuronale Aktivität einer möglichst großen Anzahl von Neuronen im menschlichen Gehirn zu simulieren, und die dafür erforderlichen Forschungsmittel werden auf über 300 Millionen Dollar pro Jahr veranschlagt.

Nicht wenige Neurowissenschaftler stehen diesen Großprojekten kritisch gegenüber und sind gespannt, ob die angekündigten Forschungsziele und die hohen Erwartungen in den nächsten Jahren auch wirklich erfüllt werden. Die Funktion und Dynamik einzelner Synapsen erscheint bereits so komplex, dass sich viele Neurowissenschaftler zum jetzigen Zeitpunkt zunächst auf die Analyse von relativ einfachen neuronalen Netzwerken beschränken, wie sie bspw. in wirbellosen Tieren vorliegen. Die Taufliege *Drosophila melanogaster* und der Fadenwurm *Caenorhabditis elegans* sind in den Neurowissenschaften beliebte Modellorganismen zum Studium der Genetik, Entwicklung und des funktionellen Aufbaus des Nervensystems. Für beide Spezies sind bereits detaillierte Hirnatlanten verfügbar[13] und man arbeitet an möglichst realistischen Rekonstruktionen aller synaptischen Verbindungen in diesen kleinen neuronalen Netzwerken, um das Konnektom zu erhalten. Das aus 302 Neuronen bestehende Nervensystem des Fadenwurms wurde bereits vor mehr als 25 Jahren sehr detailliert aufgrund elektronenmikroskopischer Daten rekonstruiert (White et al., 1986) (Abb. 6; Farbtafel).

Derartige Rekonstruktionen aufgrund anatomischer Daten beinhalten aber keinerlei Informationen zur Funktion der synaptischen Verbindungen, wie Übertragungseigenschaften, Dynamik, Plastizität, und erklären daher nicht die Funktionsweise von neuronalen Netzwerken. Jedoch stellen Konnektome von definierten neuronalen Netzwerken eine notwendige Voraussetzung für weitere Untersuchungen zur Funktion der so identifizierten synaptischen Verbindungen dar. Denkt man an die etwa 1 Billiarde synaptischer Verbindungen im menschlichen Gehirn, kann einem in Anbetracht dieser Mammutaufgabe schon ein wenig schwindelig werden.

Recht gut verstanden sind allgemeine synaptische Verschaltungsprinzipien, die bereits bei einfachen wirbellosen Tieren und auch beim Menschen in allen Hirnregionen anzufinden sind (Abb. 7). Zu Beginn dieses Kapitels wurde bereits auf die beeindruckende Divergenz (Abb. 7A) und Konvergenz (Abb. 7B) hingewiesen. Ein Neuron kann mehr als 10 000 nachgeschaltete Nervenzellen nahezu gleichzeitig über seine recht verzweigten und z. T. auch weitreichenden Axonkollaterale aktivieren oder ggf. hemmen. Umgekehrt kann ein Neuron von mehr als 10 000 erregenden oder hemmenden Nervenzellen innerviert und in seinem Aktivitätszustand verändert werden. Bei der lateralen Hemmung werden inhibitorische Interneurone aktiviert, die anschließend die erregenden Zellen im Umfeld hemmen (Abb. 7C). Dieser Mechanismus dient der räumlichen Kontrasterhöhung des Signals und spielt bspw. in der Netzhaut des Auges eine wichtige Rolle beim Sehvorgang. Bei der Vorwärtshemmung wird die neuronale Aktivität des Zielneurons über ein inhibitorisches Interneuron reguliert (Abb. 7D). Diese Form von Hemmung dient daher der zeitlichen Kontrasterhöhung. Schließlich stellt die Rückwärtshemmung einen sehr einfachen, aber auch sehr leistungsfähigen Mechanismus dar, die Aktivität eines zuvor aktiven Neurons über ein rückprojizierendes inhibitorisches Neuron zu regulieren (Abb. 7E). Die in Abbildung 7 dargestellten Verschaltungen stellen allgemeine Prinzipien synaptischer Informationsverarbeitung in neuronalen Netzwerken dar und treten auch in unterschiedlichen Kombinationen auf. Abbildung 7 macht auch deutlich, dass inhibitorische Nervenzellen eine sehr wichtige Rolle bei der räumlich-zeitlichen Verarbeitung neuronaler Informationen spielen. Die dargestellten Aufgaben werden von unterschiedlichen Typen von inhibitorischen Neuronen vermittelt. Allein im **Hippocampus**[14] wurden bisher 21 verschiedene inhibitorische Zelltypen beschrieben (Klausberger & Somogyi, 2008). Diese Befunde

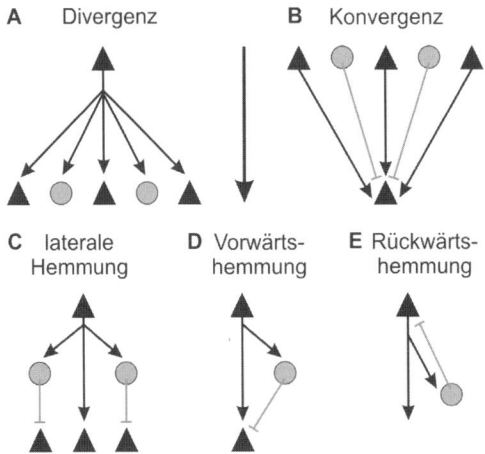

Abb. 7: **Prinzipien neuronaler Verschaltungen im Nervensystem.** Neuronale Information wird über unterschiedliche Typen von axonalen Verschaltungen weitergeleitet und weiterverarbeitet. Daran sind sowohl erregende (schwarz), als auch hemmende Nervenzellen (grau) beteiligt. Der Aktivitätsfluss in den Diagrammen erfolgt jeweils von oben nach unten (schwarzer Pfeil). (A) Bei der Divergenz projiziert ein Neuron über seine Axonkollaterale auf mehrere exzitatorische und inhibitorische Zielneurone. Mehr als 10000 andere Neurone können so über z. T. große Distanzen (mehr als 1 Meter) aktiviert werden. (B) Bei der Konvergenz projizieren erregende und hemmende präsynaptische Nervenzellen auf ein Zielneuron. (C) Die laterale Hemmung dient der räumlichen „Schärfung" (Kontrasterhöhung) des Signals, indem seitlich liegende Nervenzellen über hemmende Interneurone inhibiert werden. (D) Die Vorwärtshemmung dient der zeitlichen „Schärfung" des Signals, indem die neuronale Aktivität in dem Zielneuron rasch durch ein gleichzeitig aktiviertes hemmendes Interneuron inhibiert wird. (E) Über die Rückwärtshemmung wird die neuronale Aktivität über ein rückprojizierendes inhibitorisches Interneuron reguliert und verhindert eine Übererregbarkeit.

zeigen, dass der Funktionszustand eines Neurons im Wesentlichen durch die Vielzahl der aktuell aktiven synaptischen Eingänge bestimmt wird.

Nicht alle Nervenzellen weisen die gleiche Anzahl und Komplexität von synaptischen Eingängen (*inputs*) und Ausgängen (*outputs*) auf. Die zuvor genannten etwa 10 000 synaptischen *inputs* und 10 000 axonalen *outputs* eines Neurons stellen eher einen Durchschnittswert dar. So wie es auch im Internet Personen gibt, die über Twitter mit sehr vielen *followers* verbunden sind[15], so existieren auch im Gehirn Nervenzellen, die mit einer überdurchschnittlichen Anzahl von anderen Neuronen in Kontakt stehen und ständig viele Informationen erhalten, verarbeiten und dann an viele andere Zellen versenden. Derartig gut vernetzte Nervenzellen bezeichnet man als *hub* (engl. = Knotenpunkt)-Neurone; sie wurden erst vor wenigen Jahren mit hochauflösenden optischen Verfahren detaillierter untersucht (Bonifazi et al., 2009). *Hub*-Neurone erhalten eine sehr große Anzahl von synaptischen Eingängen mit kurzer und langer Reichweite und sind sehr gut über den funktionellen Zustand ihres neuronalen Netzwerks „informiert". Zudem erreicht ein *hub*-Neuron über z. T. sehr weitreichende axonale Verbindungen eine große Anzahl von nachgeschalteten Nervenzellen und kann so deren Aktivitätszustand beeinflussen. *Hub*-Neurone spielen nicht nur bei der Weitergabe und Verarbeitung von Information in einem neuronalen Netzwerk eine wichtige Rolle, sondern sind vermutlich auch zentral an der Entstehung und Fortleitung pathophysiologischer Signale, wie epileptischer Aktivitätsmuster, beteiligt (Quilichini et al., 2012). Aus diesen Gründen ist nicht nur die Grundlagenforschung, sondern auch die klinische Forschung sehr an der Identifikation und den Eigenschaften dieser *hub*-Neurone interessiert.

Im Gehirn existieren nicht nur einzelne *hub*-Neurone, sondern ganze *hub*-Netzwerke. In seiner 2011 publizierten Arbeit mit dem Titel *Rich-club organization of the human connectome* beschreibt der an der Indiana University (USA) tätige Neurowissenschaftler Olaf Sporns mit Mitarbeitern im Konnektom des menschlichen Gehirns eine Reihe von zentralen, hoch verknüpften Regionen (van den Heuvel & Sporns, 2011). Die in dieser Studie angewandten bildgebenden Verfahren erlauben mangels räumlicher und zeitlicher Auflösung nicht die Analyse von einzelnen Neuronen, jedoch können corticale und subcorticale Regionen in ihrer Lage, Größe und Konnektivität gut identifiziert werden. Insgesamt konnten 12 *hub*-Regionen im menschlichen Gehirn von 21 Versuchspersonen beschrieben werden, zu denen u. a. der Thalamus, der Hippocampus und Teile des frontalen und parietalen Neocortex zählen (Abb. 8; Farbtafel). Auf die Bedeutung dieser Hirnregionen soll in den folgenden Kapiteln noch näher eingegangen werden.

Mittels bildgebender Verfahren wurde noch ein anderer interessanter und für das Verständnis kognitiver Funktionen und neuropsychiatrischer Störungen relevanter Aspekt untersucht. Das menschliche Gehirn

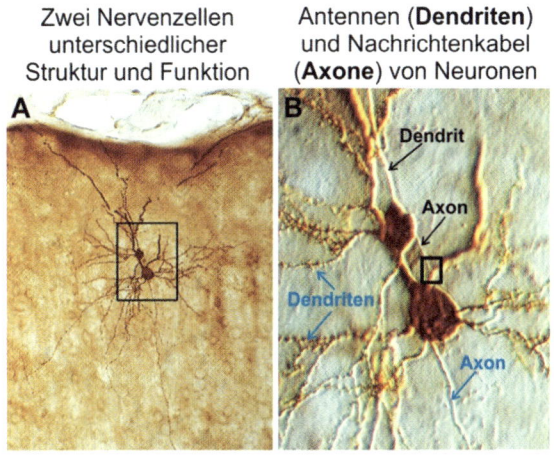

Zwei Nervenzellen
unterschiedlicher
Struktur und Funktion

Antennen (**Dendriten**)
und Nachrichtenkabel
(**Axone**) von Neuronen

Die **Synapse**:
Verknüpfung zwischen
zwei Neuronen

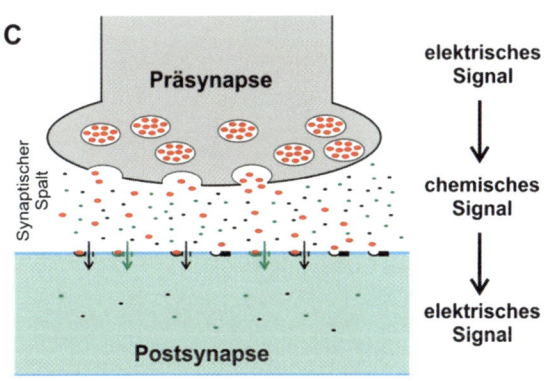

Abb. 3: Aufbau und Funktion einer chemischen Synapse. (A) Lichtmikroskopische Aufnahme von zwei Nervenzellen im Neocortex. Beide Zellen wurden über eine Mikropipette intrazellulär mit einem Farbstoff markiert und das Gewebe wurde histologisch aufgearbeitet. (B) Die Ausschnittsvergrößerung zeigt die Dendriten und Axone einer Pyramidenzelle (blaue Beschriftung) und eine davon oberhalb lokalisierte Bipolarzelle (schwarze Beschriftung). (C) Schematische Darstellung einer chemischen Synapse, in der das präsynaptische elektrische Signal (Aktionspotential) die Freisetzung von Transmittermolekülen (rote Punkte) bewirkt, die in den präsynaptischen Vesikeln verpackt sind. Der Neurotransmitter diffundiert über den synaptischen Spalt zur Postsynapse und dockt dort nach dem „Schlüssel-Schloss-Prinzip" an Rezeptoren für diesen Neurotransmitter an. Dadurch öffnen sich Transmitter-gesteuerte Kanäle und es strömen z. B. Natrium-Ionen (schwarze Pünktchen) oder Calcium-Ionen (grün) in die Postsynapse ein, wodurch ein erregendes postsynaptisches Potential (EPSP) entsteht.

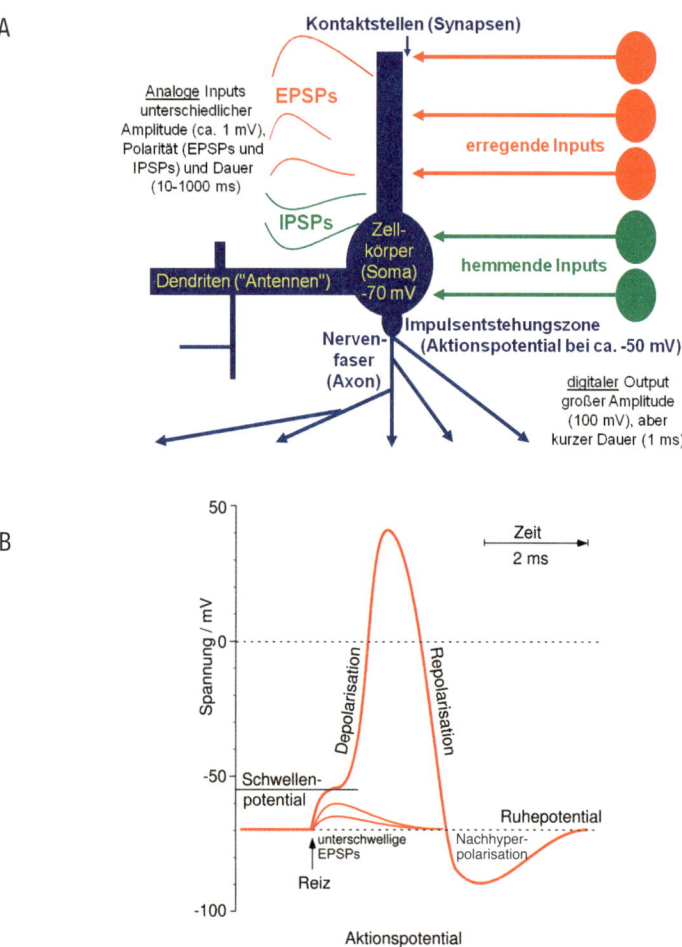

Abb. 4: Die Nervenzelle als Analog-Digital-Wandler. (A) Schematischer Aufbau eines Neurons (blau) mit Soma, Dendriten, Impulsentstehungszone am Axoninitialsegment und sich verzweigendem Axon. Das Neuron erhält erregende Eingänge (EPSPs, in rot) und hemmende Eingänge (IPSPs, in grün) unterschiedlicher Amplitude. (B) Das am Axoninitialsegment entstehende Aktionspotential einer Nervenzelle. Viele unterschwellige EPSPs summieren sich auf bis das sog. Schwellenpotential bei etwa −50 mV erreicht ist. Bei diesem Schwellenpotential öffnen sich explosionsartig sehr viele spannungsabhängige Natriumkanäle. Durch den Einstrom von positiv geladenen Natrium-Ionen in die Zelle depolarisiert die Membran auf etwa +20 mV. Die Repolarisation und Nachhyperpolarisation der Membran auf etwa −90 mV erfolgt durch die Öffnung spannungsabhängiger Kaliumkanäle. Schließlich wird nach Beendigung des Aktionspotentials wieder das Ruhemembranpotential von etwa −70 mV erreicht und die Zelle kann wieder ein neues Aktionspotential generieren.

A

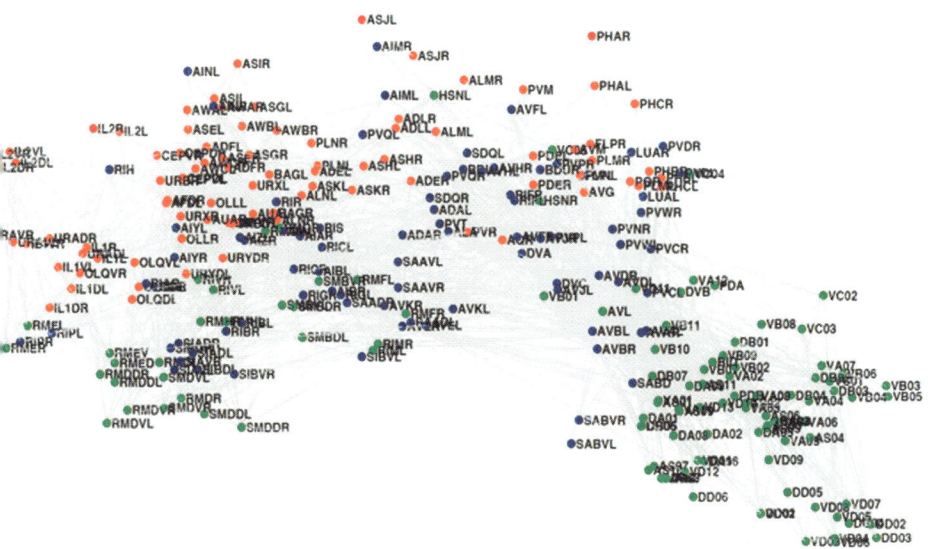

B

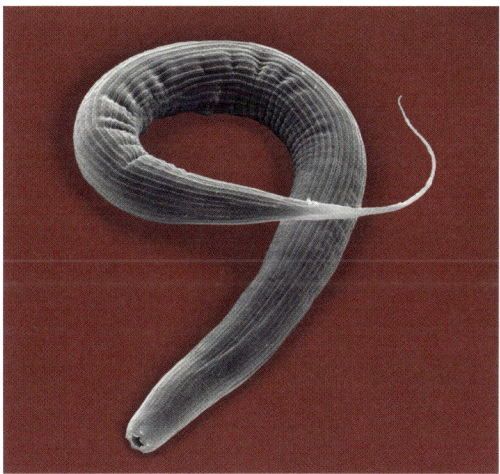

Abb. 6: **Neuronales Konnektom des Fadenwurms.** Für kleine neuronale Netzwerke ist
die Struktur und Konnektivität zwischen den einzelnen Nervenzellen gut bekannt. (A)
Graphische Rekonstruktion, sog. Konnektom, des aus 302 Neuronen bestehenden Nervensystems des Fadenwurms C. elegans. Derartige Rekonstruktionen werden sehr auf-
wendig anhand von elektronenmikroskopischen Serienschnitten erstellt. Jedes Neuron
hat eine Bezeichnung und die Linien kennzeichnen die morphologisch nachweisbaren
Verbindungen zwischen den Neuronen. (B) Photographie eines Fadenwurms.

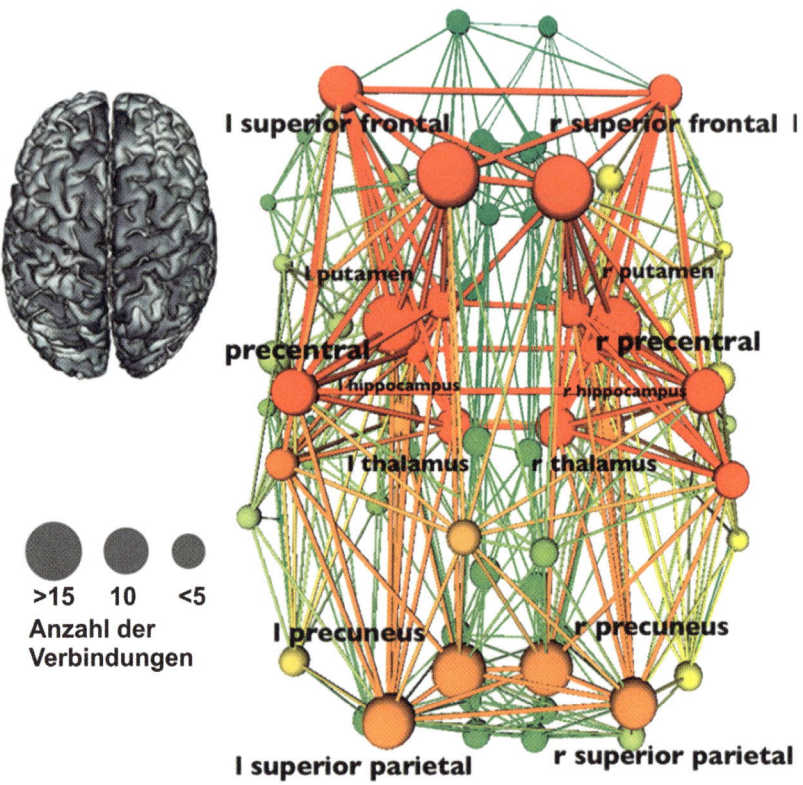

Abb. 8: **Konnektom und** *hub* **Regionen des menschlichen Gehirns.** Die Kreise stellen un-terschiedliche Hirnregionen dar und die jeweilige Kreisgröße repräsentiert die Anzahl der Verbindungen zu anderen Hirnregionen. Aus: van den Heuvel & Sporns, 2011.

weist in Ruhe, also in weitgehender Abwesenheit sensorischer Eingänge von den Sinnesorganen, einen intrinsischen Funktionszustand auf, den man auch als *default mode* (engl. = Standardmodus) bezeichnet. Dieser *default mode* stellt nicht nur die in diesem Zustand aktiven Hirngebiete und deren Verbindungen untereinander dar, sondern auch eine „Föderation" von hierarchisch organisierten *hub*-Regionen (Raichle, 2010). Der *default mode* ist aber keineswegs stabil, sondern unterliegt sogar in Ruhe spontanen, dynamischen Änderungen (Deco et al., 2011). Neueste Studien, darunter die Arbeiten des am Mannheimer Zentralinstituts für Seelische Gesundheit tätigen Psychiaters Andreas Meyer-Lindenberg, gehen davon aus, dass Störungen im Konnektom und *default mode* des menschlichen Gehirns an psychiatrischen Erkrankungen beteiligt sein könnten (Buckholtz & Meyer-Lindenberg, 2012).

2.5 Kritische Perioden

Dieses Buch soll weder eine Einführung in die Entwicklung des menschlichen Gehirns während der Evolution geben, noch die Entwicklung des menschlichen Nervensystems während der vorgeburtlichen und frühen postnatalen Phase näher beschreiben. Beide Prozesse sind zwar überaus interessant und für das Verständnis des menschlichen Gehirns selbstverständlich auch sehr wichtig, jedoch würden sie den Rahmen dieses Buches bei weitem sprengen. An dieser Stelle sei daher nur auf einige empfehlenswerte Übersichtsartikel zu diesen Themen hingewiesen (Lui et al., 2011; Rakic, 2009). Für das Verständnis der zentralen Frage dieses Buches, „Was ist Wirklichkeit aus neurowissenschaftlicher Sicht?", muss jedoch auf einen wichtigen Aspekt der frühkindlichen Hirnentwicklung näher eingegangen werden, auf die sogenannten **kritischen Perioden** (Knudsen, 2004).

„Was Hänschen nicht lernt, lernt Hans nimmermehr." Auch wenn dieser Satz in seiner Konsequenz sicherlich nicht richtig ist, so wissen wir alle nur zu gut, dass uns das Lernen im Kindesalter sehr viel einfacher fällt als im zunehmenden Erwachsenenalter. Die molekularen Mechanismen des Abbaus von Lern- und Gedächtnisleistungen im hohen Alter sind noch nicht ausreichend erforscht, um präventive Maßnahmen zu entwickeln und gezielt einzusetzen (Burke & Barnes, 2006). Geis-

tige Herausforderungen und körperliche Betätigungen tragen im Alter
sicherlich dazu bei, eine intellektuelle und physische Fitness zu bewah-
ren oder wieder aufzubauen (Cotman & Berchtold, 2002). Inwieweit
der Computer uns bei der Aufrechterhaltung kognitiver Leistungen im
Alter wird behilflich sein können, sei an dieser Stelle nicht weiter diskutiert (siehe bspw. Fuyuno, 2007). Wir sollten uns jedoch nicht der Möglichkeit verschließen, einer Demenz auch mit Hilfe digitaler Medien entgegenzuwirken.

Während die Mechanismen und Prozesse der abnehmenden Lern-
und Gedächtnisleistungen im hohen Alter noch nicht genau bekannt
sind, sind die Ursachen der erhöhten Plastizität im Kindesalter z. T. recht
gut bekannt. Es sollte den Leser nach Lektüre der vorangegangenen
Kapitel nicht sonderlich überraschen, dass die Synapsen der Ort dieser
erhöhten Plastizität im jungen Lebensalter darstellt. Die Heidelberger
Neurowissenschaftlerin Hannah Monyer publizierte mit Kollegen 1994
eine Arbeit zu altersabhängigen Veränderungen in der Untereinheiten-
zusammensetzung des NMDA-Rezeptors, der bei Lernvorgängen eine
so entscheidende Rolle spielt (Monyer et al., 1994). Während früher
Entwicklungsphasen ist der NMDA-Rezeptor aus Untereinheiten zusammengesetzt, die bereits bei negativeren Membranpotentialen aktivierbar sind und die längere EPSPs vermitteln. So kann bei synaptischer
Aktivierung mehr Calcium in die Zelle einströmen und strukturelle und
funktionelle Lernvorgänge, wie z. B. LTP, einfacher induzieren (Yashiro & Philpot, 2008). Neben dieser NMDA-Rezeptor-vermittelten
Übererregbarkeit ist im unreifen Gehirn gleichzeitig die hemmende
Kontrollfunktion inhibitorischer Transmitter, vor allem von GABA,
noch nicht vollständig ausgebildet (Luhmann & Prince, 1991). Eine
Reihe von experimentellen Befunden deutet sogar darauf hin, dass GA-
BA während früher Entwicklungsphasen nicht als inhibitorischer, sondern als exzitatorischer Transmitter fungiert (Ben-Ari et al., 2007). Das
Ergebnis dieser frühen Entwicklungsprozesse in den molekularen Eigenschaften von Transmittersystemen ist ein Ungleichgewicht zwischen Erregung und Hemmung im Kindesalter, das zwar einerseits Lernvorgänge erleichtert (Cohen-Cory, 2002), zum anderen aber auch mit einer
neuronalen Übererregbarkeit einhergeht. Diese Übererregbarkeit ist
auch ein wichtiger Grund, warum im Kindesalter ein höheres Risiko für
die Entstehung und das Auftreten von Epilepsien besteht.

„Plastizität": Ist Ihr Gehirn wirklich notwendig?

Im Dezember 1980 veröffentlichte Roger Lewin, damaliger Redakteur der renommierten Wissenschaftszeitschrift *Science*, einen Artikel mit der sicherlich überspitzten Überschrift „Is your brain really necessary?" (Lewin, 1980). Darin schreibt Lewin über den britischen Kinderarzt John Lorber, der auf einer Fachkonferenz in seinem Vortrag unter diesem provokativen Titel über seine wahrlich erstaunlichen Fälle mit Wasserkopf (Hydrozephalus, de Oliveira et al., 2012) berichtet. Lorber beschreibt einen jungen Patienten mit einem überdurchschnittlichen Intelligenzquotienten von 126, der an seiner Universität Mathematik studiert und bei dem zufällig festgestellt wurde, dass der Schädel überwiegend mit Hirnflüssigkeit gefüllt ist und das Hirngewicht statt der üblichen 1,5 Kilogramm nur bei 50 bis 150 Gramm liegt. Bei Hydrozephalus-Patienten ist die Produktion oder die Resorption von Hirnflüssigkeit (Liquor) gestört und die mit Liquor gefüllten Ventrikel nehmen an Volumen zu. Da der Schädelknochen sich nicht entsprechend vergrößern kann, wird das Nervengewebe von innen gegen den Schädel gepresst.

Ein anderes beeindruckendes Beispiel für corticale Plastizität infolge frühkindlicher Entwicklungsstörungen sind Patienten, bei denen eine Cortexhälfte neurochirurgisch in den ersten Lebensjahren entfernt wurde (Hemisphärektomie). Bei diesen Patienten sind während der Embryonalphase die Nervenzellen nicht korrekt in den Cortex eingewandert und über große Hirnbereiche treten Missbildungen auf, die häufig nicht behandelbare Epilepsien auslösen. Treten diese Missbildungen in einer gesamten Cortexhälfte auf, so wird bei den betroffenen Kindern in den ersten Lebensjahren gelegentlich eine Hemisphärektomie durchgeführt. Häufig, leider nicht immer, verschwinden die epileptischen Anfälle nach diesem massiven neurochirurgischen Eingriff und die Kinder zeigen eine überraschend normale motorische und geistige Entwicklung obwohl ihnen eine Cortexhälfte fehlt.

Die beiden hier dargestellten Beispiele von Patienten mit massiven Cortexverlusten zeigen, dass das unreife Gehirn selbst große Funktionsverluste wieder kompensieren kann. Eine corticale Plastizität von diesem Ausmaß tritt jedoch nur bei Kindern auf. Eine bei einem Erwachsenen durchgeführte Hemisphärektomie hätte für den Patienten katastrophale Folgen. Weltweit wird intensiv daran geforscht, welche Faktoren zur enormen Plastizität des unreifen Gehirns beitragen mit dem Ziel, das durch Erkrankung oder Unfall

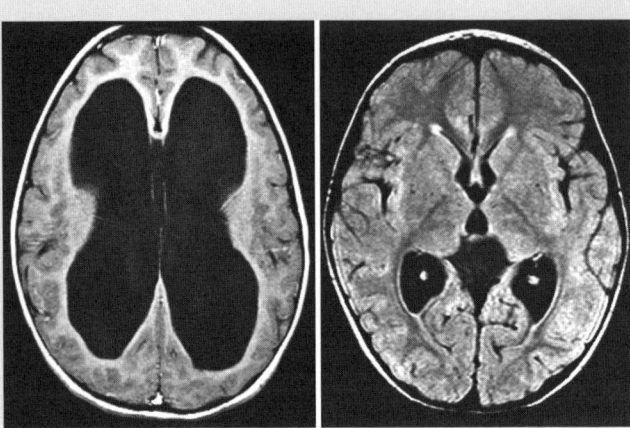

Mittels Magnetresonanztomographie erstellter Horizontalschnitt durch das Gehirn eines Patienten mit Hydrozephalus (links) und durch ein Normalgehirn (rechts). Im Hydrozephalusgehirn ist die Hirnmasse durch die Vergrößerung der mit Hirnflüssigkeit gefüllten Ventrikel (dunkle, schmetterlingsähnliche Struktur) stark verkleinert.

geschädigte Gehirn eines Erwachsenen wieder in den frühkindlichen Zustand zurückzuführen (*Rejuvenation*). Hirninfarkt, Morbus Alzheimer und andere neurodegenerative Erkrankungen könnten durch eine gezielte „neuronale Verjüngungskur" vielleicht besser behandelt werden.

Die Phasen dieser entwicklungsabhängigen Übererregbarkeiten sind nicht in allen Hirnregionen gleich. Das Sehsystem des Menschen ist bspw. etwa bis zum achten Lebensjahr besonders plastisch und bis zu diesem Zeitpunkt „erlernen" wir das räumliche Sehen. Wie alle Primaten[16] so weist auch der Mensch ein außergewöhnlich gutes räumliches Sehen auf. Beim raschen Springen von Baum zu Baum und sicheren Ergreifen eines entfernten Astes ist eine gut und schnell funktionierende Tiefenwahrnehmung ein großer evolutionärer Vorteil, wenn man einer Raubkatze entkommen möchte. Heute ist gutes räumliches Sehen eher in anderen Lebenssituationen gefragt, z.B. beim rechtzeitigen Bremsen oder Ausweichen vor einem Hindernis auf der Autobahn oder beim Tischtennisspielen. Spielen Sie einmal Tischtennis mit reduzierter Tiefenwahrnehmung, indem Sie ein Auge abdecken!

Für räumliches Sehen benötigen wir ein intaktes visuelles System (Abb. 16A; Farbtafel), bestehend aus: (1) Zwei Augen mit dem komplexen neuronalen Netzwerk der Netzhaut (*Retina*). (2) Dem Sehnerv, der die neuronale Information vom Auge zu (3) einer Umschaltstation im Thalamus weitergibt, dem sog. lateralen Kniehöcker (*Corpus geniculatum laterale*). (4) Der Sehstrahlung, deren Nervenfasern die Information vom Thalamus zur (5) primären Sehrinde (visueller Cortex) weitergibt. Erst hier, in Schicht 4 des visuellen Cortex, liegen die Nervenzellen, die einen Eingang von beiden Augen erhalten und somit räumliches Sehen vermitteln können. Voraussetzung dafür ist jedoch, dass ein derartiges binokulares Neuron Eingänge von sog. korrespondierenden Netzhautorten beider Augen erhält, die Bilder beider Augen müssen also zueinander „passen". Das ist normalerweise der Fall, liegt jedoch auch nur ein leichtes Schielen vor, so stimmen die optischen Achsen beider Augen nicht mehr überein und man sieht ein Doppelbild. Der Leser kann durch leichtes seitliches Drücken an einem Augapfel sich einen guten Eindruck verschaffen, wie sich der Seheindruck bei diesem „Schielen" sehr störend verändert. Liegt bei kleinen Kindern ein Schielen vor, so resultieren daraus permanent Doppelbilder. Auf zellulärer Ebene erhalten die Neurone im visuellen Cortex nicht mehr zeitgleich den identischen visuellen Stimulus von beiden Augen und nach den Hebb'schen Regeln („cells that fire together, wire together – cells that don't, won't") werden die Synapsen funktionell inaktiviert, obwohl das Auge und die Sehbahn vollkommen intakt sind. Wird dieses frühkindliche Schielen nicht rechtzeitig erkannt, so wird ein Auge regelrecht „abgeschaltet"[17]. Mit einem einfachen Trick kann man dieses Abschalten jedoch verhindern: Man klebt für einige Tage ein Pflaster auf ein Auge, so dass von diesem Auge keinerlei Seheindrücke mehr vermittelt werden. Am Zielneuron im visuellen Cortex werden die Synapsen vom abgeklebten Auge funktionell inaktiviert. Nach einigen Tagen wird das Pflaster auf das zuvor offene Auge geklebt und das Kind sieht mit dem zuvor geschlossenen Auge. Am corticalen Zielneuron werden nun die inaktivierten Synapsen des zuvor geschlossenen Auges wieder aktiviert und im Gegenzug werden die Synapsen des nun geschlossenen Auges funktionell heruntergefahren. Dieser Wechsel im Abkleben eines Auges wird so lange fortgesetzt, bis das Kind ausreichend alt ist, dass man den Schielwinkel chirurgisch korrigieren kann. Die oben genannten Prozesse der entwicklungsabhängigen Plastizität begrenzen jedoch die Zeitphase, in der durch Abkleben eines Auges die corticalen Zielneurone in ihren synaptischen Eingängen modulierbar sind. Die kritische Phase für räumliches Sehen endet beim Menschen etwa mit dem achten Lebensjahr, d.h., nur bis zu diesem Alter bleibt bei den binokularen Neuronen in dieser Hinsicht ihre Plastizität erhalten. Danach ist die kritische Periode beendet und das Auge ist irreversibel funktionell „abgeschaltet". Ein chirurgischer Eingriff hat dann also keinen Erfolg mehr, da ein Auge nun regelrecht „blind" ist. Die betroffenen Personen weisen auch erhebliche Defizite beim räumlichen Sehen auf, da diese Leistung mit nur einem Auge sehr erschwert ist. Tierexperimentelle Studien, wie u.a. am Krallenfrosch, haben gezeigt, dass die Dauer der kritischen Periode keinesfalls fixiert ist, sondern aktivitätsabhängig reguliert wird. Werden die Tiere in kompletter Dunkelheit aufgezogen, so „warten" die visuellen Zentren offensichtlich auf einen Sehreiz aus der Umwelt und die kritische Periode beginnt sehr viel später und dauert auch sehr viel länger an. Eine normale Entwicklung und Ausreifung der visuellen Zentren ist also ohne natürliche Sehreize nicht möglich. Das Gehirn kann sich ohne physiologische Sinneseindrücke in der Entwicklung nicht selbst zu einem funktionierenden System „verdrahten"! Für seine normale Entwicklung benötigt das Gehirn die Einflüsse aus der Umwelt und baut insbes. während der kritischen Periode erfahrungsabhängig synaptische Verbindungen auf oder ab (Hooks & Chen, 2007).

Kritische Perioden mit erhöhter synaptischer Plastizität existieren nicht nur für das Sehsystem, sondern auch für andere Sinnessysteme und für höhere kognitive Leistungen, wie z.B. Gesichtserkennung oder Spracherwerb (Kuhl, 2004). Heutzutage geht man davon aus, dass auch für die Entwicklung von Sozialverhalten kritische Perioden existieren, während derer Umweltfaktoren wie Familie, Freundeskreis oder städtisches Umfeld eine ganz entscheidende Rolle spielen (Lipina & Posner, 2012). Die Architektur unserer Städte scheint die Architektur unseres Gehirns zu beeinflussen, im positiven wie leider auch im negativen Sinne (Abbott, 2012).

Ein erschütterndes Beispiel für den Einfluss der Umwelt auf die Hirnentwicklung und das spätere Sozialverhalten liefern die während des Ceauşescu-Regimes in rumänischen Heimen aufgezogenen Kinder. Mehr als 100 000 Neugeborene bis Jugendliche wurden bis zum Sturz des rumänischen Diktators Nicolae Ceauşescu im Jahre 1989 unter erbärmlichen Umständen großgezogen (Brink, 2012). Viele Kinder litten damals oder leiden noch heute unter dem „Kaspar-Hauser-Syndrom".

Der an der Harvard-Universität tätige Psychologe Charles A. Nelson ist einer der Wissenschaftler, die das sog. *Bucharest Early Intervention Project* initiierten, um diesen rumänischen Kindern zu helfen (Nelson et al., 2007). Diese Arbeit beinhaltet jedoch nicht nur eine wichtige und selbstverständlich willkommene therapeutische Komponente, sondern auch eine wissenschaftliche Analyse des „deprivierten menschlichen Gehirns" (Nelson et al., 2009)[18]. Nelson und Mitarbeiter konnten eine Reihe von Veränderungen in den Gehirnen der Kinder und Jugendlichen feststellen. Mittels EEG und Analyse der so gemessenen Hirnrhythmen wurde eine deutliche Verzögerung in der Entwicklung des Gehirns festgestellt. Noch beeindruckender ist die kürzlich publizierte Studie zu epigenetischen Veränderungen an den rumänischen Kindern (Drury et al., 2012). Soziale Deprivation wirkt sich offensichtlich sogar auf die Erbsubstanz aus!

Kritische Perioden für verschiedenartige neuronale Leistungen und kognitive Eigenschaften sind üblicherweise zeitlich begrenzt und treten in unterschiedlichen Lebensphasen auf. Eine im wahrsten Sinne des Wortes kritische Periode ist uns allen bestens bekannt, die Pubertät. Peter Uhlhaas, Wolf Singer und Kollegen am Frankfurter Max-Planck-Institut für Hirnforschung konnten mittels EEG-Messungen an 68 Versuchspersonen im Alter zwischen 6 und 21 Jahren zeigen, dass corticale Synchronisationsprozesse bei der Erkennung komplexer visueller Reize in der Altersgruppe der etwa 15- bis 17-Jährigen destabilisiert sind und erst nach dieser Phase sich neu strukturieren (Uhlhaas et al., 2009b). Offensichtlich wird während dieser kritischen Periode relativ spät in der Entwicklung noch einmal ein neuronales Zeitfenster geöffnet, um das Gehirn erneut in seiner Konnektivität und Funktion erfahrungsabhängig zu verändern. Mittels Magnet-Resonanz-Imaging konnte eine US-amerikanische Forschergruppe am *National Institute of Health* an Versuchspersonen im Alter zwischen 4 und 21 Jahren zeigen, dass

Kaspar Hauser

Im Mai 1828 tauchte in Nürnberg ein etwa 16-jähriger junger Mann mit einem Brief in der Hand auf. Der junge Mann machte einen geistig zurückgebliebenen und verwahrlosten Eindruck auf die interessierte Bevölkerung. Da der Jugendliche nur über einen sehr begrenzten Wortschatz verfügte und auch seinen Namen nicht nannte, gab man ihm auf der Polizeiwache den Namen Kaspar Hauser. Kaspar Hausers Schicksal erregte sehr viel öffentliches Interesse und er wurde zum begehrten Untersuchungs- und Forschungsobjekt von Juristen, Theologen, Pädagogen und „Wissenschaftlern" aus dem In- und Ausland.

Bis heute ist die Geschichte Kaspar Hausers nicht ganz aufgeklärt. Man geht davon aus, dass er viele Jahre seiner Kindheit allein in einem dunklen Raum verbrachte und keinerlei oder nur sehr wenig Kontakt zu Mitmenschen hatte. Lange Zeit wurde geglaubt, dass Kaspar Hauser ein im badischen Fürstenhaus unerwünschter Erbprinz war, den man nach seiner Geburt entfernte und isoliert in einem Verließ aufzog. Genetische Analysen aus den Jahren 1996 und 2002 brachten zur Klärung dieser Frage bisher keine eindeutigen Ergebnisse und bis heute bleibt die Geschichte Kaspar Hausers ein Rätsel. Kaspar Hauser starb am 17. Dezember 1833 an den Folgen einer Stichwunde. Unklar war, ob er sich den Messerstich selbst zugefügt hatte oder ob er von einem Unbekannten überfallen und tödlich verletzt wurde.

In der Wissenschaft wird die Geschichte Kaspar Hausers in Verbindung mit Hospitalismus, den negativen Konsequenzen eines längeren Heimaufenthalts oder einer Inhaftierung in Verbindung gebracht. Für schwere Formen von Hospitalismus bei Kombination von Reizentzug und Misshandlung verwendet man den Begriff „Kaspar-Hauser-Syndrom".

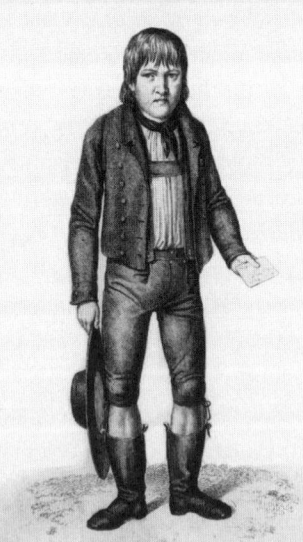

Kaspar Hauser

während der Pubertät im cerebralen Cortex, der Großhirnrinde, Hirnmasse abgebaut wird (Gogtay et al., 2004). Zum jetzigen Zeitpunkt ist noch unklar, welche Mechanismen diesem *gray matter loss* (Verlust an grauer Substanz) zugrunde liegen. Die Autoren vermuten, dass im Cortex Synapsen während dieser Entwicklungsphase abgebaut werden, und empfehlen, durch vielfältige körperliche und geistige Tätigkeiten wie Sport, Reisen, Musik oder Erlernen von Sprachen, diesem Synapsenverlust während der Pubertät entgegenzuwirken (use it or loose it – benutze es oder verliere es) (Powell, 2006).

Andere Studien mit bildgebenden Verfahren zeigen, dass während der Pubertät eine verstärkte Myelinisierung vor allem in frontalen und präfrontalen Regionen, im Stirnbereich, auftritt. Diese verstärkte Vernetzung der frontalen *hub*-Regionen (Abb. 8; Farbtafel) würde dazu beitragen, dass das Gehirn von einem lokalen in einen globalen Verarbeitungsmodus übergeht (Powell, 2006; Blakemore, 2008).

Die Erkenntnisse der Neurowissenschaften zur Entwicklung des menschlichen Gehirns haben glücklicherweise auch die Politik erreicht. Das Bundesministerium für Bildung und Forschung hat eine Reihe von Studien zur frühkindlichen Bildung und Förderung kognitiver Kompetenzen in Auftrag gegeben und deren Ergebnisse mittlerweile publiziert (Bundesministerium für Bildung und Forschung, 2007; Stern et al., 2007; Schumacher, 2006). Bleibt zu hoffen, dass diese Ergebnisse und die Resultate neurowissenschaftlicher Grundlagenforschung und klinischer Forschung Parteien-unabhängig Beachtung finden und sinnvoll umgesetzt werden.

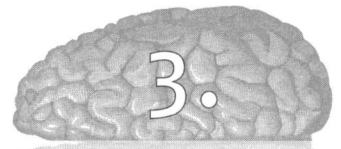

Begrenzte Sicht – Wahrnehmung am Beispiel des Sehsystems

Im vorangegangenen Kapitel wurden der Aufbau und die Funktionsweise von einzelnen Nervenzellen und neuronalen Netzwerken beschrieben und wie sich synaptische Verbindungen aktivitätsabhängig bei Lernprozessen und während der frühen Entwicklung verändern. In diesem Kapitel soll nun am Beispiel des visuellen Systems dargestellt werden, wie unser Gehirn Sinnesreize aus der Umwelt aufnimmt, in elektrische Signale umwandelt, neuronal über verschiedene Schaltstationen verarbeitet und wie wir den Sinneseindruck schließlich bewusst wahrnehmen. Das visuelle System wurde ausgewählt, weil wir, wie alle Primaten, überwiegend visuell orientiert sind und weil dieses Sinnessystem beim Menschen am besten untersucht und verstanden ist. Die im Folgenden beschriebenen Prozesse gelten aber ganz ähnlich auch für andere Sinnessysteme, wie den Hör-, Gleichgewichts-, Tast-, Temperatur- und Schmerzsinn. Nur der Geruchs- und Geschmackssinn, zwei entwicklungsgeschichtlich ältere Sinne, weisen einige Besonderheiten auf, die hier aber nicht näher dargestellt werden sollen[1].

3.1 Licht wird zu elektrischen Impulsen

Physikalisch gesehen ist Licht nichts anderes als elektromagnetische Strahlung. Der für uns sichtbare Bereich stellt nur einen sehr kleinen Teil des gesamten Spektrums dar. Wir können nur Wellenlängen im Spektralbereich von etwa 380 bis 750 Nanometer sehen (Abb. 9). Ohne technische Hilfsmittel können wir die unterhalb dieses Bereiches liegende

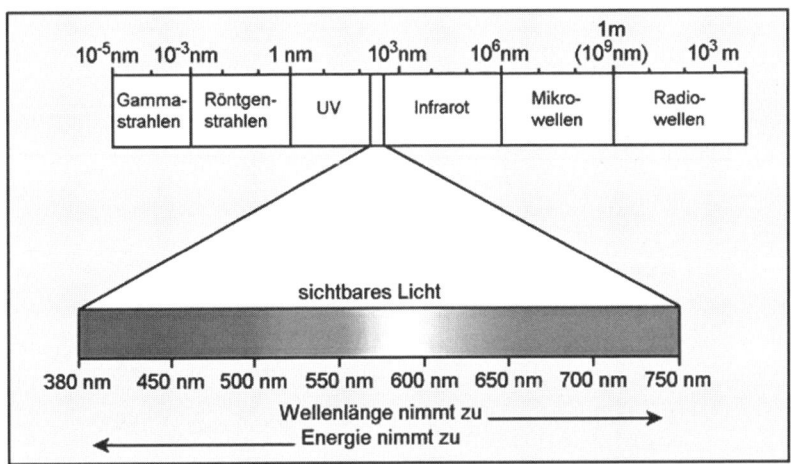

Abb. 9: Das elektromagnetische Spektrum und der für uns als Licht sichtbare Ausschnitt von etwa 380 bis 750 Nanometer. Wir können Strahlung im Ultraviolett- und Infrarotbereich nicht sehen, weil der Mensch für diesen Spektralbereich keine entsprechenden Sehfarbstoffe besitzt. Infrarot können wir jedoch als Wärme über unsere Warmsensoren in der Haut wahrnehmen.

Ultraviolettstrahlung oder die oberhalb liegende Infrarotstrahlung nicht sehen. Jedoch können wir Infrarot mit einem anderen Sinnessystem wahrnehmen, den Warmsensoren in unserer Haut. Ein ähnlicher physikalischer Reiz kann also in Abhängigkeit von den aktivierten Sinneszellen in uns eine vollkommen andere Sinnesempfindung auslösen: die Farbe Rot oder die Temperatur Warm. Würden wir in der Netzhaut unserer Augen über Sinneszellen verfügen, die Infrarot detektieren könnten, so wären wir in der Lage, diesen Reiz zu sehen[2]. Bereits die erste Station in der Verarbeitung von Sinnesreizen, die Sinneszellen, determiniert also das Spektrum unserer Sinnesempfindung, unser „Fenster zur Welt".

Die Umwandlung des visuellen Reizes, in der Sinnesphysiologie spricht man allgemein auch vom adäquaten Reiz, in eine Änderung des Membranpotentials in den entsprechenden Sinneszellen wird als Transduktion bezeichnet. Im Falle des visuellen Systems spricht man auch von Phototransduktion. Dieser Prozess erfolgt an den Photosensoren in der Netzhaut des Auges, der *Retina*. In unserer Retina befinden sich in jedem Auge etwa 130 Millionen Photosensoren. Diese Sinneszellen werden in der frühen Entwicklung gebildet und müssen dann ein Menschenleben lang ihre Aufgabe erfüllen. Sterben Photosensoren ab, wie bspw. bei bestimmten genetischen Störungen oder Retinadegenerationen im hohen Alter, so treten Ausfälle in der visuellen Wahrnehmung bis zur völligen Erblindung auf. Das Fenster zur visuellen Welt wird kleiner oder schließt sich im schlimmsten Fall sogar vollständig.

In der Retina finden wir zwei verschiedene Typen von Photosensoren: etwa 124 Millionen Stäbchen und 6 Millionen Zapfen, die sich in ihrer Struktur und Funktion voneinander unterscheiden. Stäbchen sind besonders lichtempfindlich und wir benutzen sie zum Sehen bei schwachen Lichtverhältnissen, wie in der Dämmerung. Die Stäbchen sind zwar sehr lichtempfindlich, jedoch können wir mit ihnen keine Farben erkennen („nachts sind alle Katzen grau"). Bei ausreichend hoher Lichtintensität, beim Tagessehen, werden die weniger empfindlichen Zapfen aktiviert, die uns das Farbensehen ermöglichen. Für die Farbwahrnehmung nutzen wir drei verschiedene Typen von Zapfensinneszellen, die ihre maximale Empfindlichkeit im blauen, grünen oder roten Spektralbereich aufweisen. Neue Studien haben gezeigt, dass etwa 12 % der Frauen eine genetische Veränderung aufweisen, die ihnen die Wahrnehmung einer vierten Grundfarbe ermöglicht (Jordan et al., 2010). Diese Fähigkeit einer zusätzlichen Farbwahrnehmung scheint jedoch nur in seltenen Fällen realisiert zu sein.

Aus den drei „Grundfarben" Blau, Grün und Rot nehmen wir also die Vielfalt von unterschiedlichen Farbeindrücken wahr, wie wir sie beim Normalsichtigen üblicherweise vorfinden. Wir können etwa fünf Millionen Farbvalenzen unterscheiden, also in ihrem Farbton, ihrer Sättigung und Helligkeit unterscheidbare Farben.

Ein genetischer Defekt in den Zapfen, z. B. das Fehlen eines Sehfarbstoffs, führt zu einer lebenslangen Farbsinnesstörung. Etwa 8 % der Männer und 0,3 % der Frauen weisen in Mitteleuropa eine Farbsinnesstörung auf[3]. Am häufigsten ist die Rot-Grün-Sehschwäche mit 5 %. Eine Grün- oder Rotblindheit tritt bei 1,5 bzw. 1,1 % der Bevölkerung auf. Hingegen sind nur etwa 0,01 % blaublind oder komplett farbenblind. Für einen Farbenblinden muss die Welt in etwa so aussehen, als ob wir bei unserem Fernseher die Farbe komplett ausschalten. Häufig sind sich die Betroffenen einer Einschränkung in ihrer visuellen Wahrnehmung der Welt nicht bewusst. Wie soll ein „Rotblinder" auch wissen, dass seine Welt nur aus den beiden Grundfarben Grün und Blau zusammengesetzt ist und keine Rottöne enthält? Wenn die betroffenen Kinder anfangen Bilder zu malen, mit farbigen Objekten zu spielen oder spätestens beim Sehtest für den Führerschein wird offensichtlich, dass eine Farbsinnesstörung vorliegt.

Anhand der Farbwahrnehmung soll das sog. **Qualiaproblem** dargestellt werden. Unter Qualia versteht man die subjektive Wahrnehmung eines mentalen Zustands, z. B. die Wahrnehmung der Farbe Rot. Das Qualiaproblem stellt eine zentrale philosophische Frage dar und es existiert eine Reihe von sehr unterschiedlichen Denkansätzen zur Bearbeitung dieses Problems: von Emil du Bois-Reymonds „Ignoramus et ignorabimus" bis hin zu komplexen neurowissenschaftlichen Modellen. Tatsache ist, dass man die subjektive Empfindung der Rotwahrnehmung in einem Mitmenschen nicht messen kann. Dies würde voraussetzen, dass wir von allen an diesem Prozess beteiligten Neuronen (und sicherlich auch Gliazellen), also vielen Millionen Zellen, gleichzeitig das „Rot-Aktivitätsmuster" registrieren müssten. Dies erscheint zumindest zum jetzigen Zeitpunkt als völlig utopisch. Selbst wenn dies technisch möglich wäre, so stellt sich die Frage, ob man mit den so gewonnenen Daten die Empfindung Rot abbilden kann. Könnte man durch Stimulation des Gehirns mit dem „Rot-Aktivitätsmuster" die Empfindung Rot auslösen? Könnte ein Blinder oder auch nur ein Rotblinder durch diese im Gehirn eingespielten Aktivitätsmuster die Farbe Rot empfinden?

Im Gegensatz zu diesen schwierigen naturwissenschaftlichen und philosophischen Fragen, ist der Transduktionsprozess am Photosensor weitgehend geklärt (Burns & Arshavsky, 2005). In den Außensegmenten der Photosensoren befindet sich der jeweilige Sehfarbstoff. Bei Stäbchen ist das Rhodopsin und bei Zapfen Erythrolab (Rot), Chlorolab (Grün) oder Cyanolab (Blau). Über die Müllergliazellen in der Retina (s. S. 23) wird das Licht durch die Retina zu den Außensegmenten geleitet und löst dort in Abhängigkeit vom Spektrum des Lichts und vom jeweiligen Sehfarbstoff eine biochemische Signalkaskade aus, an deren Ende der Photosensor in seinem Membranpotential hyperpolarisiert wird, also ein negativeres Potential erreicht. Die Photosensoren sind die einzigen Sinneszellen in unserem Körper, die bei adäquater Reizung stets mit einer Hyperpolarisation reagieren. Diese Hyperpolarisation wird in der Retina weitergeleitet oder an einer glutamatergen Synapse in eine Depolarisation, eine Erregung, umgeschaltet. Dabei wird die visuelle Information, beginnend in der Retina bis zum visuellen Cortex, sowohl seriell als auch parallel verarbeitet.

3.2 Serielle und parallele Informationsverarbeitung: Der Wo?- und Was?-Weg

Die neuronale Verarbeitung visueller Reize endet in der Retina vorläufig in den sog. Ganglienzellen, die sich in ihrer Struktur und Funktion voneinander unterscheiden (Wässle, 2004). Während die *parvozellulären* Ganglienzellen Farbe und Form des visuellen Reizes verarbeiten, werden Bewegung und räumliche Tiefe des Bildes über die *magnozellulären* Ganglienzellen kodiert[4]. Die Axone dieser Ganglienzellen bilden den Sehnerven (*Nervus opticus*), der als Nervenfaserbündel an einer Stelle die Retina verlässt. An diesem Ort befinden sich keine Zellen und wir können daher mit diesem Retinabereich auch keine visuellen Reize verarbeiten. Dieser Ort auf der Retina wird daher auch als **Blinder Fleck** bezeichnet und stellt gewissermaßen einen physiologischen Gesichtsfeldausfall (Skotom) dar. Da unsere Augen ständig kleine Bewegungen durchführen (Mikrosakkaden) und die Informationen beider Augen im visuellen Cortex miteinander verrechnet werden, nehmen wir üblicherweise diesen Gesichtsfeldausfall nicht wahr. In Kapitel 3.5 wird dargestellt, wie wir die Existenz dieses Blinden Flecks in einem Selbstversuch nachweisen können (s. S. 75).

Der Sehnerv leitet die visuelle Information von der Retina parallel über getrennte Wege an die nächste Station, den **Thalamus**, weiter (Abb. 16A; Farbtafel). Der Thalamus wird auch als das „Tor zum Bewusstsein" bezeichnet und über diese interessante und für viele Prozesse wichtige Hirnregion soll in einem späteren Kapitel noch eingehender berichtet werden. An dieser Stelle soll uns nur der visuelle Thalamus interessieren, den man aufgrund seiner Form und Lage im Thalamus auch als lateralen Kniehöcker bezeichnet. Die Neurone im Thalamus fungieren im Wesentlichen als Schalt (*Relais*)-Neurone und geben die Information von den Augen zum visuellen Cortex weiter. Dabei bleibt die Trennung und parallele Weiterleitung der Information über das parvo- und magnozelluläre System erhalten. Die Axone der thalamischen Schaltneurone projizieren in den primären visuellen Cortex (V1), der wie nahezu alle corticalen Areale aus 6 Schichten besteht. Die visuelle Information wird auch auf corticaler Ebene weiterhin getrennt verarbeitet und gelangt nun in den sekundären und tertiären visuellen Cortex (V2 bzw. V3).

Ohne Zweifel spielen Form, Farbe und räumliche Tiefe in unserer Wahrnehmung und Bewertung von Kunstobjekten eine ganz zentrale Rolle. Im noch jungen Forschungsgebiet der Neuroästhetik wird u. a. die Frage bearbeitet, wie diese elementaren Aspekte eines visuellen Reizes zu einem für uns künstlerisch ansprechenden Gesamtobjekt zusammengeführt und wahrgenommen werden (Pinna, 2011; Conway & Livingstone, 2007; Ishizu & Zeki, 2011). Wann ist ein Gemälde für uns schön und welche Hirnregionen werden dann aktiviert? Gibt es trotz offensichtlicher interindividueller Unterschiede in der Wahrnehmung von Kunst in unserem Gehirn ein neuronales Netzwerk für Schönheit und Harmonie (Vessel et al., 2012)? Warum kann uns eine Statue emotional tief berühren? Gibt es eine die unterschiedlichen Kulturen übergreifende Wahrnehmung von Schönheit? Diese Fragen sind ähnlich spannend und erscheinen ähnlich schwer beantwortbar wie das zuvor dargestellte Qualiaproblem, aber es kann sich lohnen und es ist an der Zeit, derartige Fragen in Zusammenarbeit mit anderen Wissenschaftsdisziplinen anzugehen.

Die neuronale Verarbeitung visueller Reize endet nicht in V3, sondern setzt sich über mindestens 30 weitere corticale Areale fort (Abb. 16A; Farbtafel). Von besonderem Interesse sind die Areale V4 und V5[5], denn hier wird die visuelle Information erstmals wieder zusammengeführt. Areal V4 wird auch als Farbzentrum und V5 als Bewegungszentrum des Gehirns bezeichnet (Zeki, 2001; Self & Zeki, 2005). Sollte diese Zentrentheorie zutreffen, so würde man erwarten, dass eine Hirnschädigung im Bereich V4 die Farbwahrnehmung und eine Läsion in V5 die Wahrnehmung von Bewegungen beeinträchtigen sollte. Genau diese Ausfälle konnte der in London tätige Neurobiologe Semir Zeki an seinen Patienten beobachten, die Hirninfarkte in diesen Regionen aufwiesen (Zeki, 2001). Eine Schädigung des Areals V4 führte zum Verlust der Farbwahrnehmung (*Achromatopsie*). Dieser Ausfall erinnert an das zuvor genannte Beispiel des Schwarz-Weiß-Fernsehers bei der kompletten Farbenblindheit, jedoch liegt hier nicht eine Störung bei den farbempfindlichen Zapfenzellen der Netzhaut vor, sondern die Störung tritt plötzlich nach einer corticalen Läsion in V4 auf. Die Patienten mit diesen Läsionen haben zuvor Farbe wahrgenommen. Schwerer vorstellbar sind die visuellen Ausfälle nach einer Läsion in V5, wenn Bewegungen nicht mehr wahrgenommen werden können (*Akinetopsie*). Das Sehen mag dann der Wahrnehmung bei stroboskopischem Licht in einer Diskothek ähneln.

Die hier genannten Ausfälle infolge corticaler Läsionen sind bereits erstaunlich spezifisch und schränken die betroffenen Patienten in der visuellen Wahrnehmung der Welt selbstverständlich in erheblichem Maße ein. Im nächsten Kapitel betrachten wir die corticale Verarbeitung visueller Reize nach Areal V5 und werden noch sehr viel spezifischere Wahrnehmungen antreffen. Wir werden im Cortex auf das „Jennifer-Aniston-Neuron" stoßen.

3.3 Gesichts- und Gebäude-erkennende Neurone

Wir folgen nun in der corticalen Verarbeitung visueller Reize dem „Was?"-Weg. Dieser Weg verläuft ausgehend vom hinteren Teil des Gehirns, wo die ersten visuellen corticalen Areale V1, V2 etc. liegen, seitlich (temporal) zu mehr vorn (frontal) liegenden Hirnbereichen (Abb. 16A; Farbtafel). Ein besonders interessantes Gebiet befindet sich im medialen (mittleren) Temporallappen, zu dem u. a. der Hippocampus zählt. In diesem Bereich hat man Neurone entdeckt, die hoch spezifisch und selektiv auf visuelle Reize, wie Bilder der US-amerikanischen Schauspielerin Jennifer Aniston oder der Oper in Sydney reagieren (Quiroga et al., 2005). Wie hat man diese Nervenzellen im menschlichen Gehirn gefunden?

Etwa ein Drittel der **Epilepsien**, die ihren Entstehungsherd, den sog. epileptischen Fokus, im Temporallappen haben, sind pharmako-resistent, d. h., mit den uns heute zur Verfügung stehenden Medikamenten sind diese Epilepsien nicht therapierbar. Die betroffenen Patienten können mehr als hundert epileptische Anfälle pro Monat aufweisen und sind in ihrem sozialen und beruflichen Leben sehr eingeschränkt. Diesen Patienten kann häufig nur mit einem neurochirurgischen Eingriff geholfen werden, bei dem der epileptische Fokus entfernt wird. Aufgrund der medizinischen Fortschritte, z. B. in der Lokalisation des epileptischen Fokus mittels moderner bildgebender Verfahren, sind die Ergebnisse dieser Operationen glücklicherweise sehr gut und die Patienten haben nach der Operation deutlich weniger oder im besten Fall keine epileptischen Anfälle mehr. Die Entfernung eines Stücks Hirngewebes ist selbstverständlich keineswegs ungefährlich und für die Hirnfunktion überaus kritisch. Man möchte weder das Leben des Patienten gefährden, noch Hirnregionen beschädigen, die für das Alltagsleben von großer Bedeutung sind, wie corticale Sprachareale. Aus diesem Grund werden vor und auch während der Operation eine Vielzahl von diagnostischen Maßnahmen am wachen Patienten durchgeführt mit dem Ziel, den Fokus in seinen Ausmaßen so genau wie möglich zu identifizieren. Dies erfordert auch die Mitarbeit des Patienten, dessen Kopf während der Operation in einer sog. stereotaktischen Apparatur fixiert ist. Anhand von stereotaktischen Koordinaten, Hirnatlanten und den Hirnbildern des Patienten aus der Bildgebung wird die Operation von den Chirurgen genauestens geplant und am wachen Patienten durchgeführt. Da das Gehirn selbst schmerzfrei ist (im Gehirn sind keine Schmerzsinneszellen vorhanden), nimmt der Patient die Eingriffe in seinem Gehirn kaum wahr. Deshalb können auch Drähte in das Gehirn eingesetzt werden, die über viele Elektroden die elektrischen Aktionspotentiale von einzelnen Nervenzellen in der Nähe des epileptischen Fokus registrieren. Derartige Messungen werden seit über 60 Jahren an Patienten, in der Regel Patienten mit einer pharmako-resistenten Epilepsie, durchgeführt und gehören mittlerweile zur Routine einer jeden Universitätsklinik (Engel et al., 2005b)[6].

In der Abteilung für Neurochirurgie der Universität von Los Angeles führt der Neurochirurg Itzhak Fried seit vielen Jahren überaus erfolgreich derartige Operationen an Epilepsiepatienten durch. In einem gemeinsamen Forschungsprojekt mit dem Neurowissenschaftler Christof Koch untersuchte er an acht Epilepsiepatienten mittels sog. intracranieller Ableitungen (s. Box Bildgebende Verfahren – Einblicke ins Gehirn, S. 66) die Antworteigenschaften von insgesamt 993 Neuronen im medialen Temporallappen (Hippocampus, Amygdala und entorhinaler Cortex). Nach Implantation der Elektroden zeigten sie dem im Bett liegenden Patienten auf einem Monitor für jeweils eine Sekunde verschiedene Fotos von Tieren, bekannten Gebäuden oder Personen. Dabei entdeck-

Bildgebende Verfahren – Einblicke ins Gehirn

Bildgebende Verfahren sind aus der Diagnostik, der klinischen Forschung und der Grundlagenforschung nicht mehr wegzudenken und spielen eine zentrale Rolle bei strukturellen und funktionellen Untersuchungen des Gehirns. Im Jahre 1895 entdeckte der Würzburger Physiker Wilhelm Conrad Röntgen die Röntgenstrahlung und erhielt dafür im Jahre 1901 den Nobelpreis für Physik. Röntgenstrahlen werden von den Knochen, Weichteilen und von flüssigkeitsgefüllten Räumen unterschiedlich aufgenommen. In der Medizin werden Röntgenstrahlen zur Durchleuchtung des Körpers benutzt, um strukturelle Veränderungen zu erkennen, wie z. B. einen Knochenbruch oder einen Tumor. In der **Röntgen-Computertomographie** (Röntgen-CT) wird mit einen um den Kopf des Patienten rotierenden Detektor die Strahlung gemessen und es werden Hirnbilder von verschiedenen Abbildungsebenen berechnet. Diese Methode liefert ausschließlich statische Bilder, Informationen zur Funktion des Gehirns können mit der Röntgentechnik nicht erhoben werden.

Zur Analyse von Struktur und Funktion des Gehirns stehen Methoden zur Messung der Hirndurchblutung und des -stoffwechsels zur Verfügung. Die **Positronen-Emissions-Tomographie** (PET) erlaubt Untersuchungen von Stoffwechselvorgängen, indem ein schwach radioaktiv markierter, biologischer Indikator mit sehr kurzer Halbwertszeit, also kurzer Strahlendauer, in den Körper injiziert wird. Zellen nehmen in Abhängigkeit von ihrem Stoffwechsel, der bei Nervenzellen mit der Aktivität korreliert, den radioaktiven Indikator auf und um den Kopf platzierte Detektoren registrieren die Strahlungsemission. Hirnregionen mit viel Aktivität und folglich hohem Stoffwechsel weisen daher eine erhöhte Strahlung auf und sind nach computerunterstützter Analyse dreidimensional zu erkennen.

Die Magnetresonanztomographie (MRT), auch Kernspintomographie genannt, ist eine Methode zur Untersuchung der Hirnstruktur, die auf Messungen des Kernmagnetismus der im Gewebe vorhandenen Wasserstoffatome beruht. Die MRT weist eine bessere räumliche Auflösung als die PET auf und die Injektion eines radioaktiven Indikators ist hier nicht erforderlich. Die **funktionelle Magnetresonanztomographie** (fMRT) ermöglicht eine dreidimensionale funktionelle Untersuchung des Gehirns, d.h. man kann Hirnbereiche identifizieren, die z.B. bei der Durchführung einer bestimmten Aufgabe aktiv sind. Eine technische Variante der MRT stellt die Methode der Diffusions-

Tensor-Bildgebung (*diffusion tensor imaging*, DTI) dar. Bei der DTI werden mittels MRT Diffusionsbewegungen von Wassermolekülen gemessen. Diese Methode eignet sich im Gehirn besonders zur dreidimensionalen Darstellung des Verlaufs von Nervenfaserbündeln. Beeindruckende DTI-Bilder von der Geometrie und dem Verlauf von großen Fasersystemen im menschlichen Gehirn wurden 2012 in der renommierten Zeitschrift Science veröffentlicht (Wedeen et al., 2012).

Neben diesen sog. bildgebenden Verfahren, stehen eine Reihe von Methoden zur Verfügung, die ausschließlich die funktionelle Hirnaktivität messen. Der Neurologe und Psychiater Hans Berger entwickelte in den ersten beiden Jahrzehnten des vergangenen Jahrhunderts an der Universität Jena die Methode zur Messung des **Elektroenzephalogramms** (EEG) (Berger, 1929). Mittels Galvanometer beschrieb Berger erstmals die sogenannten Alpha-Wellen im EEG und verwies auf die „Synchronizität des Verlaufs der Aktionsströme von homologen Rindengebieten der rechten und linken Hemisphäre". Er vermutete, dass „die Zusammenfassung der beiden Großhirnhälften zu gemeinsamer Arbeit … von tieferen Teilen [des Gehirns] aus erfolgen könne" und nannte in diesem Zusammenhang bereits den Thalamus (Berger, 1929). Berger wollte das EEG nutzen, das Leib-Seele-

Problem mit objektiven, physikalischen Methoden zu untersuchen. Heutzutage wird in der klinischen Diagnostik und in der Forschung die Aktivität der Großhirnrinde (Cortex) mit bis zu 256 auf der Kopfhaut platzierten EEG-Messelektroden registriert und mittels mathematischer Verfahren wird die Bedeutung der bereits von Berger genannten Synchronisationsprozesse weiter erforscht (Uhlhaas et al., 2009a).

Eine dem EEG sehr ähnliche Methode stellt das **Elektrocorticogramm** (ECoG) dar. Während beim EEG die Messelektroden auf der Kopfhaut aufgesetzt oder leicht aufgeklebt werden, wird das ECoG nach lokalen Entfernen des Schädelknochens direkt an der Hirnoberfläche gemessen. Die registrierten Signale sind daher wesentlich größer, sie weisen ein besseres Signal-Rausch-Verhältnis auf. Verständlicherweise wird das ECoG nur in seltenen, medizinisch notwendigen Fällen gemessen, z.B. in der Neurochirurgie zur genaueren Lokalisation eines epileptischen Fokus oder eines Hirntumors. Nur bei diesen Patientengruppen werden gelegentlich zur Diagnostik, aber auch in der Grundlagenforschung, **intracranielle Ableitungen** mit Mikroelektroden durchgeführt (Wilson, 2004). Diese Ableitungen erlauben sogar Messungen von einzelnen Nervenzellen und die aus feinen Drähten bestehenden Messelektroden können nicht nur in tiefere Hirnregionen positioniert werden, sondern auch als Reizelektroden zur elektrischen Stimulation kleinster Neuronenverbände eingesetzt werden (tiefe Hirnstimulation). Da das Gehirn schmerzfrei ist und eine aktive Mitarbeit des Patienten notwendig sein kann, werden derartige Eingriffe häufig am wachen Patienten durchgeführt.

Eine weitere dem EEG ähnliche Methode stellt das **Magnetencephalogramm** (MEG), bei dem schwache biomagnetische Signale außerhalb des Kopfes mit hochempfindlichen Sensoren gemessen werden. Wie beim EEG, so wird auch beim MEG überwiegend die Aktivität der Großhirnrinde gemessen. Dabei sind die registrierten Magnetfelder sehr klein und MEG-Messungen können nur in elektrisch und magnetisch abgeschirmten Räumen durchgeführt werden, da das Erdmagnetfeld vielfach stärker als die biomagnetischen Felder des Hirns sind.

Die klinische Relevanz der oben genannten Methoden bei der Untersuchung der Struktur und Funktion des menschlichen Gehirns steht außer Zweifel. Die Fortschritte im Bereich der bildgebenden Verfahren sind dank Investitionen in die Grundlagenforschung beeindruckend und wir dürfen hoffen, dass sich der diagnostische Wert dieser Methoden zum Wohle des Patienten in den nächsten Jahren noch weiter verbessern wird. Ein wenig Zurückhaltung ist jedoch geboten bei der Interpretation von Daten und Hirnscans zur Lokalisation von sicherlich

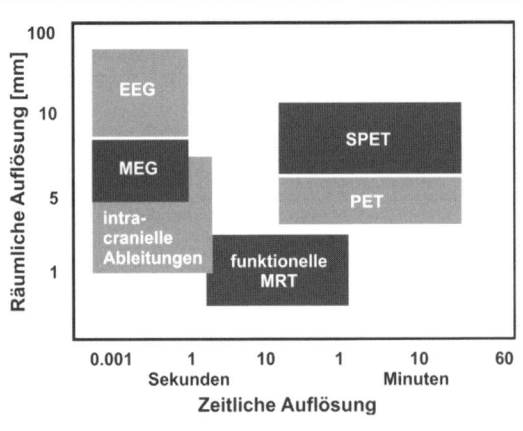

Räumliches und zeitliches Auflösungsvermögen von elektrophysiologischen und bildgebenden Verfahren zur Analyse corticaler Aktivität. Modifiziert nach Opitz und von Cramon (2000).

sehr komplexen neuronalen Prozessen, wie romantische Liebe (Fisher et al., 2005), religiöser Erfahrungen (Azari et al., 2001) und Hang zu Gewalttätigkeit (Davidson et al., 2000). Die bildnerisch durchaus ansprechenden und auf den ersten Blick überzeugenden Hirnscans basieren auf Techniken, die in ihrer Aussagekraft und Interpretation limitiert sind. Dies gilt für die überwiegende Mehrzahl, wenn man kritisch ist sogar für alle wissenschaftlichen Methoden. So erlaubt auch die Analyse hämodynamischer Prozesse, wie sie z. B. im PET durchgeführt werden, nur einen begrenzten Einblick in die Funktionsweise des neuronalen Netzwerks (Buzsáki et al., 2007). Diese Tatsache sollte nicht vergessen werden, wenn öffentlichkeitswirksame Studien die Schlagzeilen der Feuilletons durchaus renommierter Zeitungen beherrschen. Hier setzt man sich leider nur selten ausreichend kritisch und detailliert mit der Materie auseinander (als lobenswerte Ausnahme sei hier folgender Artikel erwähnt: Harald Staun, „Mein Kopf gehört mir", FAZ Nr. 36, Seite 19, vom 09.09.2012).

Neben den o. g. Verfahren, die überwiegend beim Menschen in der klinischen Diagnostik zur Anwendung kommen, verfügen die Neurowissenschaften über eine Reihe von weiteren bildgebenden Verfahren, die tierexperimentell oder an in vitro Modellen, wie z. B. Zellkulturen, auf subzellulärer und zellulärer Ebene wichtige Befunde zur Struktur und Funktionsweise des Gehirns liefern.

ten die Forscher u. a. eine Nervenzelle, die sehr selektiv auf Bilder der US-amerikanischen Schauspielerin Jennifer Aniston reagierte, jedoch nicht auf Bilder von Tieren, Gebäuden oder anderen bekannten Persönlichkeiten aus Film, Sport oder Politik (Quiroga et al., 2005). Eine andere Nervenzelle reagierte ausschließlich auf verschiedene Fotos oder auch Zeichnungen der Schauspielerin Halle Berry. Interessanterweise sprach diese Nervenzelle auch auf das Bild an, in dem Halle Berry in einer Filmrolle als Catwoman gezeigt wurde. Eine andere Nervenzelle reagierte auf Fotos des markanten Operngebäudes in Sydney, aber auch auf den Text „Sydney Opera".

Diese Ergebnisse erregten nicht nur in der Wissenschaft, sondern auch in der Öffentlichkeit sehr viel Aufmerksamkeit. Es bestanden berechtigte wissenschaftliche Zweifel, dass in unserem Gehirn derartig hochspezialisierte Nervenzellen vorkommen, auch wenn es bereits vergleichbare Befunde zu Gesichts-erkennenden Neuronen aus den Studien an anderen Primaten gab. Würden diese Studien nicht bedeuten, dass in unserem Gehirn Nervenzellen existieren müssen, die selektiv auf das Gesicht unserer Großmutter, unseres Lebenspartners oder eines Freundes reagieren? Diese Vorstellung liegt dem Konzept der Großmutterzelle zugrunde, wie es seit einigen Jahrzehnten in den Neurowissenschaften heftig diskutiert wird (Gross, 2002). Deren Kritiker behaupten, dass es eine derartige hohe Spezialisierung in den Antworteigenschaften von Nervenzellen nicht geben kann. Da während unseres Lebens ständig Neurone absterben, könnte es auch einmal die Zelle treffen, die den Lebenspartner kodiert. Stellen Sie sich vor, Sie wachen morgens auf und erkennen ihren Lebenspartner nicht mehr. Das würde sicherlich zu erheblichen Zerwürfnissen in der Partnerschaft führen und erscheint kaum vorstellbar. In der Tat werden jedoch derartige Fälle von dem New Yorker Neurologen Oliver Sacks in seinen populärwissenschaftlichen Büchern anschaulich geschildert. In seinem Buch „Der Mann, der seine Frau mit einem Hut verwechselte" beschreibt Sacks derartige Fälle von Gesichtsblindheit, die man auch als **Prosopagnosie** bezeichnet (Barton, 2011). Eine Prosopagnosie kann in unterschiedlichen Formen auftreten und sich auch „nur" so äußern, dass die betroffenen Patienten die emotionale Komponente des Gesichtsausdrucks nicht einordnen können (emotionale Prosopagnosie) oder vertraute Gesichter nicht wiedererkennen können (personale Prosopagnosie). Neben der Prosopagnosie kann auch die Fähigkeit verlorengehen, bestimmte Objekte, wie z. B. Stühle, zu sehen. Man spricht dann von einer Objektagnosie.

Die Wahrnehmung von Wirklichkeit bei Patienten, die unter einer Farben-, Bewegungs-, Gesichts- oder Objektblindheit infolge einer corticalen Schädigung leiden, ist schwer vorstellbar. Im Gegensatz zur genetisch bedingten Farbenblindheit beim Fehlen der Sehfarbstoffe in den retinalen Zapfenzellen treten die hier genannten Ausfälle plötzlich in der Regel infolge eines Hirninfarkts auf. Ein Patient mit bspw. einer Läsion in V4 konnte bis zum Zeitpunkt des Infarkts Farben erkennen und erlebt plötzlich auf recht dramatische Weise, wie sich sein Fenster zur Welt ein wenig schließt.

3.4 Das *binding*-Problem

In Kapitel 3.2 wurde am Beispiel des visuellen Systems bereits dargestellt, dass die neuronale Verarbeitung sensorischer Informationen parallel in unterschiedlichen Wegen erfolgt. Im parvo- und magnozellulären System wird der visuelle Reiz hinsichtlich seiner Farbe, Form und Bewegung getrennt und parallel verarbeitet (Abb. 16A; Farbtafel). Das bedeutet, dass wir bspw. einen springenden Leoparden in diesen unterschiedlichen Kanälen separat als gelb-schwarz gemustert, mit scharfen Konturen unterschiedlicher Orientierung und von links nach rechts bewegend wahrnehmen. Diese unterschiedlichen Eigenschaften müssen jedoch im Gehirn wieder zusammengeführt werden, um den Leoparden in seiner Gesamtheit wahrzunehmen, d. h., diese unterschiedlichen Eigenschaften müssen neuronal miteinander verbunden werden (Abb. 16B; Farbtafel). Diesen Prozess bezeichnet man in den Neurowissenschaften daher als sog. *binding* (engl. = verbinden). Es muss außerordentlich zuverlässig und schnell, in Bruchteilen von Sekunden, erfolgen, andernfalls wären wir nicht in der Lage, die Welt sogar durch Verknüpfung unterschiedlicher Sinnessysteme (kreuzmodales *binding*) als Einheit einheitlich wahrzunehmen. Dieser *binding*-Prozess muss zudem sehr flexibel und dynamisch erfolgen, denn immerhin nehmen wir ein schnell vorbeifahrendes Auto, das wir anfangs von vorne, dann von der Seite und schließlich von hinten sehen und das dabei unterschiedliche Motorengeräusche erzeugt, auch als *ein* Objekt wahr. In den 90er Jahren in Deutschland durchgeführte Experimente stellen die Grundlage für die anfangs sehr umstrittene, mittlerweile vielfach bestätigte Hypothese des zeitlichen *binding* dar. Der amerikanische Neurophysiologe Charles Gray konnte gemeinsam mit dem damaligen Direktor des Max-Planck-Institutes für Hirnforschung, Wolf Singer, während seines Forschungsaufenthaltes in Frankfurt zeigen, dass Nervenzellen mit ähnlichen funktionellen Eigenschaften zeitlich präzise miteinander verbunden sind und rhythmisch im sog. Gammafrequenzbereich von 30–80 Hertz oszillieren (Gray & Singer, 1989). Über diese Netzwerkoszillationen werden die globalen Eigenschaften eines Reizes, beim o. g. Beispiel die Konturen, die Farbe und die Bewegungsrichtung des Leopards, miteinander neuronal verknüpft und der Leopard wird als eine *Gestalt* wahrgenommen. Nach der Gestaltpsychologie werden einzelne Reize als eine *Gestalt* wahrgenommen, wenn sie sich z. B. nah beieinander befinden, sich in ihrer Struktur ähneln oder sich gleichzeitig in die gleiche Richtung bewegen. Diese einzelnen Elemente werden zu einem Gesamteindruck verknüpft und das Objekt wird als eine *Gestalt* wahrgenommen.

In einer im Jahre 1999 in der renommierten Zeitschrift *Nature* publizierten Arbeit konnte Francisco Varela, ein Neurobiologe chilenischer Herkunft, mittels EEG-Messungen zeigen, dass globale Synchronisationsprozesse im Gammafrequenzbereich tatsächlich die neuronale Grundlage der *Gestalt*wahrnehmung beim Menschen darstellen (Rodriguez et al., 1999). Dabei wurden den Versuchspersonen sog. Mooney-Gesichter gezeigt, die zwar nur aus einfachen schwarz-weißen Mustern bestehen, beim genauen Betrachten jedoch ein Gesicht erkennen lassen (Abb. 11A). Varela konnte mit seinen Kollegen am Pariser Hôpital de la Salpétrière zeigen, dass in dem Moment der bewussten Wahrnehmung des Mooney-Gesichtes, etwa 150–200 Millisekunden nach Beginn der Bildpräsentation, über große Bereiche des visuellen Cortex eine synchrone Aktivierung im Gammafrequenzbereich zu beobachten war. Ähnliche Prozesse laufen sicherlich auch bei der Wahrnehmung anderer komplexer visueller Muster ab, wie dem in Abb. 11B gezeigten Dalmatinerhund oder den in Abb. 11C dargestellten fünf Pferden. Die hier von unserem visuellen System geleistete Figur-Hintergrund-Erkennung ist äußerst anspruchsvoll und komplex und mit den heute zur Verfügung stehenden technischen Möglichkeiten der Mustererkennung nicht erreichbar.

Mittlerweile wird diskutiert, ob die neuronale Synchronisation im Gammabereich nicht nur die fundamentale Grundlage corticaler Informationsverarbeitung darstellt (Fries, 2009), sondern möglicherweise auch zentral an höheren Bewusstseinsprozessen beteiligt ist (Engel & Singer, 2001). In den Kapiteln 5.3 und 6.4 werden Gammaoszillationen hinsichtlich ihrer Bedeutung bei Meditation bzw. Schizophrenie erneut vorgestellt.

Abb. 11: **Das *binding*-Problem.** (A) In dem links dargestellten Mooney-Gesicht ist die rechte Gesichtshälfte einer jungen Frau von der Seite erkennbar (i). Das mittlere Bild (ii) ist mit dem Mooney-Gesicht in (i) identisch, jedoch um 180° gedreht (iii). Ein Gesicht ist in (ii) jedoch nicht erkennbar. Aus: Rodriguez et al., 1999. (B) Bild eines Dalmatinerhundes. (C) Erkennen Sie die 5 Pferde?

A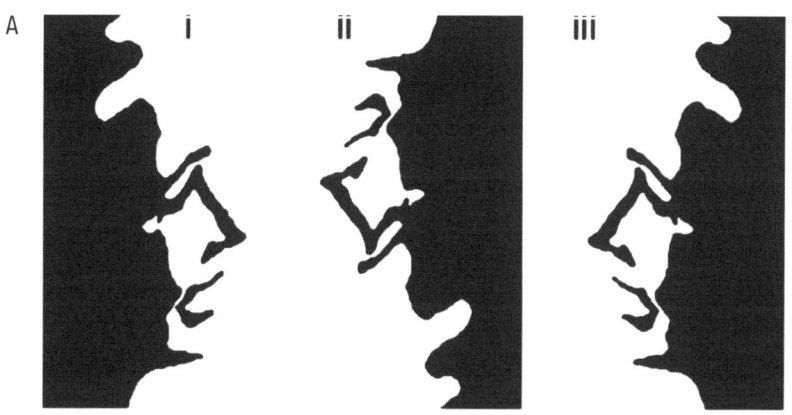

B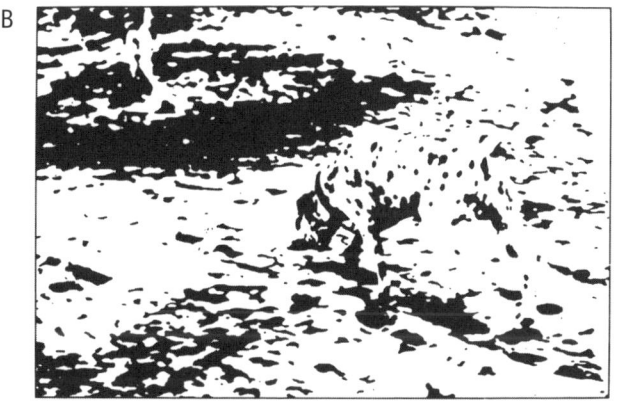

C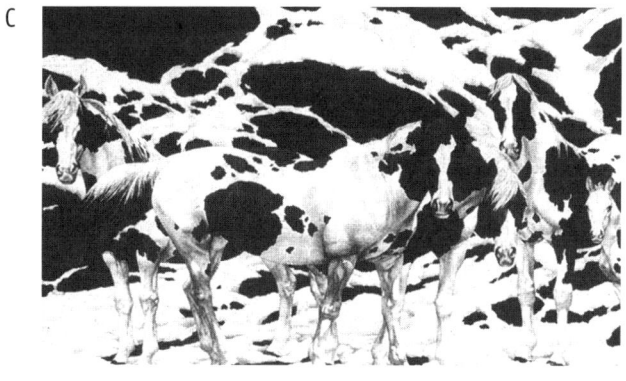

3.5 Visuelle Illusionen und der unsichtbare Gorilla

Visuelle Illusionen oder auch optische Täuschungen sind physiologische, häufig verblüffende Wahrnehmungstäuschungen des visuellen Systems. Optische Täuschungen können alle Aspekte des Sehens betreffen, wie räumliche Tiefenwahrnehmung, Bewegungs-, Farb- oder Kontrastsehen[7]. Die wissenschaftliche, in der Regel psychophysische Analyse von visuellen Illusionen erbringt wichtige Erkenntnisse in die elementaren Mechanismen, die diesen Aspekten des Sehens zugrunde liegen (Ninio, 2005). So kann man mit einem einfachen Experiment nicht nur die Existenz des sog. Blinden Flecks in der Netzhaut des Auges (Retina) nachweisen, sondern auch seine Lokalisation in der Netzhaut und seine Größe ungefähr bestimmen. Dazu fixiert man das Kreuz in Abbildung 12 mit dem rechten Auge und deckt mit der linken Hand das linke Auge ab. Nun führt man das Buch langsam in Richtung Auge und betrachtet währenddessen weiterhin das Kreuz. Bei einem Abstand von etwa 15 Zentimetern wird der Punkt plötzlich verschwinden und erst wieder sichtbar, wenn man das Buch noch näher an das geöffnete rechte Auge führt oder wieder weiter entfernt. Der Blinde Fleck in der Retina ist Austrittsort aller Nervenfasern von den Ganglienzellen, also des Sehnerven (Kapitel 3.2). An dieser Stelle sind keine Photosinneszellen vorhanden und wir sind daher in diesem Bereich physiologisch blind. Der Blinde Fleck wird normalerweise nicht als „Loch" wahrgenommen, da der visuelle Cortex diesen physiologischen Gesichtsfeldausfall (Skotom) mit der Information vom anderen Auge, dessen Blinder Fleck sich an anderer Stelle befindet, kompensieren kann.

Visuelle Illusionen werden seit Jahrhunderten in der Malerei genutzt und bedeutende Künstler wie Giuseppe Arcimboldo (ca. 1526–1593), Jos de Mey (1928–2007), Salvador Dalí (1904–1989), Maurits Cornelis Escher (1898–1972), René Magritte (1898–1967) und Oscar Reutersvärd (1915–2002) nutzten in ihren Werken die physiologischen Eigenschaften unseres visuellen Systems, um nicht mögliche visuelle Welten darzustellen. Eine wissenschaftliche Diskussion dieser Künstler liefert Al Seckel in seinem Buch „Masters of Deception: Escher, Dali & the Artists of Optical Illusion" (Seckel, 2004). Visuellen Illusionen hat sich zudem eine ganze Kunstrichtung, die sogenannte „*Op-Art*" (vom englischen *Optical Art*), angenommen. Besonders beeindruckend sind

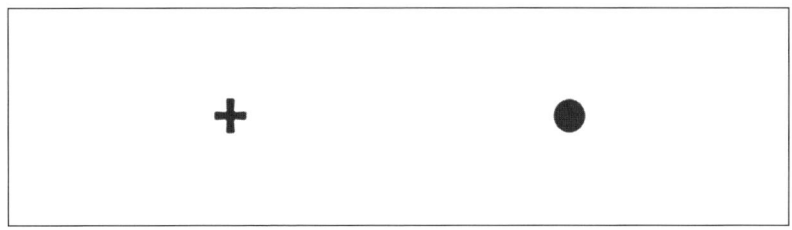

Abb. 12: **Finden Sie Ihren Blinden Fleck.** Bedecken Sie das linke Auge mit der linken Hand. Mit dem rechten Auge betrachten Sie das Kreuz auf der linken Seite und bewegen sich langsam auf das Kreuz zu oder davon weg. Bei einem bestimmten Abstand verschwindet der Punkt.

die „*Op-Art*"-Bilder des japanischen Biologen und Psychologen Akiyoshi Kitaoka, der sich nach seiner Promotion am Institut für Neurowissenschaften in Tokio intensiv mit optischen Täuschungen beschäftigte[8]. Illusionen von sich bewegenden Objekten oder Mustern in *Op-Art*-Bildern von Kitaoka sind neurowissenschaftlich am ehesten mit Mikrosakkaden unseres Auges zu erklären (Zanker & Walker, 2004). Mikrosakkaden sind rasche, kurze und unwillkürliche Bewegungen des Auges, die verhindern, dass bei einem konstanten Sehreiz stets die gleichen Photosensoren in der Netzhaut aktiviert werden. Würden wir diese Mikrosakkaden nicht ständig durchführen, würden die Photosensoren bei der Fixierung des identischen Sehreizes „ermüden". Visuelle Illusionen treten nicht nur aufgrund physiologischer Prozesse in unserem Sehsystem auf, sondern können auch durch Drogen hervorgerufen werden. Auf diese Änderungen in der Wahrnehmung der Wirklichkeit soll im Kapitel 5.4 näher eingegangen werden.

Eine überaus beeindruckende Fehlleistung in der visuellen Wahrnehmung unserer „Wirklichkeit" wurde 1999 von den beiden an der Harvard-Universität tätigen Psychologen Daniel Simons und Christopher Chabris in der Publikation „Gorillas in our midst: sustained inattentional blindness for dynamic events" beschrieben (Simons & Chabris, 1999)[9]. In dieser Arbeit zeigen die beiden Forscher anhand von Filmsequenzen, dass unser visuelles System bei fehlender Aufmerksamkeit selbst für sehr auffallende Objekte regelrecht „blind" ist. Ein Test dieser Wahrnehmungsstörung im Familien- oder Freundeskreis ist überaus lohnenswert[10]. Der in dem Film auffallend durch die Bildmitte laufende schwarze Gorilla wird nicht wahrgenommen, solange der Betrachter seine Aufmerksamkeit auf die weiß gekleidete, sich bewegende Menschengruppe richtet und sein visueller Cortex im Gamma-Takt oszilliert. Diese zeitweise synchronen funktionellen Verknüpfungen sind offensichtlich so stark, dass andere Reize die Gammaoszillationen nicht durchbrechen können und daher nicht zur bewussten Wahrnehmung kommen (Engel et al., 2005a). Diese Störung der Wirklichkeit unterscheidet sich grundsätzlich von den Prozessen im Schlaf, während dessen langsame Hirnrhythmen vorherrschen und wir Sinnesreize auch nur sehr begrenzt wahrnehmen können. Während im Schlaf das thalamische Tor zum Bewusstsein geschlossen ist, ist dieses Tor bei konzentrierter Beobachtung der Filmsequenzen weit offen, andernfalls könnten wir die Anzahl der Ballkontakte nicht mitzählen. Jedoch dominiert die corticale Gammaaktivität alle anderen eingehenden Sehreize, die für die erfolgreiche Bewältigung der gestellten Aufgabe nicht wichtig sind.

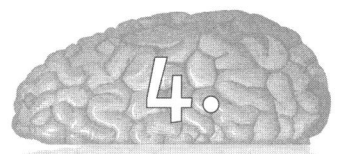

4.
Das Tor zum Bewusstsein – der Thalamus

Von dem **Thalamus** (griech. *thálamos* = Schlafgemach) war bereits in den vorangegangenen Kapiteln die Rede. Der Thalamus ist eine Ansammlung von verschiedenen Hirnkernen, die in der Mitte unseres Gehirns im sog. Zwischenhirn liegen und die eine zentrale Rolle bei der Wahrnehmung unserer Umwelt und unseres Körperinneren spielen. Der Thalamus wird gemeinhin auch als das Tor zum Bewusstsein bezeichnet und stellt eine zentrale Umschaltstation in der Weiterleitung von Sinnesreizen zum Cortex dar, wo diese erst bewusst wahrgenommen werden. Alles, was wir sehen, hören oder fühlen, muss zunächst den thalamischen Filter durchqueren, bevor es die entsprechenden corticalen Areale, den visuellen, auditorischen bzw. somatosensorischen Cortex, erreicht.

Unser ganzes Leben lang erfahren wir täglich, was geschieht, wenn das Tor zum Bewusstsein geschlossen ist und der Thalamus die von den Sinnesorganen empfangenen Reize nicht weitergibt. Im Schlaf, wenn wir träumen, nehmen wir unsere Umwelt kaum wahr und erschaffen eine neue „Wirklichkeit". Wir verbringen fast ein Drittel unseres Lebens mit Schlafen! Im Folgenden soll dargestellt werden, unter welchen Bedingungen das thalamische Tor verschlossen oder geöffnet ist und welche Mechanismen diesen beiden Zuständen Wachheit und Schlaf zugrunde liegen.

4.1 Steuerung des Wahrnehmungsprozesses

Die von den im Auge, Ohr oder der Haut liegenden Sinneszellen aufgenommene Information wird über Axone zu den sog. spezifischen Thalamuskernen weitergeleitet. Im vorangegangenen Kapitel wurde bereits der spezifische Thalamuskern des Sehsystems genannt, der laterale Kniehöcker (*Corpus geniculatum laterale*). In einem anderen spezifischen Thalamuskern, dem medialen Kniehöcker (*Corpus geniculatum mediale*), wird die akustische Information von den Innenohren verarbeitet und der sog. ventrobasale Komplex erhält die Reize von den im Körper verteilten Tast-, Temperatur- und Schmerzsinneszellen. Die Informationen von diesen unterschiedlichen Sinnessystemen werden zwar getrennt voneinander verarbeitet, aber die Zielneurone in den jeweiligen spezifischen Thalamuskernen ähneln sich in ihrer Struktur und Funktion und erfüllen die gleiche Aufgabe bei der Verarbeitung von Sinnesreizen. Sie leiten die neuronale Information von den Sinnesorganen zum Cortex weiter und werden daher auch als Schaltneurone (*relay neurons*) bezeichnet. Um diese Schaltfunktion zuverlässig erfüllen zu können, müssen sie über besondere funktionelle Eigenschaften verfügen. Die thalamischen Schaltneurone können in Abhängigkeit von ihrem Ruhemembranpotential in zwei verschiedenen funktionellen Zuständen arbeiten. Bei relativ depolarisierten Membranpotentialen im Bereich zwischen -55 und -60 mV befinden sich die Thalamuszellen im *relay*-Modus und können dauerhaft hochfrequent Aktionspotentiale generieren. So ist sichergestellt, dass die sensorische Information von den Sinnesorganen zuverlässig zum Cortex zur weiteren Verarbeitung weitergeleitet wird und keine, möglicherweise wichtige Information aus der Umwelt verlorengeht. Die Ursache dieses depolarisierten Ruhemembranpotentials der thalamischen Schaltneurone ist eine dauerhafte modulierende Aktivierung dieser Zellen aus anderen Hirnregionen, wie tiefer liegenden Hirnstammkernen, die u. a. den Transmitter Acetylcholin ausschütten (Pape & McCormick, 1995). Unter Einfluss von Acetylcholin verschiebt sich das Membranpotential der Schaltneurone in depolarisierender Richtung auf Potentiale von -55 bis -60 mV. Ein weiterer Mechanismus zur Aktivierung thalamischer Schaltneurone wurde von dem in Münster tätigen Neurophysiologen Christian Pape während seines Forschungsaufenthaltes an der Yale University in den USA beschrieben. Gemeinsam mit seinem Kollegen David McCormick konnte er zeigen, dass der Transmitter Acetylcholin an den hemmenden Interneuronen im Thalamus über andere Acetylcholin-Rezeptoren keine exzitatorische, sondern eine inhibitorische Wirkung ausübt (McCormick & Pape, 1988). Da diese Interneurone wiederum die benachbarten Schaltneurone inhibieren, wird durch diese „Hemmung der Hemmung" (sog. Disinhibition) in den Schaltneuronen die Erregung weiterhin verstärkt. Das Tor zum Bewusstsein steht nun weit offen und die von den Sinnesorganen aufgenommene Information wird zuverlässig an die corticalen Areale weitergegeben.

Was geschieht, wenn diese dauerhafte Aktivierung der thalamischen Schaltneurone durch Acetylcholin abnimmt und das Membranpotential sich zu negativeren Werten unterhalb von -60 mV verschiebt? Nun arbeiten die thalamischen Schaltneurone in einem anderen, ihrem zweiten funktionellen Zustand, der durch repetitive Salvenentladungen (sog. *bursts*) und 3-Hertz-Oszillationen des Membranpotentials charakterisiert ist. Etwa 3-mal pro Sekunde erzeugen die Schaltneurone nun auf der Spitze jeder Membranoszillation einen *burst* und dieses endogen erzeugte Aktivitätsmuster wird synchron an den Cortex weitergeleitet. Die Schaltneurone im Thalamus zählen zu den ganz wenigen Nervenzellen in unserem Gehirn, die durch das Vorhandensein von spezifischen spannungsabhängigen Kanälen in ihrer Membran in der Lage sind, derartige *bursts* zu generieren. Ein zentraler Kanal dabei ist der sog. h-Strom, der erstaunlicherweise durch eine Hyperpolarisation der Membran aktiviert wird und im Wechselspiel mit anderen spannungsabhängigen Kanälen eine 3-Hertz-Schrittmacherfunktion erfüllt[1]. Aus diesem Grund beträgt die endogene Rhythmik des Thalamus 3 Hertz. Wenn sich der Thalamus in diesem oszillierenden 3-Hertz-Rhythmus befindet, ist er nicht mehr in der Lage, die sensorischen Informationen von den Sinnesorganen an die corticalen Areale weiterzugeben. Das Tor zum Bewusstsein ist dann geschlossen!

4.2 Wenn das Tor geschlossen ist

Täglich ist bei einem Erwachsenen für sechs bis acht Stunden das Tor zum Bewusstsein geschlossen. Das ist die durchschnittliche Dauer des physiologischen Schlafs bei einem Erwachsenen. Während der Nacht durchlaufen wir mehrere Schlafzyklen und ein einzelner Schlafzyklus kann aus bis zu vier Schlafstadien bestehen, die mit bestimmten Aktivitätsmustern im EEG korrelieren. Stadium 1 ist das Einschlafstadium, aus dem wir noch leicht wieder erwachen können. Über Stadium 2 (leichter Schlaf) und Stadium 3 (mittlerer Schlaf) gehen wir schließlich im Stadium 4 in den Tiefschlaf über, der im EEG durch sehr langsame Wellen (sog. *slow-wave sleep*) gekennzeichnet ist. In den Tiefschlafphasen hat der Thalamus das Ruder übernommen und entsprechend weist das EEG der corticalen Aktivität einen langsamen Rhythmus von etwa 3 Hertz auf. Nur sehr starke Reize aus der Umwelt oder dem Körperinneren, ein lauter Knall oder ein intensiver Schmerzreiz, können das thalamische Tor öffnen, im Cortex zum Bewusstsein kommen und ggf. den Tiefschlaf beenden. Neuronale Aktivitäten von schwächeren Reizen gehen im Thalamus verloren und sind nicht in der Lage, die endogene Rhythmik, das geschlossene Tor, zu durchbrechen.

Während des Schlafs verbleibt das Gehirn jedoch nicht im Tiefschlafstadium. Etwa 1 bis 2 Stunden nach dem Einschlafen verändert sich das EEG und die langsamen Wellen des Schlafstadiums 4 verschwinden wieder. Nun treten auffallend schnelle Augenbewegungen bei geschlossenen Augenlidern auf, das ist die Schlafphase des *rapid eye movement* (REM-Schlafs). Die anderen Schlafphasen, Schlafstadium 1 bis 4, werden entsprechend zusammengefasst auch als nicht-(N)REM-Schlaf bezeichnet. Der NREM-Schlaf und der REM-Schlaf bilden gemeinsam einen Schlafzyklus und während der Nacht weist der physiologische Schlaf eines Erwachsenen drei bis fünf derartiger Zyklen auf. Während der Nacht nehmen der Anteil der Tiefschlafphasen ab und die Dauer der REM-Phasen zu. Ein Erwachsener verbringt jede Nacht ein bis zwei Stunden im REM-Schlaf, Neugeborene sogar 8 Stunden ihres etwa 16-stündigen täglichen Schlafs. EEG-Ableitungen an frühgeborenen Kindern, sog. Frühchen[2], haben gezeigt, dass das Gehirn bereits in diesem noch sehr unreifen Entwicklungsstatus überraschend komplexe Aktivitätsmuster aufweist, die zum Teil dem *slow-wave sleep* ähneln (Khazipov

& Luhmann, 2006). Wir können davon ausgehen, dass das Gehirn des Fötus bereits drei Monate vor der Geburt nicht nur spontane Aktivitätsmuster erzeugt, sondern auch in der Lage ist, äußere Reize wahrzunehmen, zu verarbeiten und ggf. mit einer motorischen Antwort, einer Bewegung, auf diese Reize zu reagieren (Vanhatalo & Kaila, 2006).

Erweckt man erwachsene Personen aus dem REM-Schlaf, so berichten diese über Träume. Diese Phase wird daher auch Traumschlaf genannt. Diese Bezeichnung ist ein wenig irreführend, da wir mittlerweile wissen, dass wir auch im NREM-Schlaf träumen. Addiert man die durchschnittliche Gesamtdauer des REM-Schlafs, so hat ein 75-jähriger Mensch über 40000 Stunden seines bisherigen Lebens geträumt. Wir verbringen also etwa 5 Jahre unseres Lebens im Traum. Während wir einen verkürzten NREM-Schlaf über einige Tage noch problemlos überstehen können, wirken sich Defizite beim REM-Schlaf sehr viel schneller negativ aus und erzeugen Stress. Versuchspersonen, die immer dann geweckt wurden, wenn sie in den REM-Schlaf verfielen, weisen u. a. Gedächtnisprobleme, Lern- und Konzentrationsdefizite am nachfolgenden Tag auf (Siegel, 2005; Hobson, 2009). Zudem holen sie den REM-Schlaf in der darauffolgenden Nacht weitgehend wieder nach.

Träume sind neurowissenschaftlich betrachtet der tägliche Beweis für andere „Wirklichkeiten", die unser Gehirn selbst infolge endogener neuronaler Aktivitätsmuster erschafft. Jeder hat vermutlich schon einmal erlebt, dass man während der Nacht aufwacht und nicht weiß, was Traum und was Wirklichkeit ist[3]. Träume sind für uns der tägliche Beweis, dass das Gehirn andere „Wirklichkeiten" erzeugen kann, wenn es von seiner Außenwelt isoliert ist. Wir erinnern uns häufig nur nicht an diese in der Nacht erträumten Wirklichkeiten. Für das Gehirn sind die tagsüber erfahrenen Wirklichkeiten genauso wie die nachts erträumten Wirklichkeiten letztendlich nichts anderes als neuronale Aktivitätsmuster, die sich in einem mit Gedächtnisinhalten, Emotionen und Sinneserfahrungen gefüllten Netzwerk abspielen. Von Läsionsstudien wissen wir, aus welchen Hirnregionen dieses Netzwerk besteht. Sind medio-okzipital-temporale Bereiche um das Brodmann-Areal 40 herum geschädigt, so ist die Fähigkeit zu träumen beeinträchtigt oder geht sogar komplett verloren (Solms, 2000). Dies sind interessanterweise auch die Hirnregionen, die für visuelle Imagination von Bedeutung sind, also die Fähigkeit, sich Bilder, bekannte Gesichter oder Farben vorzustellen.

Weiterhin haben PET-, EEG- und MEG-Studien gezeigt, dass der mediale Präfrontalcortex ebenfalls während des Träumens sehr aktiv ist. Das neuronale Netzwerk des Träumens ist vermutlich ein Teil des *default mode* Netzwerks, wie es in Ruhe ohne sensorische Aktivität von den Sinnesorganen vorliegt (Domhoff, 2011). Der Funktionszustand dieses Netzwerks im wachen Ruhezustand unterscheidet sich jedoch von dem während des nächtlichen Träumens, da im Schlaf eine Reihe von Neuromodulatoren, wie bspw. Serotonin und Acetylcholin, nicht ausreichend vorhanden sind, um das Netzwerk in einen wachen Funktionszustand zu überführen. Der in New York tätige Neurophysiologe Rodolfo Llinás vergleicht den Traummodus daher mit einem Zustand der Hyperfokussierung auf die endogene neuronale Aktivität (Llinás et al., 1998).

Während die zellulären Mechanismen der unterschiedlichen Schlafrhythmen recht gut verstanden sind (Saper et al., 2010), ist die Frage, warum der Mensch überhaupt träumt, keineswegs geklärt und es ist umstritten, ob man diese Frage wird beantworten können. Nach dem österreichischen Neurologen und Psychologen Sigmund Freud (1856–1939) beinhalten Träume unbewusste und häufig verdrängte Erlebnisse und Wünsche, die überwiegend sexuellen Inhalts sind. In seinem 1900 veröffentlichten Buch „Die Traumdeutung" misst Freud der Analyse von Trauminhalten eine zentrale Rolle in der Tiefenpsychologie bei. Danach liefert die Entschlüsselung der Träume wichtige Erkenntnisse für die Diagnostik und Therapie von psychischen Störungen. Der Schweizer Psychiater Carl Gustav Jung (1875–1961), anfangs ein Schüler, später ein großer Kritiker von Freud, sah in den Träumen „unparteiische, der Willkür des Bewusstseins entzogene, spontane Produkte der unbewussten Seele". Nach Jung dienen Träume der Aufarbeitung von Erlebtem und der Wiederherstellung des psychischen Gleichgewichts.

Die neurowissenschaftlichen Hypothesen zur Funktion von Träumen unterscheiden sich von den tiefenpsychologischen Deutungen von Freud und Jung. Der Nobelpreisträger Francis Crick[4] und sein in Cambridge tätiger Kollege Graeme Mitchison sehen im Traumschlaf vorwiegend eine Löschfunktion von nicht notwendigen neuronalen Aktivitätsmustern im cerebralen Cortex (Crick & Mitchison, 1983), ähnlich dem Löschen von unwichtigen Daten auf einer Festplatte. Danach dient der Traum primär dem Vergessen und nicht der Konsolidierung von Gedächtnisinhalten. Daher sollte man nach Crick und Mitchison auch vermeiden, sich an Träume zu erinnern, denn dadurch würde der erwünschte „Löschvorgang" verhindert werden. Hingegen betrachtet der an der Harvard-Universität tätige Psychiater und Schlafforscher Allan Hobson den Traumschlaf als eine Parallelwelt zur Wirklichkeit (*protoconscious state*), in der die Realität verarbeitet wird (Hobson, 2009). Mit dieser Theorie stehen die Neurowissenschaften den Vorstellungen von Freud und Jung konträr entgegen. Nach Hobson ist der Traum ein Bewusstseinszustand, der dem Wachzustand des Menschen gleicht und der Verarbeitung von im Wachzustand erlebten Ereignissen dient. Traumschlaf und Wachzustand sind danach sich ergänzende und in Wechselwirkung stehende „Wirklichkeiten". Der REM-Traumschlaf erzeugt dabei ein virtuelles Modell der Realität, um das Wachbewusstsein (*waking consciousness*) zu entwickeln und aufrechtzuerhalten (Hobson, 2009). Diese Hypothese ist in Anbetracht der aktuellen experimentellen Befunde zum neuronalen *replay* von real Erlebtem während des Schlafs (s. Kapitel 4.3) plausibel und stellt in den Neurowissenschaften zurzeit eine attraktive Arbeitshypothese dar.

Neben dem nächtlichen Träumen während des Schlafs ist uns ein anderes Phänomen des Träumens bestens bekannt, die **Tagträumerei** oder das spontane „Wandern" unserer Gedanken, während wir wach sind. Wir alle kennen die Situation, dass wir ein Buch lesen, einem Vortrag lauschen oder einen Film sehen und irgendwann spontan beginnen, über ganz andere Dinge nachzudenken. Auch wenn wir allein und ungestört sind, neigen wir dazu in Tagträumerei zu verfallen und über persönlich wichtige Ereignisse der Vergangenheit, Gegenwart oder der Zukunft nachzudenken. Dies geschieht besonders dann, wenn wir unkonzentriert sind. Im Gegensatz zum Träumen während des Schlafs können wir jedoch bei der Tagträumerei unsere Gedanken kontrolliert wieder in eine andere Richtung lenken und uns erneut auf das aktuelle Geschehen konzentrieren. Wie beim nächtlichen Träumen, so sind die für die Tagträume notwendigen neuronalen Netzwerke möglicherweise ebenfalls Teile des in Ruhe nachweisbaren *default-mode*-Netzwerks oder sie sind mit diesen sogar identisch (Domhoff, 2011). Man vermutet, dass dieses Netzwerk im Wachzustand dann aktiviert wird, wenn das Gehirn anderweitig nicht ausreichend beschäftigt ist. Tagträumerei ist also genau wie der Nachtschlaf ein aktiver neuronaler Funktionszustand, jedoch ist bei beiden Prozessen der sensorische Eingang aus den Sinnesorganen mehr oder weniger ausgeschaltet. Wird das thalamische Tor jedoch geöffnet, wie etwa durch einen starken Sinnesreiz, ist auch der schönste Tagtraum beendet.

Das zuvor dargestellte physiologische Schlafprofil kann pharmakologisch zeitweilig oder langfristig gestört sein. Drogenkonsum, wie bspw. übermäßiger Alkoholgenuss, verändern den Schlaf und das Schlafmuster. Vor allem Substanzen, die auf den GABA-Rezeptor wirken, beeinflussen das Schlafprofil, werden aber andererseits auch bei Schlafstörungen eingesetzt (Szabadi, 2006). Nach einem vermehrten Alkoholgenuss am Vorabend verfällt man zwar anfangs schneller in den Tiefschlaf, aber der REM-Schlaf tritt erst verzögert auf und zum Morgen hin verbringt man mehr Zeit im Schlafstadium 1 oder man liegt sogar wach im Bett[5].

Eine andere, besonders bemerkenswerte Form einer Wirklichkeitsveränderung stellt das **Schlafwandeln** dar, auch Somnambulie genannt (lat. somnus, der Schlaf und ambulare, wandern). Etwa 2 bis 3 % der Erwachsenen und 10 bis 30 % der Kinder verlassen ihre Schlafstätte ohne aufzuwachen und gehen schlafend umher. Meistens weisen die Betroffenen dieses Phänomen nur einmal oder wenige Male während ihres Lebens auf. Somnambulie tritt familiär gehäuft auf und ist daher überwiegend genetisch bedingt. Das Erscheinungsbild des Schlafwandelns ist außerordentlich komplex. Während im normalen Schlaf Bewegungen stark eingeschränkt sind, können beim Schlafwandeln sehr komplexe motorische Handlungen, wie z. B. Autofahren, auftreten. Im Alter von 23 Jahren tötete der kanadische Student Kenneth Parks während des Schlafwandelns seine Schwiegermutter. Zuvor fuhr er schlafwandelnd mit dem Auto von seiner Wohnung 23 Kilometer zum Haus seiner Schwiegereltern, verletzte dort mit einem Küchenmesser seinen Schwiegervater und erstach anschließend seine flüchtende Schwiegermutter. Nach dieser Tat erwachte er und berichtete der Polizei verwirrt von den Vorkommnissen. Nach Analyse seines Schlafmusters in einem Schlaflabor wurde in einem gerichtsmedizinischen Gutachten bestätigt, dass Parks während der Tat unzurechnungsfähig war, und er wurde daraufhin freigesprochen. Zu Lebzeiten bezeichnete die Schwiegermutter ihren Schwiegersohn als „her gentle giant" („ihren sanften Riesen") (Broughton et al., 1994).

Die Augen sind während des Schlafwandeln zwar weit geöffnet, die visuelle Orientierung ist aber eingeschränkt und Hindernisse werden häufig nicht wahrgenommen. Schlafwandler machen den Eindruck, als ob sie sich in einer Welt zwischen Wachheit und Schlaf befinden würden. Sie sind ansprechbar und können kommunizieren, jedoch nur undeutlich. Schlafwandler kehren meistens selbstständig wieder in ihr Bett zurück und können sich nach dem Aufwachen oder dem Gewecktwerden in der Regel an die Vorkommnisse während des Schlafwandelns nicht erinnern. Mittels EEG und Positronen-Emissions-Tomographie (PET, s. Box Bildgebende Verfahren – Einblicke ins Gehirn, S. 66) wurde an einem Probanden festgestellt, dass während des Schlafwandelns die thalamocorticalen Verbindungen deaktiviert sind und der Cortex sich im NREM-Schlaf befindet (Bassetti et al., 2000). Das thalamische Tor zum Bewusstsein ist beim Schlafwandeln also bestenfalls nur einen Spalt geöffnet.

Der REM-Schlaf ist die Schlafphase, in der vermehrt Albträume auftreten. Betroffene berichten, dass sie von bedrohlichen Personen, Tieren oder Fantasiewesen verfolgt und verletzt oder gar getötet werden. Nahezu alle Kinder zeigen diese Angstträume, hingegen leiden nur etwa 5 % der Erwachsenen unter Albträumen. Immer wiederkehrende Albträume können für den Betroffenen und ggf. auch für seine Umwelt äußerst belastend sein, da man aus dem Albtraum erschreckt aufwacht. Das Schlafmuster ist damit gestört und die Erholung durch den Schlaf verringert. Wiederholt auftretende Albträume werden nach der *imagery rehearsal therapy* (IRT) behandelt mit dem Ziel, das „Albtraumdrehbuch" positiv zu verändern. Dazu übt man tagsüber durch Aufschreiben und tägliches Wiederholen einen anderen, positiven Traumverlauf ein (Lancee et al., 2011). Die neuronalen Ursachen von Albträumen sind noch nicht verstanden. Man könnte sich vorstellen, dass sich während der Albträume die gleichen neuronalen Aktivitätsmuster wiederholen und dass die aktivierten Netzwerke so Bestandteil eines wiederkehrenden Schlafmusters werden können.

Eine genetische Schlafstörung stellt die **Narkolepsie** dar, die durch plötzlich auftretende, nicht kontrollierbare Einschlafattacken charakterisiert ist. Diese Einschlafattacken werden durch starke Emotionen wie bspw. große Freude oder auch plötzliches Erschrecken ausgelöst und gehen häufig mit einem plötzlichen Verlust der Muskelspannung einher. Die betroffenen Personen sacken dann zusammen und liegen in der Regel einige Sekunden bewegungslos und schlafend am Boden. In Deutschland leiden etwa 40 000 Menschen an dieser neurologischen Erkrankung, die meistens medikamentös behandelt wird. Die genetische Ursache von Narkolepsie wurde erstmals 1999 an Hunden (Lin et al., 1999) und Mäusen (Chemelli et al., 1999) beschrieben und ist auf eine Mutation des Orexin-Rezeptor-kodierenden Gens zurückzuführen. Orexin ist ein Neurotransmitter, der von nur 10 000 bis 20 000 Neuronen im sog. Hypothalamus hergestellt wird und über weitreichende und diffus projizierende Axone viele Hirnregionen erreicht und dort über Orexin-Rezeptoren Wachheit, Schlaf, Nahrungsaufnahme und Emotionen reguliert (Sakurai, 2007). Die Ursachen von Narkolepsie scheinen beim Menschen komplexer zu sein, da derartige Mutationen des Orexin-Rezeptor-kodierenden Gens nur bei wenigen Narkolepsiepatienten nachgewiesen werden konnten und ein Orexindefizit häufig erst nach der Kindheit entsteht. Ein Verlust an Orexinneuronen ist aber sicherlich auch beim Menschen an dieser Krankheit beteiligt (Sakurai, 2007).

Ein weiteres eindrucksvolles Beispiel für eine pathophysiologische Störung des Bewusstseins und einem damit einhergehenden Defizit in der Wahrnehmung stellen die **Epilepsien** (griech. *epílēpsis* = der Anfall) dar. Im Deutschen wird diese Krankheit unpassend auch als Fallsucht bezeichnet, obwohl bei vielen Epilepsien ein „Fall" nicht auftritt. Epilepsie stellt die häufigste chronische Krankheit des Gehirns dar. Nur wenigen ist bekannt, dass etwa 10 % aller Menschen eine erhöhte Epilepsieneigung aufweisen. Etwa 4 bis 5 % aller Menschen zeigen im Laufe ihres Lebens einmal oder wenige Male einen epileptischen Anfall. Eine Epilepsie manifestiert sich jedoch nur bei etwa 1 % der Bevölkerung, wobei Kinder und alte Menschen häufiger betroffen sind. In der Vergangenheit wurde eine Erkrankung an Epilepsie in den verschiedenen Kulturkreisen und über die Jahrhunderte hinweg sehr unterschiedlich aufgenommen und gedeutet. In der antiken griechischen Kultur galt die Epilepsie als „heilige Krankheit". Man kann davon ausgehen, dass in vielen Naturreligionen Schamanen zum Teil ebenfalls unter Epilepsie litten und in ihrer Gemeinschaft als Heiler oder Propheten geachtet wurden. Hingegen galten Epileptiker im Mittelalter als „vom Teufel Besessene".

Epilepsie ist keine einzelne Krankheit, sondern eine Gruppe unterschiedlicher neuronaler Störungen, die zu einer erhöhten Anfallsneigung führen. Die *Internationale Liga gegen Epilepsie* gibt für Epilepsie die folgende Definition: „Epilepsie ist eine Störung des Gehirns, die durch eine dauerhafte Neigung zur Entwicklung epileptischer Anfälle sowie durch die neurobiologischen, kognitiven, psychologischen und sozialen Konsequenzen dieses Zustands gekennzeichnet ist" (Fisher et al., 2005). Epilepsien sind häufig, aber nicht immer, durch einen plötzlich auftretenden Bewusstseinsverlust charakterisiert, der einige Sekunden bis wenige Minuten andauern kann und im EEG mit hochsynchronen Aktivitätsmustern einhergeht. Bei einigen Epilepsieformen tritt kurz vor Beginn des epileptischen Anfalls eine sog. *Aura* auf. Die Patienten merken, dass in Kürze bei ihnen ein epileptischer Anfall eintreten wird, und können sich entsprechend darauf vorbereiten. In Abhängigkeit von der Lokalisation des epileptischen Fokus können während eines epileptischen Anfalls optische oder akustische Halluzinationen auftreten. Der betroffene Patient „sieht" dann bspw. einen Menschen oder „hört" Musik, die nicht vorhanden sind (Elliott et al., 2009). Für den Patienten sind diese Wahrnehmungen überaus real und häufig gestikulieren sie oder führen Gespräche mit einem imaginären Gesprächspartner. Nach dem Ende des epileptischen Anfalls können sich die Patienten an diese andere „Wirklichkeit" nicht erinnern.

Besonders beeindruckend sind die Wahrnehmungsstörungen während einer sog. *Absence-Epilepsie*. Absence-Epilepsien sind typische Epilepsien des Kindes- und Jugendalters, die durch einen auffallenden 3-Hertz-Rhythmus im EEG und einen Abwesenheitszustand (franz. *absence* = Abwesenheit) charakterisiert sind. Eine Absence-Epilepsie dauert üblicherweise 5 bis 20 Sekunden und ist während dieser Zeit mit einem Bewusstseinsverlust verbunden. Die Ursachen der Absence-Epilepsie sind relativ gut erforscht und diese Krankheit ist in der Regel gut therapierbar. Man geht davon aus, dass während einer Absence-Epilepsie ähnliche neuronale Prozesse ablaufen wie im Tiefschlaf, der im EEG ebenfalls durch einen Rhythmus in der Größenordnung von 3 Hertz gekennzeichnet ist. Diese Hypothese wird auch von dem an der Stanford University tätigen Neurophysiologen John Huguenard vertreten, der in seiner Publikation *Neurons that fire together also conspire together: is normal sleep circuitry hijacked to generate epilepsy?* experimentelle Befunde vorstellt, dass die Absence-Epilepsie auf eine Dysfunktion in der Kontrolle der neuronalen Netzwerke zurückzuführen ist, die den Schlaf regulieren (Beenhakker & Huguenard, 2009). Tatsächlich ähnelt der physiologische Schlaf im Frequenzbereich von 3 Hertz in vielerlei Hinsicht der pathophysiologischen Absence-Epilepsie (Avoli, 2012). Bei beiden übernimmt der Thalamus die Regie und das Tor zum Bewusstsein ist geschlossen. Im Falle der Absence-Epilepsie scheint die neuronale Hypersynchronisation der thalamocorticalen Erregung auf eine genetische Störung in den Eigenschaften eines spannungsabhängigen transienten (t-Typ) Calciumkanals zurückzugehen. Substanzen, die diesen Kanal hemmen, unterdrücken nicht nur die *burst*-Entladungen der thalamischen Schaltneurone, sondern auch die Häufigkeit der Absence-Epilepsien. Dieses Beispiel zeigt, dass der sekundenschnelle Wechsel von Bewusstsein hin zu einer anderen Wirklichkeit letztendlich auf einen definierten Mechanismus in ganz bestimmten Neuronen zurückgeführt werden kann. Wir werden im nächsten Kapitel sehen, dass andere Wirklichkeiten auch durch andere pharmakologische Wirkungen erschaffen werden können.

4.3 Schlaf – eine andere Wirklichkeit oder *replay*

Eine wichtige Funktion des Schlafs liegt vermutlich in der neuronalen Verarbeitung von zuvor aufgenommenen Informationen. Danach speichern wir zunächst nur kurzzeitig die während der Wachphase aufgenommenen Informationen parallel in unterschiedlichen Regionen des Temporallappens, wie dem Cortex und dem Hippocampus. Der **Hippocampus** spielt dabei eine zentrale Rolle, da er mit sehr vielen anderen Hirnregionen, insbes. den corticalen Arealen, verbunden ist und daher als eine *hub*-Station bei der Gedächtnisbildung arbeiten kann (Battaglia et al., 2011). Die kurzzeitige Speicherung von Ereignissen und Erfahrungen erfolgt u. a. in den synaptischen Verbindungen dieser Hirnstrukturen (STP und LTP). Für die langfristige Speicherung von Gedächtnisinhalten ist der Schlaf von elementarer Bedeutung!

In den letzten 20 Jahren durchgeführte Experimente haben gezeigt, dass während des *slow-wave sleeps* im Hippocampus Sequenzen von neuronalen Aktivitätsmustern von kurzer Dauer (weniger als 1 Sekunde) spontan auftreten, die denen im vorangegangenen Wachzustand, bspw. beim Erlernen einer räumlichen Navigationsaufgabe in einem Labyrinth, erstaunlich ähneln (Battaglia et al., 2011). Diese Wiederholung neuronaler Aktivitätsmuster wurde daher auch *replay* genannt. Erstaunlicherweise ist die Geschwindigkeit dieses *replay* im Hippocampus aber etwa 20-mal schneller als die Aktivität im Wachzustand beim Erlernen der Aufgabe. Der Hippocampus spielt offensichtlich während der Tiefschlafphasen die gleichen neuronalen Aktivitätsmuster erneut ab wie im Wachzustand, jedoch nicht in der gleichen Geschwindigkeit, sondern im Schnellmodus (Lee & Wilson, 2002).

Ein ähnliches schnelles *replay* findet im Tiefschlaf gleichzeitig auch in anderen Hirnregionen statt, wie dem präfrontalen Cortex und in sensorischen Cortexarealen, wie bspw. dem visuellen Cortex. Unterschiedliche Hirnregionen speichern also über einige Stunden die im Wachzustand aufgenommenen neuronalen Aktivitätsmuster und spielen sie während des Tiefschlafs synchron im Schnellmodus erneut und wiederholt ab. Der Schnellmodus erleichtert plastische Veränderungen an den Synapsen (LTP) und fördert die Gedächtnisbildung, da nach der Hebb'schen Regel („cells that fire together, wire together") die Wahrscheinlichkeit synchroner Aktivität in den prä- und postsynaptischen Neuronen unter diesen Bedingungen im Tiefschlaf deutlich erhöht ist. Gleichzeitig gewinnen die Gedächtnisinhalte so einen assoziativen Charakter, da unterschiedliche Hirnregionen an der Gedächtnisbildung beteiligt sein können.

Die bisher dargestellten Forschungsergebnisse zum *replay* im Tiefschlaf wurden fast ausschließlich an frei beweglichen Ratten gewonnen, die räumliche Navigationsaufgaben in einem unbekannten Labyrinth erlernen mussten. Während dieser Aufgabe und im darauffolgenden Schlaf wurden intracranielle Ableitungen mit Mikroelektroden in den entsprechenden Hirnregionen durchgeführt. Es stellt sich jedoch die Frage, ob ähnliche Prozesse auch beim Menschen nachweisbar sind. Aus verständlichen Gründen können vergleichbare Messungen nicht an Probanden durchgeführt werden, aber eine Reihe nicht-invasiver Methoden erlaubt auch beim Menschen eine Bearbeitung dieser Frage. Der Tübinger Schlafforscher Jan Born konnte durch eine Reihe beeindruckender Experimente zeigen, dass im menschlichen Gehirn beim Lernen im Tiefschlaf ganz ähnliche Prozesse ablaufen, wie sie zuvor bei den Ratten beschrieben wurden. Born und Mitarbeiter induzierten bei schlafenden Probanden mittels direkter Gleichstromstimulation im frontalen Cortex langsam oszillierende Hirnwellen, die dem *slow-wave-sleep*-Muster ähnelten. Die Versuchspersonen mussten vor dem Schlaf Wortpaare erlernen und sich am nächsten Tag daran erinnern. Probanden, die zu Beginn des

Schlafes, also während der NREM-Tiefschlafphasen Stadium 3 und 4, derartig stimuliert wurden, zeigten bei den Wortpaarerinnerungen deutlich bessere Resultate als die Personen, die in späteren Schlafphasen des Stadium 2 oder gar im Wachzustand identisch stimuliert wurden (Marshall et al., 2006; Mölle & Born, 2011).

Der Hippocampus spielt bei diesen Konsolidierungsprozessen von Gedächtnisinhalten während des Schlafes auch beim Menschen eine zentrale Rolle (Marshall & Born, 2007). Die Untersuchungen an Probanden bestätigen die zuvor an Ratten erhobenen Daten und zeigen, dass auch der Mensch während der Tiefschlafphasen, wenn langsame Hirnrhythmen dominieren, besonders gut lernen kann. Eine neueste Studie hat sogar gezeigt, dass wir im Tiefschlaf nicht nur Erlerntes vom Vortag in das Gedächtnis überführen, sondern während des Schlafs vollkommen neue, zuvor nicht erlebte Informationen erlernen können (Arzi et al., 2012).

Diese spannenden Ergebnisse aus der Grundlagenforschung werfen ein ganz neues Licht auf die Bedeutung des Schlafs. Wir benötigen den Schlaf und die damit verbundene Abkopplung von der Wirklichkeit zur Konsolidierung von Gedächtnisinhalten. Der neuronale Trick des schnellen *replay* ist dabei nicht nur ein gutes Zeitmanagement des Gehirns, denn wir verbringen pro Nacht nur ein bis zwei Stunden im *slow-wave*-Tiefschlaf, sondern fördert aufgrund der zeitlichen Synchronizität der neuronalen Aktiviätsmuster in unterschiedlichen Hirnregionen auch synaptische Plastizität und Lernprozesse (Hebb'sche Regel).

4.4 Hinter dem Tor – der neue Cortex

In den vorangegangenen Kapiteln wurde wiederholt vom **cerebralen Cortex** (lat. *cortex* = Rinde), der Großhirnrinde, gesprochen, aber bisher wurden der Aufbau und die Funktion dieser für Wahrnehmungsprozesse elementar wichtigen Hirnregion noch nicht näher beschrieben. Der cerebrale Cortex ist evolutionär die jüngste Struktur des Gehirns und wird daher auch als Neocortex (griech. *neo* = neu) bezeichnet. Hingegen sind der sog. Paläocortex und der Archicortex entwicklungsgeschichtlich ältere Teile der Hirnrinde, die vor allem wichtige Funktionen beim Riechen bzw. in der Verarbeitung emotionaler Informationen übernehmen. Der Neokortex wird aufgrund der Lage größerer Sulci in vier Anteile untergliedert, die man als Frontal-, Parietal-, Temporal- und Okzipitallappen (*Lobi*) bezeichnet. Bei Primaten hat der cerebrale Cortex während der Evolution ein so großes Volumen erreicht (er macht 85 % unseres Hirnvolumens aus), dass er in die knöcherne Schädelkapsel regelrecht hineingepresst wurde (Rakic, 2009). Dabei sind die für die Großhirnrinde typischen Furchen (*Sulci*) und Windungen (*Gyri*) entstanden, die beim Menschen besonders stark ausgeprägt sind (Abb. 1A). In den vergangenen 3 Millionen Jahren wären während der Entwicklung von *Homo sapiens* vielleicht deutlich größere Köpfe entstanden, wenn nicht der Geburtskanal der Mutter der Kopfgröße des Neugeborenen Grenzen auferlegt hätte. Ein weiteres Kopfwachstum beim Menschen ist nur möglich, wenn der Geburtskanal im Umfang zunehmen würde, das würde der Frau jedoch dauerhafte mechanische Probleme beim Gehen bereiten, oder die Kinder müssten noch früher und noch unreifer zur Welt kommen, weil sie dann noch relativ kleine Köpfe aufweisen.

Eine Vielzahl von experimentellen und klinischen Befunden belegen, dass der cerebrale Cortex für die bewusste Wahrnehmung von Sinnesreizen und für höhere kognitive Funktionen, wie Bewusstsein, eine zentrale Rolle spielt, auch wenn überraschende klinische Befunde zu diesem Thema vorliegen (s. S. 51). Die sensorischen Informationen gelangen von den Sinneszellen über die Schaltneurone der spezifischen Thalamuskerne direkt in den cerebralen Cortex. Der Aufbau des cerebralen Cortex ist uns bereits seit den frühen histologischen Studien von Golgi, Cajal, Brodmann und anderen Pionieren der Neuroanatomie gut bekannt. Bereits vor einem Jahrhundert teilte Brodmann den cerebralen Cortex des Menschen anhand seiner Zytoarchitektur in 52 unterschiedliche Areale ein und benannte jedes Areal mit einer Ziffer zwischen 1 und 52 (Abb. 1a). Diese für die damalige Zeit wissenschaftliche Meisterleistung hat bis heute noch ihre Gültigkeit, auch wenn die Entwicklung von molekularbiologischen Techniken die Einteilung der corticalen Areale verfeinert hat. Die bildgebenden Verfahren (s. S. 66) erlauben mittlerweile sogar eine „personalisierte" Kartierung der menschlichen Großhirnrinde, da sich unsere Gehirne in ihrer Struktur und Funktion interindividuell ein wenig unterscheiden. Mit Ausnahme des motorischen Cortex sind alle neocorticalen Areale aus sechs horizontalen, parallel zur Hirnoberfläche verlaufenden Schichten aufgebaut. Diese sechs Schichten unterscheiden sich hinsichtlich der Dichte, Größe, Form, Funktion und synaptischen Verschaltung ihrer Nervenzellen. Neben dieser horizontalen Gliederung in sechs Schichten weisen viele Cortexareale eine auffallend vertikale Architektur in Säulen, sog. corticalen Columnen, auf (Mountcastle, 1997). Innerhalb einer corticalen Säule von wenigen hundert Mikrometern Durchmesser reagieren die Neurone in allen Schichten auf die Erregung eines Sinnesrezeptortyps. Die in Säulen angeordneten Nervenzellen bilden somit ein elementares strukturelles und funktionelles Modul und stellen ein grundlegendes Prinzip der Informationsverarbeitung im Neocortex dar.

Der Cortex dient nicht nur der Verarbeitung und bewussten Wahrnehmung sensorischer Informationen aus der Umwelt und dem Körperinneren, sondern über die motorischen Cortexareale ist er auch entscheidend an der Planung und Durchführung von Bewegungen beteiligt. Im Vergleich zu den sensorischen Cortexarealen wird im motorischen System die Information in umgekehrter Reihenfolge verarbeitet und weitergeleitet. Die Planung der motorischen Handlung beginnt im multimodalen präfrontalen Assoziationscortex und von dort wird der Handlungsentwurf über den prämotorischen Cortex (Abruf und Koordination eines motorischen Bewegungsprogramms) schließlich an den primären motorischen Cortex (Ausführung des motorischen Programms) weitergeleitet. Über die Pyramidenbahn (*Tractus corticospinalis*) wird die neuronale Aktivität aus dem primären motorischen Cortex über stark myelinisierte und daher schnell leitende Nervenfasern direkt an sog. Motoneurone im Rückenmark weitergegeben. Diese aktivieren schließlich die Muskulatur und leiten somit eine Bewegung ein. Der Neocortex stellt somit das neuronale Bindeglied für eine sensorischmotorische Interaktion mit unserer Umwelt dar.

Die linke und die rechte Hirnhälfte (Hemisphäre) unterscheiden sich voneinander hinsichtlich ihrer corticalen Struktur und Funktion. Dies wird als Lateralisation bezeichnet. So ist Sprache und Gesichtererkennung nur in corticalen Arealen einer Hirnhälfte lokalisiert. Diese Hemisphärenunterschiede liegen bereits im Gehirn des menschlichen Fötus vor, sodass diese Asymmetrie vermutlich auf genetische Faktoren zurückzuführen ist. Eine sehr effiziente Kommunikation beider Hirnhälften erfolgt über Nervenfaserbündel, die sog. Kommissuren, die beide Hemisphären spiegelsymmetrisch miteinander verbinden. Die

Bedeutung der Kommissuren für die Kommunikation der beiden Hemisphären wurde bei den sog. *Split-Brain-Patienten* deutlich. Bei diesen Epilepsiepatienten wollte man durch Durchtrennung der Kommissurenfasern verhindern, dass sich medikamentös schwer therapierbare fokale Epilepsien von einer Hemisphäre in die andere ausbreiten und so die Entstehung eines sog. Spiegelfokus in der gesunden Hirnhälfte begünstigen. Nach vollständiger oder teilweiser Durchtrennung der Kommissuren waren an den Patienten überraschend geringe Defizite im alltäglichen Leben zu beobachten. Erst detaillierte Untersuchungen in den 1960er-Jahren durch den amerikanischen Psychologen und Nobelpreisträger Roger Sperry (1913–1994) zeigten, dass diese Patienten nicht in der Lage waren, Aufgaben mit komplexeren Urteils- und Analysevermögen zu lösen. In weitergehenden Versuchsreihen stellte Sperry fest, dass die nichtsprachliche (üblicherweise) rechte Hemisphäre bei räumlichen Wahrnehmungsprozessen der linken Hirnhälfte überlegen ist. Auch bei raschen zielgeleiteten Bewegungen und im Erkennen von (Sprach-)Melodien ist die rechte Hirnhälfte leistungsfähiger. Hingegen ist die linke Hemisphäre in allen Aufgaben mit zeitlich fein abgestuften Bewegungen der rechten überlegen. Diese Hemisphärenunterschiede sind zwischen den Geschlechtern unterschiedlich. Frauen weisen eine weniger stark ausgeprägte Lateralisation in der Sprachdominanz auf, sodass bei Frauen nach linkshemisphärischen Hirninfarkten Aphasien seltener auftreten als bei Männern. Frauen sind in feinmotorischen Aufgaben mit sequenziell ablaufenden Bewegungen, also linkshemisphärischen Funktionen, ebenfalls begabter. Hingegen können Männer geometrisch-räumliche Aufgaben und große, zielgerichtete Bewegungen, wie z. B. beim Werfen, besser durchführen. Diese Funktionen sind daher nach rechtshemisphärischen Läsionen bei Männern stärker beeinträchtigt.

Untersuchungen mit bildgebenden Verfahren wie PET und funktionelle MRT haben zudem gezeigt, dass die rechte Hirnhälfte nicht nur für die Gesichtererkennung (und Sprachmelodie), sondern auch für die Wahrnehmung und das Äußern negativer Gefühle, wie Trauer, Ekel und Angst, zuständig ist. Hingegen ist bei positiven Gefühlen eher eine verstärkte Aktivität der linken Hemisphäre zu beobachten. Diese Lateralisation emotionaler Reaktionen ist aber nicht auf Unterschiede in der Struktur oder Funktion des Cortex in den beiden Hirnhälften zurückzuführen, sondern basiert auf einem unterschiedlichen Zugriff der beiden Cortexhälften auf subcorticale Hirnstrukturen im sog. limbischen System. Läsionen der linken Hemisphäre enthemmen die rechte und können vermehrt emotionale „Katastrophenreaktionen" auslösen. Hingegen rufen rechtshemisphärische Läsionen Euphoriezustände hervor.

Zuvor wurde bereits darauf hingewiesen, dass das menschliche Gehirn unter Beteiligung einer Reihe von corticalen Arealen einen *default*-Modus aufweist (vgl. Kapitel 2.4). Zudem haben die vorangegangenen Kapitel gezeigt, dass der Cortex sowohl in Ruhe als auch im Schlaf neuronale Aktivitätsmuster aufweist, die sich in ihren Frequenzen und Amplituden voneinander unterscheiden. Wenn das Tor im Thalamus geschlossen ist, liegt im Cortex eine endogene Spontanaktivität vor und der Cortex beschäftigt sich mit sich selbst. Wie entsteht im Neocortex diese endogene Spontanaktivität? Bevor diese Frage beantwortet werden kann, müssen wir ein wenig mehr Details zum Aufbau und zur Funktion des cerebralen Cortex kennen. Bereits die Anzahl und Verteilung von Neuronen und Synapsen im Cortex bringt einige Überraschungen zutage. Der synaptische Eingang von den Schaltneuronen im Thalamus macht nur gerade 5 bis 10 % der Synapsen im Cortex aus, d. h., 90 bis 95 % der Synapsen sind intracorticalen Ursprungs (Peters, 2002). Diese zahlenmäßige Unterlegenheit des thalamocorticalen Eingangs wird funktionell zumindest teilweise kompensiert, indem sehr viele Synapsen aus dem Thalamus gleichzeitig ein Zielneuron im Cortex aktivieren und so zumindest eine zuverlässige Weitergabe der sensorischen Information von den Sinnesorganen in den Cortex sichergestellt ist (Bruno & Sakmann, 2006). Im Neocortex befinden sich unter einer Oberfläche von 1 Quadratmillimeter etwa 100 000 Nervenzellen, davon etwa 80 % exzitatorische Neurone, die ca. 85 % aller Synapsen in diesem Block Cortexgewebe bilden, und etwa 20 % inhibitorische Neurone, die ca. 15 % der Synapsen ausmachen (Douglas & Martin, 2007). In 1 Kubikmillimeter Cortex befinden sich dendritische Fortsätze mit einer Gesamtlänge von etwa 400 Metern und axonale Fasern mit einer Gesamtlänge von etwa 4 Kilometern (Logothetis, 2008). Es ist daher nicht verwunderlich, dass der Cortex durch eine Vielzahl von komplexen intracorticalen Verbindungen mit ganz unterschiedlichen Reichweiten gekennzeichnet ist (Abb. 7).

Von besonderem Interesse aktueller neurowissenschaftlicher Forschung ist die Struktur und Funktion der corticalen Columne. Die säulenartige Organisation des Cortex wurde erstmals 1949 von dem spanischen Neuroanatomen Rafael Lorente de Nó (1902–1990) beschrieben, der eine Columne als elementare Einheit des cerebralen Cortex betrachtete (Lorente de Nó, 1949). Acht Jahre später publizierte der amerikanische Neurophysiologe Vernon Mountcastle die Resultate seiner elektrophysiologischen Messungen an einzelnen Cortexneuronen und führte das Konzept der funktionellen corticalen Columne ein, die mit einem Durchmesser von 200 bis 300 Mikrometern säulenartig durch alle sechs Schichten des Cortex verläuft (Mountcastle, 1957). Das Konzept der corticalen Columne erhielt weitere Unterstützung durch Studien der beiden Nobelpreisträger David Hubel und Torsten Wiesel am visuellen Cortex (Hubel & Wiesel, 1977). In den darauffolgenden Jahren wurde neben sog. ontogenetischen Columnen während der frühen Hirnentwicklung (Rakic, 1988) auch die Existenz von Hyper-, Makro-, Mikro- und Minicolumnen postuliert (Jones, 2000). Auch wenn das Konzept des columnären Aufbaus des Cortex mglw. nicht als allgemeingültiges und für alle Cortexareale und alle Säugetierspezies zutreffendes Organisationsprinzip generalisiert werden sollte (Horton & Adams, 2005; da Costa & Martin, 2012), so ist dieses Modell doch vielfach bestätigt worden (Rockland, 2010; Helmstaedter et al., 2007). Dieses Modell beinhaltet auch die Sequenz neuronaler Informationsverarbeitung innerhalb einer corticalen Columne. Der synaptische Eingang von den thalamischen Schaltneuronen erreicht im Wesentlichen erregende und hemmende Nervenzellen in Schicht 4 und diese geben die Information an Neurone in den oberflächlichen Schichten 2 und 3 weiter. Von dort gelangt die Information an die tiefer liegende Schicht 5 und anschließend in Schicht 6. Von Schicht 6 geht die Information wieder zurück an Schicht 4 wie auch an den Thalamus, so dass einerseits die intracorticale Schleife geschlossen ist, zum anderen der Thalamus aber auch Informationen über den Funktionszustand des Cortex erhält. Neben den vertikalen Verbindungen innerhalb einer corticalen Columne, wird die Information aus den Schichten 2/3 und 5 über horizontale axonale Verbindungen intracortical auch über z. T. große Distanzen weitergegeben. Über diese Horizontalverbindungen werden benachbarte Columnen und Areale miteinander funktionell gekoppelt (*binding*) und können so ein weitreichendes Netzwerk synchroner Aktivität generieren, wie z. B. die Gamma-Oszillationen im Frequenzbereich von 30 bis 80 Hertz (Uhlhaas et al., 2009a).

Eine corticale Columne stellt keineswegs eine fest verdrahtete Einheit dar, sondern fungiert als ein dynamisches Netzwerk, das sowohl kurz- wie auch langfristigen Änderungen im Aktivitätslevel unterworfen ist. Wird der identische sensorische Stimulus, z. B. ein visueller Reiz, wiederholt präsentiert, so unterscheiden sich innerhalb einer corticalen Columne die neuronalen Antworten auf diesen Reiz von Präsentation zu Präsentation. Diese Beobachtung ist interessant und stimmt nicht mit unserer Alltagserfahrung überein. Wiederholte Präsentation eines Reizes, wenn wir z. B. ein Buch wiederholt anschauen, führt keineswegs dazu, dass wir das Buch immer unterschiedlich sehen, sondern unsere Wahrnehmung ist konstant und recht robust. Experimentell ist eine Variabilität in den Antworten auf wiederholte Präsentation identischer Reize jedoch bereits auf Ebene einer Einzelzelle im Cortex zu beobachten (Shadlen & Newsome, 1998). Dies ist keineswegs verwunderlich, da bereits unter gut kontrollierten In-vitro-Experimentierbedingungen, wie in isolierten corticalen Hirnschnittpräparaten, eine große Variabilität in den Antworten corticaler Neurone auf eine definierte synaptische Stimulation nachweisbar ist (Abb. 5). Diese Schwankungen in den neuronalen Antworten haben ihre Ursache in molekularen Prozessen in der Präsynapse und der Postsynapse (vgl. Kapitel 2.2). Einerseits variiert die Freisetzung von Transmittermolekülen an der Präsynapse in Bruchteilen von Sekunden, andererseits verändert sich der Besatz an Transmitterrezeptoren an der Postsynapse in weniger als einer Minute.

Im Wachzustand wird die Variabilität corticaler Neurone auf identische Reize zusätzlich durch die spontanen Schwankungen in der Hirnaktivität moduliert. In den Neurowissenschaften wird seit einigen Jahren in diesem Zusammenhang ein vollkommen neues Modell der corticalen Informationsverarbeitung und Funktion diskutiert. Danach stellt der Cortex primär nicht ein neuronales Netzwerk zur Verarbeitung und Wahrnehmung von Sinnesreizen und im Falle des motorischen Systems zur Planung und Durchführung einer motorischen Reaktion auf diese Reize dar, sondern der Cortex ist vielmehr ein dynamisches System von komplex miteinander verbundenen Arealen, das ständig eine innere Aktivität aufweist. Die in den Cortex eintreffenden Sinnesreize modulieren nur diese corticalen Aktivitätsmuster, sie erzeugen sie aber nicht (Llinás et al., 1998)! Experimente zu Messungen des cerebralen Blutflusses mit bildgebenden Verfahren haben gezeigt, dass der weit überwiegende Teil der im Cortex verbrauchten Energie nicht für die Verarbeitung von Sinnesreizen oder für die Bewegungsplanung benötigt wird, sondern für die Aufrechterhaltung dieser kontinuierlichen neuronalen Aktivitätsmuster (Raichle & Mintun, 2006). Das Gehirn arbeitet also nicht auf Bedarf, wenn bspw. Sinnesreize eintreffen, sondern es ist ständig aktiv! Ein „Schlafmodus", wie er heutzutage zum Ziel der Energieersparnis bei vielen elektronischen Geräten als Option vorhanden ist, existiert im Gehirn nicht. Die Spontanaktivität des Gehirns ist energetisch betrachtet ein sehr großer Kostenfaktor und nicht nur Neurone, sondern auch die zahlenmäßig überlegenden Gliazellen verbrauchen kontinuierlich sehr viel Energie, um diesen Funktionszustand kontinuierlich aufrechtzuerhalten.

Die der Spontanaktivität zugrundeliegenden Mechanismen sind auf ganz unterschiedlichen Ebenen zu finden und es ist nicht einfach, die Rolle dieser einzelnen Faktoren zu ermitteln. Jeder spannungsgesteuerte Kanal weist bereits ein elektrisches Rauschen[6] auf und es wurde postuliert, dass dieses „Kanalrauschen" eine Rolle bei der Antwortvariabilität auf wiederholte Reize spielt (White et al., 2000). Das Kanalrauschen hat seine Ursache im zufälligen Öffnen und Schließen spannungsgesteuerter Kanäle in der Zellmembran. Mit der *patch-clamp*-Methode hat man in den Neurowissenschaften technisch die Grenzen der Messbarkeit dieser Signale erreicht. Aus der Kernphysik wissen wir jedoch, dass es nur eine Frage der Empfindlichkeit von Messinstrumenten ist, bevor man auf noch niedrigeren Ebenen vergleichbare Prozesse antreffen kann. Neben dem Kanalrauschen trägt das synaptische Rauschen auf der nächsthöheren Betrachtungsebene bei der Entstehung der Spontanaktivität eine große Rolle. Neben den bereits zuvor genannten Prozessen der präsynaptischen Transmitterfreisetzung und des postsynaptischen Rezeptorbesatzes tragen noch Diffusionsprozesse der Transmittermoleküle im synaptischen Spalt zur Spontanaktivität bei. Da das Ruhemembranpotential und die Aktivität von Neurone auch durch das extrazelluläre Milieu beeinflusst werden, z. B. durch die extrazelluläre Konzentration von Kaliumionen, wird die Spontanaktivität lokal oder global auch durch diese Prozesse beeinflusst.

Die neurowissenschaftlichen Befunde zur Spontanaktivität haben weitreichende Konsequenzen für die Deutung höherer kognitiver Funktionen und möglicherweise auch für das Verständnis einiger psychiatrischer Störungen. Das Gehirn ist offensichtlich ein selbst-aktivierendes System, das unterschiedliche Wirklichkeiten erschaffen und abbilden kann. Diese intern generierten Bilder der Wirklichkeit, die für uns als überwiegend corticale Aktivitätsmuster im begrenzten Maße messbar sind, werden im Wachzustand durch die eingehenden sensorischen Aktivitätsmuster ständig aktualisiert (Ringach, 2009). Es findet folglich kontinuierlich ein *update* des internen Bildes durch die sensorischen Reize aus der Umwelt und des Körperinneren statt (Arnal & Giraud, 2012).

Am Ende dieses Kapitels sollen noch kurz einige pathophysiologische Aspekte der corticalen Informationsverarbeitung dargestellt werden. Die Bedeutung des Cortex für Wahrnehmungsprozesse und höhere kognitive Leistungen wird besonders deutlich, wenn man die Konsequenzen von anatomischen Störungen in der Architektur des üblicherweise sechsschichtigen, columnär aufgebauten cerebralen Cortex betrachtet. Fehlbildungen in der Architektur der Großhirnrinde treten aufgrund genetischer Veränderungen auf oder umweltbedingt z. B. in Folge von Drogenmissbrauch der Mutter während der Schwangerschaft, Sauerstoffmangel während der Geburt oder Infektionen und Entzündungen während früher Entwicklungsperioden. Bei diesen häufig lokalen Fehlbildungen besteht der Cortex nur aus drei oder vier Schichten, sein columnärer Aufbau ist gestört oder es finden sich Anhäufungen von ungewöhnlich geformten Zellen an Orten, die frei von Nervenzellen sein sollten. Es kann sogar ein Doppelcortex vorliegen, der aus mehreren Schichten bestehend übereinander liegt. Diese corticalen Fehlbildungen können die Ursache neurologischer und psychiatrischer Störungen sein, wie z. B. schwer therapierbare Epilepsien (Redecker et al., 2000), Schizophrenie (Bunney et al., 1997) oder Autismus (DiCicco-Bloom et al., 2006), die häufig mit ausgeprägten Wahrnehmungsdefiziten einhergehen. Auf einige dieser corticalen Fehlfunktionen soll im Kapitel 6 noch näher eingegangen werden, wenn Störungen in der Wahrnehmung der Wirklichkeit vorgestellt werden.

4.5 Neuronale Landkarten

Vermutlich jeder kennt die Situation, dass man nachts aus dem tiefsten Schlaf wegen Harndrangs zur Toilette gehen muss. Da man seine Mitbewohner oder seinen Lebenspartner nicht wecken möchte, macht man das Licht nicht an und begibt sich schlaftrunken auf den Weg in das Badezimmer. Zielsicher findet man im Dunklen den Weg durch das Schlafzimmer, den Flur, weicht im Raum stehenden Hindernissen aus und greift dann treffsicher zur Türklinke der Badezimmertür. Genauso sicher findet man seinen Weg wieder zurück in das eigene Bett. Diese üblicherweise fehlerfreie Orientierung im Dunklen mag dem Leser als selbstverständliche und nicht erwähnenswerte Leistung vorkommen, jedoch stellt sie an das Gehirn eine überaus komplexe Anforderung. Um uns im Dunklen so sicher orientieren zu können, müssen wir im Hirn eine genaue Karte unserer Wohnung abgespeichert haben und während des Gangs zum Badezimmer genau wissen, wo wir uns in jedem Moment befinden. Und diese enorme Leistung vollbringen wir in Dunkelheit ohne visuelle Informationen und schlaftrunken in einem neuronalen Dämmerzustand vermutlich ohne wesentliche Beteiligung des Neocortex. Wie bildet unser Gehirn die Umgebung ab? Gibt es in unserem Gehirn eine neuronale Landkarte und ein internes Navigationsgerät, das uns ständig Informationen über unseren aktuellen Aufenthaltsort in den uns bekannten Räumen gibt?

Wie so häufig in der Wissenschaft wurden diese spannenden Fragen nicht gezielt oder, wie man so schön in Forschungsanträgen schreibt, Hypothesen-gesteuert experimentell untersucht, sondern die neuronalen Grundlagen unserer Orientierung in einem uns bekannten Raum wurden eher zufällig entdeckt. Vor mehr als 40 Jahren untersuchte der US-amerikanische Neurowissenschaftler John O'Keefe gemeinsam mit seinen Kollegen mittels implantierter Mikroelektroden die neuronalen Aktivitätsmuster im Hippocampus von Ratten, die sich in einer kleinen Laufarena frei bewegen konnten. Dabei stellten O'Keefe und Kollegen fest, dass einzelne Nervenzellen im Hippocampus immer nur dann Aktionspotentiale generierten, wenn sich die Ratte innerhalb der Arena an einem ganz bestimmten Ort aufhielt. Der Hippocampus bildet sozusagen eine räumliche Karte (*spatial map*) der Umgebung und 1971 publizierte O'Keefe diese Ergebnisse unter dem passenden Titel *The hippocampus as a spatial map. Preliminary evidence from unit activity in the freely-moving rat.* Im Kollegenkreis wollte man nicht so recht glauben, dass im Gehirn Nervenzellen existieren, die so spezifisch auf nur ganz bestimmte Orte reagieren, und diese spannenden Befunde wurden daher über viele Jahre nicht weiter beachtet. Es dauerte fast drei Jahrzehnte, bis diese Beobachtungen von anderen Labors bestätigt wurden und die Existenz dieser sog. Ortszellen (*place cells*) schließlich allgemein akzeptiert wurde (Derdikman & Moser, 2010)[7]. Mittlerweile liegen auf der Grundlage von Arbeiten in vielen Forschungslabors nicht nur weitere Erkenntnisse zu den Eigenschaften von Ortszellen im Hippocampus vor, sondern man hat noch eine weitere Population von Nervenzellen mit Orts-kodierenden Eigenschaften in einer anderen Hirnregion gefunden. Der entorhinale Cortex („Riechcortex") ist wie der Hippocampus eine entwicklungsgeschichtlich alte Struktur des Gehirns und stellt das Bindeglied zwischen dem Hippocampus und dem Neocortex dar. Im entorhinalen Cortex hat das in Trondheim (Norwegen) tätige Forscherehepaar May-Britt Moser und Edvard Moser 2005 eine Gruppe von Nervenzellen entdeckt, die man als Gitterzellen (*grid cells*) bezeichnet hat (Derdikman & Moser, 2010). Wenn eine frei bewegliche Ratte in einer Arena läuft, reagiert eine Gitterzelle im entorhinalen Cortex jedes Mal dann mit Aktionspotentialentladungen, wenn sich das Tier in der Arena an ganz bestimmten Orten befindet. Im Gegensatz zu den hoch spezifischen Ortszellen im Hippocampus kodieren die Gitterzellen im entorhinalen Cortex jedoch nicht nur einen einzigen Ort, sondern mehrere Orte, die in einem Gitter ähnlich einem Schachbrettmuster angeordnet sind. Gitterzellen geben uns daher auch Informationen über unser Bewegungsmuster im Raum.

Ortskodierende Neurone wurden mittlerweile bei vielen unterschiedlichen Spezies entdeckt, wie z. B. auch bei Fledermäusen, und erfüllen bei diesen diversen Tierarten bei der Orientierung im jeweiligen Lebensraum sicherlich überaus nützliche Dienste. Denken Sie nur an das Eichhörnchen, das im Winter unter dem Blättermantel oder unter einer Schneedecke die im Herbst versteckten Nahrungsreserven finden muss. Hier sind nicht nur außerordentliche Gedächtnisleistungen zu vollbringen, und das ist eine der zentralen Aufgaben des Hippocampus, sondern die Tiere müssen auch über eine sehr detaillierte neuronale Karte ihrer Umgebung verfügen; ein neuronales Navigationsgerät mit exakten Ortsangaben zu den versteckten Nüssen. Es stellt sich die Frage, ob vergleichbare ortskodierende Neurone auch im Gehirn des Menschen zu finden sind.

Im Kapitel 3.3 wurde bereits der Neurochirurg Itzhak Fried vorgestellt, der an Patienten mit einer pharmakologisch nicht behandelbaren Epilepsie im Rahmen eines chirurgischen Eingriffs intracranielle Ableitungen (s. Box Bildgebende Verfahren – Einblicke ins Gehirn, S. 66) in bestimmten Hirnregionen von Epilepsiepatienten durchführt und dabei u. a. die „Jennifer-Aniston-Zelle" entdeckt hatte. Nachdem die Existenz von Ortszellen bei Nagetieren in der wissenschaftlichen Gemeinschaft allgemein akzeptiert war, begab sich Itzhak Fried auf die Suche nach derartigen Nervenzellen im Gehirn des Menschen. Da er unmöglich die Epilepsiepatienten mit intracraniell implantierten Elektroden durch den Operationsraum gehen lassen konnte, entwickelten er und seine Kollegen ein Computerprogramm, das den in der stereotaktischen Apparatur fixierten Patienten über das Pfeilfeld einer PC-Tastatur den „Gang" durch eine virtuelle Stadt auf einem PC-Bildschirm ermöglichte. Die intracraniell implantierten Elektroden erlaubten die gleichzeitige Registrierung von Nervenzellaktivitäten, während die Patienten sich durch die virtuelle Stadt mittels PC-Tastenfeld „bewegten" (Ekstrom et al., 2003). Sieben Epilepsiepatienten wurden so untersucht und die Aktionspotentialmuster von insgesamt 317 Nervenzellen konnten gleichzeitig registriert werden. Die Forscher fanden nicht nur die erwarteten Ortszellen im Hippocampus, ganz ähnlich wie O'Keefe bereits 30 Jahre zuvor im Hippocampus der Ratte, sondern noch weitere Orts-kodierende Neurone mit ganz überraschenden Eigenschaften. In sog. parahippocampalen Regionen, also Hirnbereichen, die um den Hippocampus herum liegen, fanden Fried und Mitarbeiter Nervenzellen, die auf perspektivische Ansichten von Markierungspunkten, wie z. B. die Ansicht eines Gebäudes aus einem ganz bestimmten Blickwinkel, reagierten. Fried und Kollegen nannten diese neu entdeckte Population von Nervenzellen Sicht-spezifische Zellen (*view-responsive cells*) (Ekstrom et al., 2003). Dieser Zelltyp kodiert also visuelle Informationen der Umgebung aus spezifischen Blickwinkeln, z. B. die Frontalansicht eines Gebäudes auf unserem Weg zur Arbeitsstätte. Eine derartige neuronale Karte des visuellen Raums würde eher dem umstrittenen Navigationssystem Google Street View entsprechen.

Auch die erstmals an der Ratte entdeckten Gitterzellen wurden mittlerweile am Menschen nachgewiesen. Eine am renommierten University College London durchgeführte Studie an 42 männlichen Versuchspersonen konnte mittels funktioneller Magnetresonanztomographie (fMRT) (s. Box Bildgebende Verfahren – Einblicke ins Gehirn, S. 66) zum ersten Mal Gitterzellen im Gehirn des Menschen dokumentieren (Doeller et al., 2010). Ähnlich wie zuvor der Neurochirurg Itzhak Fried, so benutzte auch die Londoner Gruppe eine virtuelle Umgebung, durch die sich die Versuchspersonen mittels Pfeiltasten „bewegen" konnten. Der große Unterschied zur Studie von Fried war jedoch, dass man in London mit der fMRT nicht einzelne Nervenzellen erkennen konnte. Dafür war die Bildgebungsstudie nicht invasiv und konnte an normalen Versuchspersonen durchgeführt werden.

Neben diesen unterschiedlichen neuronalen Navigationskarten in unserem Gehirn müssen wir jedoch auch über die Fähigkeit verfügen, diese Karten zu verändern oder auch neue Navigationskarten in unserem Gehirn anzulegen. Wenn ich auf meinem nächtlichen Weg in das Badezimmer nicht die neue, kostbare Bodenvase im Flur in meiner neuronalen Karte meiner Wohnung neu aufnehme, kann das für mich nicht nur schmerzhaft, sondern auch recht kostspielig werden. Und wenn ich bei einem neuen Arbeitgeber anfange, tue ich gut daran, den Weg zur neuen Arbeitsstätte möglichst rasch fehlerfrei zu erlernen. Wie entstehen in unserem Gehirn also veränderte oder auch neue neuronale Navigationskarten?

Auch die Antwort auf diese Frage war wiederum ein Zufallsbefund experimenteller Forschung an Versuchstieren. David Foster und Matthew Wilson untersuchten am renommierten Massachusetts Institute of Technology die Aktivitätsmuster von Ortszellen im Hippocampus von frei beweglichen Ratten, die in einer Arena von einem Ort A zu einem Zielort D liefen, wo eine Futterbelohnung auf sie wartete (Foster & Wilson, 2006). Auf dem Weg von Ort A zum Zielort D waren unterschiedliche Ortszellen aktiviert, die den jeweiligen Ort kodierten. So war bspw. zunächst eine Nervenzelle aktiv, die den Ort B kodierte. Anschließend war eine Ortszelle aktiv, die den nächsten Ort (C) kodierte, und schließlich ein Neuron, das den Zielort D kodierte. Diese Ergebnisse waren nicht weiter überraschend, da O'Keefe Ähnliches bereits viele Jahre zuvor beschrieben hatte. Für Foster und Wilson waren die Experimente mit dem Erreichen der Ratte am Zielort jedoch nicht beendet, sondern sie setzen die Registrierungen der neuronalen Aktivitätsmuster noch fort, sogar als die Ratte nahezu regungslos am Zielort verharrte. Die Aktivitätsmuster wurden analysiert und Foster und Wilson kamen zu einem unerwarteten Ergebnis. Im Hippocampus der wachen, aber sich vollkommen ruhig verhaltenden Ratte wurde das vorangegangene Aktivitätsmuster während des Laufens von Ort A zum Zielort D noch einmal schneller „abgespielt" (vgl. Kapitel 4.3, *fast replay* im Schlaf), jedoch in umgekehrter Reihenfolge (*reverse replay*). Diese Ergebnisse waren sehr überraschend und bis heute ist nicht klar, warum das Gehirn die Aktivitätsmuster in umgekehrter Reihenfolge „abspielt" (Colgin & Moser, 2006). Der schnelle *replay* im Schlaf, der der Abspeicherung von zuvor Erlerntem dient, findet in der gleichen zeitlichen Abfolge statt wie zuvor im Wachzustand (vgl. Kapitel 4.3). Zukünftige Forschergenerationen werden die Frage zu den Mechanismen und der Funktion des *reverse replay* sicherlich klären, vielleicht mit neuen Methoden, die eine experimen telle Manipulation der Ortszellen während unterschiedlicher Zeitpunkte des Experiments ermöglichen werden.

Die Ortszellen im Hippocampus und Gitterzellen im entorhinalen Cortex bilden gemeinsam mit anderen Neuronen, wie den Sicht-spezifischen Zellen (*view-responsive cells*) und vermutlich noch unentdeckten Neuronentypen, ein komplexes neuronales Navigationssystem, das uns ständig Informationen über unsere aktuelle Position, den bisher zurückgelegten Weg und den noch vor uns liegenden Weg zu einem bekannten Zielort liefert. Unser Gehirn konstruiert mit diesen Nervenzellnetzwerken eine neuronale Wirklichkeit, die uns in ihren räumlich-zeitlichen Dimensionen eine Karte und unsere derzeitige Position in der uns bekannten Umwelt liefert. Da wir in verschiedenen Umwelten leben (Wohnung, Arbeitsstätte, Elternhaus, Freizeitstätte etc.), müssen auch unterschiedliche neuronale Karten existieren, die veränderbar sind. Die Karten können erweitert werden, neue Karten können entstehen oder existierende Karten infolge neuronaler Störungen verlorengehen, z. B. bei Demenz (vgl. Kapitel 6).

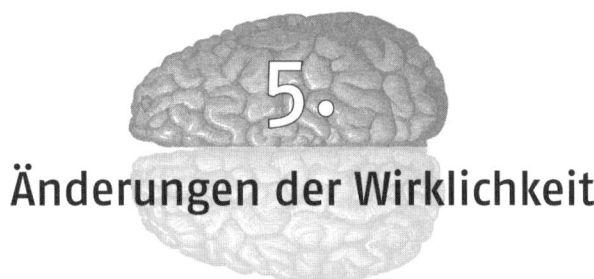

Änderungen der Wirklichkeit

A ndere Wirklichkeiten werden vom Gehirn nicht nur aktiv im Schlaf erschaffen, sondern können unter vielerlei Bedingungen auftreten. Bei Ausschaltung externer Sinnesreize, also einer sensorischen Deprivation, wie man es weitgehend in einem Isolationstank (*floating tank*) erreichen kann, treten schon nach kurzer Zeit sehr komplexe Wahrnehmungen auf. Obwohl wir im Isolationstank wach sind, erzeugt unser Gehirn offensichtlich in diesem Zustand der sensorischen Deprivation eine endogene neuronale Aktivität, die andere Wirklichkeiten erschafft. Mit dem Verlassen des Isolationstanks und der normalen Aktivierung der Sinnessysteme kehren wir sofort in die uns bekannte Realität zurück. Änderungen in der Wahrnehmung der Außenwelt und häufig auch der Innenwelt, des „Selbst" oder „Ichs", treten auch bei Meditation oder nach Einnahme von Drogen auf. Den Drang des Gehirns, unterschiedliche neuronale Aktivitätszustände selbst zu erzeugen, kann man sich zunutze machen, um andere Wirklichkeiten zu erfahren. Im Folgenden sollen diese mannigfachen Aspekte der Entstehung anderer Wirklichkeiten näher vorgestellt werden.

5.1 In einer reizlosen Welt – der *floating tank*

Im Kapitel 4.3 wurde bereits dargestellt, wie im Schlaf, wenn das thalamische Tor geschlossen ist, der Cortex mittels endogener neuronaler Aktivitätsmuster andere Wirklichkeiten erzeugen kann. Im Schlaf verhindert das geschlossene thalamische Tor die Weitergabe sensorischer

Informationen von den Sinnesorganen, wie Auge oder Ohr, an die sensorischen corticalen Areale und der Cortex erschafft seine Traumwelten. Es stellt sich die Frage, ob ähnliche Phänomene auch auftreten können, wenn im Wachzustand die äußeren sensorischen Eingänge weitgehend ausgeschaltet werden. Zur Bearbeitung genau dieser Frage entwickelte der amerikanische Neurophysiologe John Cunningham Lilly (1915–2001) in den sechziger Jahren des vergangenen Jahrhunderts am National Institute for Mental Health einen sog. *floating tank* (engl. *float* = schweben) oder im Deutschen auch Isolationstank genannt. Ein Isolationstank ist abgedunkelt und mit beheiztem Salzwasser gefüllt und verhindert bei einer darin schwebenden Person nicht nur eine visuelle und akustische Reizung, sondern auch die Empfindungen des Tast- und Temperatursinnes werden minimiert. Die Temperatur des Salzwassers wird auf etwa 35 °C reguliert. Bei dieser Temperatur empfinden wir üblicherweise weder Wärme noch Kälte, ein sog. thermoneutrales Bad. Derartige Isolationstanks, im Wellnessbereich auch als *Samadhi*-Tanks bekannt, gibt es mittlerweile in vielen deutschen Großstädten. Der Biologe Klaus Wilhelm berichtet in seinem SPIEGEL-Online-Beitrag „Abtauchen und auftanken" von seinen Erfahrungen in einem derartigen *floating tank*. Ein Aufenthalt in einem *floating tank* wird als sehr angenehm und überaus entspannend beschrieben und ruft bei den Probanden bereits nach wenigen Minuten visuelle Halluzinationen, wie die Wahrnehmung von Blitzen und intensiven Farben, hervor. Der Isolationstank ist anderen Entspannungstechniken, wie dem autogenen Training, die man zunächst erlernen muss, in diesem Aspekt überlegen. Man kann ohne jede Vorbereitung im Isolationstank „abtauchen" und so andere, vom Gehirn erzeugte Wirklichkeiten erfahren. Allerdings ist diese Form der Erfahrung anderer Wirklichkeiten mit einigen Kosten verbunden und eine tägliche Nutzung scheidet aus diesem Grund für den Normalverdienenden aus.

Es wäre wissenschaftlich außerordentlich interessant zu untersuchen, welche Hirnaktivitäten bei Versuchspersonen im Isolationstank auftreten. Bildgebende Verfahren oder EEG-Messungen können aber unter diesen Bedingungen nicht zur Anwendung kommen. Es gibt Hinweise, dass das Lernvermögen in einem *floating tank* verbessert ist, aber viele Studien zu diesem Thema stammen aus dem Esoterikbereich und halten einer wissenschaftlichen Analyse nicht stand. Es gibt keine Belege dafür, dass eine wiederholte Nutzung des Isolationstanks und eine damit einhergehende sensorische Deprivation gesundheitliche Probleme bereiten können. Die wenigen, in der Fachliteratur beschriebenen Todesfälle in einem *floating tank* sind sicherlich eher auf unsachgemäße Handhabung der Technik oder Drogenkonsum im *floating tank* zurückzuführen, als auf die sensorische Deprivation selbst.

5.2 Halluzinationen

Andere Wirklichkeiten treten spontan auch bei Halluzinationen auf, die üblicherweise auf Wahrnehmungsstörungen im visuellen oder auditorischen System beruhen, seltener im Geruchs- und Geschmackssinn, und von den Betroffenen als überaus real empfunden werden. In früheren Kulturen wurden derartige Halluzinationen häufig als Bilder oder Stimmen von Gott oder anderen spirituellen Mächten angesehen. Für eine Reihe von historischen Persönlichkeiten wird berichtet, dass sie wahrscheinlich unter Halluzinationen litten. Sowohl Frankreichs Nationalheldin Jeanne d'Arc (1412–1431) als auch die kürzlich vom Papst heiliggesprochene Benediktinerin und Universalgelehrte Hildegard von Bingen (1098–1179) hatten vermutlich Halluzinationen, die für beide göttlichen Ursprungs waren. Visuelle Halluzinationen traten auch bei Vincent van Gogh (1853–1890) auf, wie man unschwer an einigen seiner Bilder erkennen kann. Der Lyriker Rainer Maria Rilke (1875–1926) litt sehr wahrscheinlich unter akustischen Halluzinationen.

Bei optischen Halluzinationen werden nicht vorhandene visuelle Reize, häufig sich bewegende Objekte oder sogar komplexe Szenen, ähnlich wie in einem Film, wahrgenommen. Akustische Halluzinationen sind häufig dadurch gekennzeichnet, dass man „Stimmen hört". Es wird vermutet, dass mehr Menschen als üblicherweise angenommen, nämlich zwischen 2 und 5 %, zeitweilig „Stimmen hören". Die Betroffenen erhalten Befehle, werden beschimpft oder Handlungen werden kommentiert. Gelegentlich werden diese Stimmen nur mit einem Ohr „gehört". Es können auch musikalische Halluzinationen auftreten, vom Hören eines einzelnen Tons bis hin zur komplexen Wahrnehmung von Liedern aus der Kindheit oder klassischer Musikstücke (Keshavan et al., 1992). Diese Halluzinationen können wiederholt in der gleichen Art und Weise auftreten oder sich kontinuierlich verändern. Gelegentlich werden Lieder und Musikstücke in einem schnelleren Tempo wahrgenommen ähnlich wie im Schlaf beim *fast replay*. Sowohl optische als auch akustische Halluzinationen treten häufig dann auf, wenn ein entsprechender Schlüsselreiz vorhanden ist. Möglicherweise aktiviert dieser Schlüsselreiz im Gehirn neuronale Schaltkreise, die dann eine spezifische Halluzination auslösen.

Seltener treten olfaktorische und gustatorische Halluzinationen auf, also Wahrnehmungsstörungen des Geruchs- und Geschmackssinnes. Sie sind eher bei Personen anzutreffen, die unter einer schizophrenen Psychose leiden und z. B. wahnhafte Vergiftungsängste aufweisen. Halluzinationen sind jedoch nicht immer pathophysiologischen Ursprungs, sondern können auch physiologisch auftreten, z. B. beim Einschlafen oder Aufwachen. Nach extremem Schlafentzug weisen wir ebenfalls vermehrt Halluzinationen auf. Im Wachzustand zeigen kleine Kinder besonders häufig optische oder akustische Halluzinationen. Das noch unreife Gehirn neigt offensichtlich zur Generierung dieser Wirklichkeiten, vielleicht weil neuronale Kontrollmechanismen noch nicht ausreichend ausgebildet sind. Es ist nicht ungewöhnlich, dass bei Kindern bis zum Alter von 7 oder 8 Jahren akustische Halluzinationen, in Form von Stimmen hören, auftreten. Dies sollte bei älteren Kindern jedoch nicht mehr der Fall sein (Bartels-Velthuis et al., 2011). Beim Jugendlichen und Erwachsenen können Halluzinationen pathophysiologischen Ursprungs bei Fieber, Migräne, Drogenmissbrauch, Epilepsie, Parkinson'scher Krankheit oder nach Hirnläsionen auftreten. Zudem gelten Halluzinationen als eines der Hauptsymptome bei Schizophrenie.

Für die Neurowissenschaften sind zwei Fragen im Zusammenhang mit Halluzinationen von Interesse: Erstens, was sind die strukturellen und funktionellen Ursachen von Halluzinationen, und zweitens, wie sieht die Hirnaktivität während einer Halluzination aus? Beide Fragen lassen sich mit bildgebenden und elektrophysiologischen Verfahren untersuchen, jedoch sind die Ursachen von Halluzinationen noch nicht ganz geklärt. Dysfunktionen der thalamocorticalen Verarbeitung oder strukturelle Hirnveränderungen werden diskutiert. Neben den primären sensorischen corticalen Arealen, wie dem Seh- oder Hörcortex, scheinen auch Assoziationsareale im oberen Temporallappen an der Entstehung von Halluzinationen beteiligt zu sein. Nach einer Hypothese sind bei

Schizophrenie die sonst üblichen strukturellen und funktionellen Unterschiede zwischen der linken und rechten Hirnhälfte nicht so stark ausgeprägt, das Gehirn ist weniger stark lateralisiert.

Im vorangegangenen Kapitel wurden die Konsequenzen eines Aufenthalts in einem *floating tank* beschrieben und wie diese multimodale sensorische Deprivation sehr rasch Halluzinationen auslöst. Es ist daher nicht verwunderlich, dass bei Störungen der sensorischen Peripherie, wie bspw. bei nachlassender Sehkraft oder vollständiger Erblindung, ähnliche Phänomene auftreten. Derartige visuelle Halluzinationen wurden erstmals von dem Schweizer Naturforscher und Philosophen Charles Bonnet (1720–1792) beschrieben. Der 87-jährige Großvater von Bonnet erkrankte im hohen Alter an einer Linsentrübung („Grauer Star") und erblindete. Er berichtete über sehr komplexe und realistisch anmutende Halluzinationen, wie Personen, Häuser und durch das Zimmer fahrende Pferdekutschen. Er war sich dabei stets bewusst, dass er halluzinierte und diese Szenen nicht wirklich auftraten. Diese Erkrankung wird als Charles-Bonnet-Syndrom bezeichnet und heute wird vermutet, dass die visuellen Halluzinationen auf spontane Aktivitätsmuster im visuellen Assoziationscortex zurückzuführen sind. Diese Spontanaktivität tritt in dieser Form jedoch nur auf, wenn die normale, durch die visuelle Umwelt erzeugte Aktivität aus der sensorischen Peripherie, den Augen, fehlt. Das Charles-Bonnet-Syndrom ist eine recht harmlose Erkrankung und kann üblicherweise durch eine Linsenoperation, eine Verbesserung der Sehkraft mit einer Brille oder durch eine medikamentöse Behandlung sehr gut therapiert werden. In seinem späteren Leben erkrankte Charles Bonnet selbst an seinem Syndrom und konnte die von seinem Großvater beschriebenen lebhaften visuellen Halluzinationen selbst erfahren (Hedges, 2007).

Ähnlich wie Schädigungen des Auges visuelle Halluzinationen auslösen können, so können akustische Halluzinationen nach Störungen des Innenohrs auftreten. Sehr viele Patienten mit komplexen akustischen Halluzinationen, wie dem Hören von Musik, weisen bereits eine langjährige Krankheitsgeschichte mit Tinnitus auf. Als Tinnitus bezeichnet man ein Symptom, bei dem ständig Geräusche, häufig ein recht monotones Geräusch, wie ein Klingeln, auf einem Ohr oder seltener auf beiden Ohren wahrgenommen werden. Die Ursachen von Tinnitus sind häufig unklar und können sowohl auf der Ebene der Sinneszellen, den sog. Haarzellen im Innenohr, als auch in den nachgeschalteten Hirnregionen lokalisiert und dann neuronalen Ursprungs sein. Da die Ursachen von Tinnitus so mannigfaltig sein können, verlaufen die Therapiemaßnahmen auch bisweilen erfolglos und reichen von Blutfluss-fördernden Medikamenten, Sauerstoffüberdruckbehandlung, transkranieller Magnetstimulation bis hin zu Entspannungsübungen und Yoga. Bei einigen Tinnituspatienten ruft der Dauerton infolge von aktivitäts-abhängigen Lernprozessen langanhaltende Änderungen im auditorischen Cortex hervor. Bildgebende Verfahren zeigen bei diesen Patienten, dass dieser Hirnbereich auch bei absoluter Ruhe „aufleuchtet" und eine lokale Spontanaktivität aufweist. Bei diesen Patienten sind Therapiemaßnahmen im Innenohr dann in der Regel erfolglos. Ähnlich wie im visuellen System beim Charles-Bonnet-Syndrom, so treten auch im auditorischen System Halluzinationen, wie ein Tinnitus, besonders dann auf, wenn der sensorische Eingang fehlt, also bei Hörverlust (Eggermont & Roberts, 2004). Hörverlust kann infolge starker und langzeitlicher auditorischer Reizung, nach einem Knalltrauma oder im Alter aufgrund von Alterungsprozessen im Innenohr auftreten. Infolge dieser akustischen Deprivation erzeugt der auditorische Cortex eine erhöhte endogene Spotanaktivität, die zur Wahrnehmung einer veränderten, in diesem Fall sehr unangenehmen auditorischen Wirklichkeit führt.

5.3 Meditation

Die vorangegangenen Kapitel haben wiederholt gezeigt, dass unser Gehirn bei fehlender Aktivität von den Sinnesorganen, wie u.a. während bestimmter Schlafphasen oder im Isolationstank, unterschiedliche „Wirklichkeiten" durch endogene Aktivitätsmuster selbst erzeugen kann. Offensichtlich erhalten wir nur durch „Abschalten" der äußeren Wirklichkeit Zugang zur neuronalen inneren Wirklichkeit. Dieser Zustand kann auch durch Meditation (lat. *meditari* = nachdenken) erreicht werden. Meditation wird in zahlreichen Religionen und Kulturen weniger als Entspannungs-, sondern vielmehr als Konzentrationsübung praktiziert und dient der Erweiterung des Bewusstseins. In fernöstlichen Traditionen, wie dem Buddhismus, soll durch Meditation das Ziel der „Erleuchtung" erreicht werden. Ziel der Meditation ist ein Zustand höchster Wachsamkeit und emotionaler Kontrollfähigkeit, daher ist Meditation auch keineswegs mit dem Dämmerungs- oder Schlafzustand vergleichbar. Ziel der Meditation ist es, Erkenntnisse über die wahre Beschaffenheit der Dinge zu erlangen, die Welt zu erkennen, wie sie wirklich ist.

Auch wenn zur Zeit noch unklar ist, welche Hirnregionen bei den unterschiedlichen Meditationstechniken[1] aktiviert werden und welche neuronalen Aktivitätsmuster dann auftreten, so haben bereits eine Reihe von Studien gezeigt, dass vor allem Bereiche im vorderen Hirnbereich, wie der präfrontale Cortex, bei Meditation verstärkt aktiviert werden. Im EEG treten während der Meditation verstärkt synchrone Gammawellen auf (Fell et al., 2010). Besonders bei Personen, die über viele Jahre täglich meditieren, sind nicht nur diese Gammaoszillationen besonders markant ausgeprägt (Cahn et al., 2010), sondern der Hippocampus und die frontalen Cortexbereiche weisen sogar ein größeres Volumen auf (Luders et al., 2009). Meditation verändert also das Gehirn! Nach einer kürzlich in der renommierten US-amerikanischen Wissenschaftszeitschrift *Proceedings of the National Academy of Sciences* publizierten Arbeit sind anatomische Änderungen in der weißen Substanz (die Schicht der Nervenfasern) in frontalen Cortexbereichen bereits nach vier Wochen Meditationstraining zu beobachten (Tang et al., 2012). Die durch Meditation beobachteten strukturellen und funktionellen Veränderungen treten besonders in den Hirnbereichen auf, die auch bei erhöhter Aufmerksamkeit aktiv sind. Offensichtlich werden durch Meditation diese Hirnregionen regelrecht trainiert.

Der Frankfurter Hirnforscher Wolf Singer und der aus Frankreich stammende buddhistische Mönch Matthieu Ricard, der am Institut Pasteur in Paris vor mehr als 40 Jahren eine molekularbiologische Ausbildung erhielt und dort promovierte, diskutieren in ihrem Buch „Hirnforschung und Meditation. Ein Dialog" neurowissenschaftliche und gesellschaftspolitische Aspekte von Meditation (Singer & Ricard, 2008). Ricard war bereits vor 10 Jahren an einer vom Dalai-Lama unterstützten Studie beteiligt[2], bei der EEG-Messungen an buddhistischen Mönchen während der Meditation durchgeführt wurden. In dieser ebenfalls in den *Proceedings of the National Academy of Sciences* veröffentlichten Arbeit wird berichtet, dass die Mönche über dem frontoparietalen Cortex eine deutlich stärkere Gammaaktivität aufweisen als im Vergleich zu einem Kontrollkollektiv ohne Meditationserfahrung (Lutz et al., 2004).

Die bisher vorliegenden Befunde zu den unmittelbaren Grundlagen und langfristigen Konsequenzen von Meditation im Gehirn sind noch sehr bruchstückhaft und weitergehende wissenschaftliche Studien sind notwendig. Tania Singer, Direktorin am Max-Planck-Institut für Kognitions- und Neurowissenschaften in Leipzig, hat sich dieser Fragen angenommen und eine großangelegte, weltweit einzigartige wissenschaftliche Studie initiiert. Im sog. *ReSource*-Projekt möchte Tania Singer in einem Team von erfahrenen Meditationslehrern, Neurowissenschaftlern, Psychologen und Psychotherapeuten die Folgen von westlichem und fernöstlichem Meditationstraining untersuchen[3].

5.4 Endogene Opiate und Drogen

Die Mehrzahl der Leser hat sicherlich schon einmal selbst erfahren, wie stark unser Gehirn durch seine endogenen Opiate, die Endorphine[4], unseren Körper und unsere Wahrnehmung beeinflussen kann. Ob bei ungewöhnlichen körperlichen Belastungen, wie bspw. einem Langstreckenlauf, oder in der Liebe werden die Wirkungen dieser „Glückshormone" von uns unmittelbar erlebbar. Marathonläufer kennen das Gefühl des plötzlichen Leistungseinbruchs und das Auftreten von Schmerzen zwischen Kilometer 32 und 38, wenn der berüchtigte „Mann mit dem Hammer" kommt. Der Körper stellt während dieser Phase von Kohlenhydrat- auf Fettverbrennung um, was mit einer erhöhten Belastung und einem gesteigerten Sauerstoffbedarf verbunden ist. Auf die nun auftretenden Schmerzempfindungen reagiert das Gehirn mit der Ausschüttung von Endorphinen, die nicht nur den Schmerz unterdrücken, sondern auch den *Second Wind* (zweite Luft) auslösen können, wodurch eine deutliche Leistungssteigerung erreicht wird. In seltenen Fällen wird sogar das *Runner's High* (Läuferhoch) ausgelöst, ein rauschähnlicher schmerzfreier Zustand mit erhöhtem Glücksempfinden. Eine erhöhte Ausschüttung von Endorphinen im Gehirn trägt neben anderen Faktoren sicherlich zur Entstehung und Aufrechterhaltung dieses Rauschzustands bei. Es wird diskutiert, ob wiederholte Rauschzustände vielleicht eine sog. Lauf-(Sport-)Sucht und körperliche Abhängigkeit auslösen können, die den Entzugserscheinungen von Heroinsüchtigen ähneln (Berczik et al., 2012). Endorphine sind überaus wichtige Botenstoffe unseres Körpers. Sie sind funktionell mit den Neurotransmittern vergleichbar und spielen neben ihrer euphorisierenden Wirkung auch eine sehr wichtige Rolle bei der endogenen Hemmung von Schmerz. Endorphine werden im Gehirn in der Hypophyse und im Hypothalamus produziert und von dort bei Bedarf ausgeschüttet. Die Hypophyse (griech. *hypóphysis*, „das unten anhängende Gewächs") ist eine mitten im Schädel, an der Hirnbasis sitzende Hormondrüse, die eine Vielzahl von Hormonen produziert und freisetzt. Die Hormonproduktion der Hypophyse wird wiederum durch den Hypothalamus (griech. *hypo* = unter, *thalamós* = Schlafgemach, da unterhalb des Thalamus liegend) kontrolliert, der ein wichtiges Steuerzentrum im Gehirn für vegetative, lebenserhaltende Funktionen darstellt. Endorphine wirken wie andere Neurotransmitter nach dem Schlüssel-Schloss-Prinzip an spezifischen Rezeptoren, die man als Opioidrezeptoren bezeichnet. Bis heute hat man sieben verschiedene Typen von Opioidrezeptoren beschrieben, die präsynaptisch oder postsynaptisch vorkommen und deren genaue Funktion zum Teil noch nicht bekannt ist. Opioidrezeptoren sind in sehr vielen Hirnbereichen zu finden und spielen bspw. im Rückenmark eine wichtige Rolle bei der endogenen Unterdrückung von Schmerzreizen. Dort wird über prä- oder postsynaptische Mechanismen ein Schmerzreiz durch Aktivierung von Endorphinrezeptoren unterdrückt und nicht zur bewussten Wahrnehmung an höhere Hirnregionen, wie dem Cortex, weitergeleitet. Da Opioidrezeptoren nicht nur durch die Endorphine, sondern auch durch natürliche und synthetische Opioide aktiviert werden können, kommt die Aktivierung dieser Rezeptoren auch bei der pharmakologischen Schmerzunterdrückung zur Anwendung. Zu den synthetischen Opioiden zählt Fentanyl, das in Reinform oder chemisch modifiziert für Narkosen in der Anästhesie und auch zur Schmerzbekämpfung eingesetzt wird. Das bekannteste natürliche Opioid ist Morphium, das erstmals 1804 von dem deutschen Apotheker Friedrich Wilhelm Adam Sertürner (1783–1841) aus dem getrockneten Milchsaft des Schlafmohns gewonnen wurde. Die Isolierung von Morphium gelang Sertürner als Gehilfe in der Paderborner Hofapotheke. Er bezeichnete die von ihm gefundene Substanz nach dem griechischen Gott des Traumes,

Morpheus. Morphium ist eines der stärksten Schmerzmittel, das Albträume, Halluzinationen und Bewusstseinsstörungen auslösen kann.

Halluzinationen und Wahrnehmungsstörungen werden durch eine Vielzahl anderer Drogen hervorgerufen. In seinem 1954 erschienenen Buch „*The Doors of Perception*" („Die Pforten der Wahrnehmung") beschreibt der britische Schriftsteller Aldous Leonard Huxley (1894–1963) seine Erfahrungen mit Meskalin[5]. Meskalin ist eine aus dem mittelamerikanischen *Peyote*-Kaktus oder auch synthetisch hergestellte Substanz, die starke Halluzinationen hervorruft. Huxley beginnt sein Buch mit einem Zitat von William Blake[6]: „Würden die Pforten der Wahrnehmung gereinigt, erschiene den Menschen alles, wie es ist: unendlich."

Huxley nahm mehrmals unter Aufsicht des britischen Psychiaters Humphry Osmond, der über die Wirkungen halluzinogener Drogen forschte, unter kontrollierten Bedingungen Meskalin zu sich. Dazu berichtet Huxley in seinem Buch Folgendes: „Von den Büchern lenkte der Experimentator [Anm. d. Autors: Humphry Osmond] meine Aufmerksamkeit auf die Möbel. ... Ich blickte auf meine Möbel nicht wie ein Anhänger des Nützlichkeitsprinzips, ..., sondern wie der reine Ästhet, der sich nur mit Formen und ihren Beziehungen innerhalb des Gesichtsfelds oder innerhalb der Grenzen des Bildes befasst. Aber während ich hinblickte, wich dieses rein ästhetische Sehen mit dem Auge des Kubisten einem anderen, das ich nur als die sakramentale Schau der Wirklichkeit bezeichnen kann. ... eine Welt, wo alles von innerem Licht leuchtete und von unendlicher Bedeutsamkeit war." Es ist nicht verwunderlich, dass Huxley von den Meskalinwirkungen überaus angetan war und in seinem Buch nur selten vor unangenehmen Wirkungen, der durch Meskalin ausgelösten „Hölle" und dem „Fegefeuer", warnt. Huxley wünschte sich „eine neue Droge, die unserer leidenden Spezies Erleichterung und Trost brächte, ohne auf die Dauer mehr zu schaden, als auf kurze Zeit gut zu tun"[7].

Die von Huxley unter Meskalineinfluss wahrgenommene lichtdurchflutete „sakramentale Schau der Wirklichkeit" beschreibt recht gut die durch Drogen induzierten neuronalen Veränderungen. Derartige Wahrnehmungsänderungen treten nicht nur unter unmittelbarem Drogeneinfluss auf, sondern können als sog. *Hallucinogen persisting perception disorder* (HPPD, „fortbestehende Wahrnehmungsstörung nach Halluzinogengebrauch") auch vorliegen, wenn der eigentliche Drogenrausch bereits beendet und die Droge im Körper nicht mehr unmittelbar wirksam ist. Unter HPPD leidende Personen berichten, dass sie regelmäßig oder im schlimmsten Fall sogar kontinuierlich Halluzinationen aufweisen. Sensorische Deprivation, wie das Starren auf eine weiße Wand, oder der Konsum recht harmloser Stimulanzien, wie z. B. Kaffee, können bereits bei den Betroffenen eine Halluzination auslösen. HPPD wird medizinisch als psychische Störung klassifiziert und die meisten Patienten mit diesen fortbestehenden Wahrnehmungsstörungen haben zuvor in hohem Maße LSD (Lysergsäurediethylamid) konsumiert. LSD und Meskalin können auch einen sog. *bad trip* auslösen, der als überaus negativ empfunden wird und häufig mit starken Angstzuständen bis hin zur Todesangst einhergeht.

LSD ist ein synthetisch hergestelltes starkes Halluzinogen, das natürlich im sog. Mutterkorn vorkommt. Der Mutterkornpilz kann Nahrungs- und Futtergetreide befallen und produziert die halluzinogenen Mutterkornalkaloide, zu denen u. a. auch das LSD zählt. Im Mittelalter wurde Mutterkorn in der Geburtshilfe genutzt, um Wehen auszulösen, daher der Name. Weiterhin kam Mutterkorn bereits früh als Droge zur Anwendung. Der Schweizer Chemiker Albert Hoffmann (1906–2008) stellte nach langjähriger Forschung am Mutterkorn im Jahre 1938 LSD erstmals synthetisch her. Die psychedelischen Wirkungen von LSD erkannte er jedoch in einem heroischen Selbstversuch erst fünf Jahre später. Am 18. April 1943 erlebte Hoffmann nach Einnahme einer nicht unerheblichen Menge von LSD in seinem Forschungslabor des Schweizer Pharmakonzerns Sandoz intensive visuelle Halluzinationen. Am nächsten Tag wiederholte Hoffmann den Selbstversuch und begab sich anschließend mit dem Fahrrad auf den Heimweg. Sein gewissenhaft geführtes Versuchsprotokoll beschreibt seine LSD-induzierten Wahrnehmungsstörungen: „Alles in meinem Gesichtsfeld schwankte und war verzerrt wie in einem gekrümmten Spiegel. Auch hatte ich das Gefühl, mit dem Fahrrad nicht vom Fleck zu kommen. … [Zu Hause angelangt] wurden Schwindel und Ohnmachtsgefühl zeitweise so stark, dass ich mich nicht mehr aufrecht halten konnte und mich auf ein Sofa hinlegen musste. Meine Umgebung hatte sich nun in beängstigender Weise verwandelt. […] die vertrauten Gegenstände nahmen groteske, meist bedrohliche Formen an. Sie waren in dauernder Bewegung, wie belebt, wie von innerer Unruhe erfüllt.

Die Nachbarsfrau […] war nicht mehr Frau R., sondern eine bösartige, heimtückische Hexe mit einer farbigen Fratze."[8]

Eine Kurzabhandlung über LSD ohne Erwähnung des amerikanischen Psychologen Timothy Leary (1920–1996) wäre unvollständig. Leary forschte und lehrte an den besten Universitäten der USA, wie Berkeley und Harvard, wo er zuletzt bis zu seiner Entlassung im Jahre 1963 tätig war. Während Huxley den experimentellen Einsatz von Meskalin ausschließlich für einen kleinen Kreis von Intellektuellen und Künstlern befürwortete, forderte Leary den freien Zugang zu psychedelischen Drogen, wie u. a. LSD und Meskalin, um so das Gehirn „neu zu programmieren" und von bestehenden Prägungen und Zwängen zu befreien. Nicht überraschend, dass Learys Ansichten und seine diversen öffentlichen Auftritte und Aktionen in den 1970er Jahren erhebliches Aufsehen verursachten, die Leary sogar mehrere Gefängnisaufenthalte einbrachten.

Im Folgenden sollen die neuronalen Wirkungen der halluzinogenen Drogen Meskalin und LSD dargestellt werden. Halluzinogene Wirkungen werden auch durch andere Drogen, wie Cannabinoide, NMDA-Antagonisten und viele andere Substanzen hervorgerufen, aber eine ausführliche Beschreibung der unterschiedlichen Wirkmechanismen würde den Rahmen dieses Kapitels sprengen. Einige Substanzklassen werden noch im nächsten Kapitel „Anästhesie" vorgestellt.

LSD ähnelt in seiner chemischen Struktur sehr dem Serotonin (5-Hydroxytryptamin, 5-HT), einem Neurotransmitter, der nicht nur im Zentralnervensystem, sondern auch im Herz-Kreislauf- und Darmnervensystem vorkommt und über mindestens 17 verschiedene ionotrope oder metabotrope Rezeptoren hemmend oder erregend an prä- oder postsynaptischen Strukturen wirkt. LSD, Meskalin und andere halluzinogene Drogen aktivieren den sog. 5-HT2A-Serotoninrezeptor, der in ganz besonders hoher Konzentration in den Pyramidenzellen des Neocortex vorkommt (Nichols, 2004). Auch die präsynaptischen Endigungen der glutamatergen Fasern aus dem Thalamus, die in den Cortex hineinprojizieren und die sensorische Information aus den Sinnesorganen zur bewussten Wahrnehmung in den Cortex weiterleiten, verfügen über reichlich 5-HT2A-Serotoninrezeptoren. Halluzinogene Drogen rufen über eine Aktivierung des 5-HT2A-Serotoninrezeptors eine Verstärkung der glutamatergen Erregung hervor und erhöhen so die spontane und Reiz-induzierte Erregung im Cortex (Nichols, 2004). Gleichzeitig steigt die Konzentration von Glutamat im extrazellulären Raum und die corticalen Neuronen werden dadurch in einen funktionellen Zustand der Übererregbarkeit überführt. Unter diesen Bedingungen reagiert der Cortex auf sensorische Reize wesentlich stärker als im Normalzustand oder erzeugt ggf. sogar eine erhöhte endogene Spontanaktivität. Diese Prozesse erklären gut die oben beschriebenen verstärkten Wahrnehmungen oder Wahrnehmungsänderungen durch LSD oder Meskalin. Des Weiteren haben bildgebende Studien gezeigt, dass die halluzinogenen Drogen insbes. den präfrontalen Cortex anregen, genau die Struktur, die auch beim Meditieren vermehrt Aktivität zeigt.

Es wird vermutet, dass Meskalin und LSD über die Aktivierung des 5-HT2A-Serotoninrezeptors bei einigen Personen auch eine **Synästhesie** auslösen können (Sinke et al., 2012) (s. Kapitel 5.6) und so auch einen starken Einfluss auf die sog. psychedelische Kunst (*Psychedelic Art*) ausübten. Kennzeichen der psychedelischen Kunst in Film, Musik, Literatur und bildender Kunst ist die experimentelle Verwendung von halluzinogenen Substanzen, wie LSD und Meskalin, die von den Künstlern zur Steigerung von Kreativität und zur Auslösung synästhetischer Wahrnehmungen konsumiert werden. Psychedelische Kunst beeinflusste in den 1960er und frühen 1970er Jahren die *Op Art* und *Pop Art* (u.a. Andy Warhol), die Rockmusik, Film- und Modeindustrie. Schon Huxley wies in seinem Buch „Die Pforten der Wahrnehmung" auf das Potential von Meskalin für die Erschaffung von Kunst hin, jedoch war er der Ansicht, dass Künstler über eine angeborene Fähigkeit verfügen, andere Formen von Wirklichkeit wahrzunehmen[9]. Wie im Kapitel 5.6 noch näher dargestellt wird, gibt es in der Tat eine Reihe von wissenschaftlichen Untersuchungen, die zeigen, dass Künstler überdurchschnittlich häufig eine angeborene Synästhesie aufweisen.

Die Endorphine, die Neurotransmitter Serotonin und Dopamin und insbesondere das sog. Glückshormon Oxytocin, sind an einem Zustand veränderter Wahrnehmung beteiligt, der den meisten Lesern sicherlich bekannt ist, den Zustand des Verliebtseins. Die englische Bezeichnung des *falling in love* ist eine zutreffendere Beschreibung dieses unvermeidlichen und nicht kontrollierbaren Zustands des „Fallens". Eine genetische Veränderung im bereits zuvor beschriebenen 5-HT2A-Serotoninrezeptor wurde bei Personen gefunden, die eine nahezu manische Form von Verliebtheit aufwiesen (Emanuele et al., 2007)[10]. Eine an den Universitäten von Pisa und von San Diego durchgeführte Studie beschreibt an 20 „frisch" Verliebten im Vergleich zur Kontrollgruppe (20 altersgleiche Nichtverliebte) Änderungen im Serotoninsystem (Marazziti et al., 1999). In einem dritten Versuchskollektiv bestehend aus 20 Patienten, die unter Zwangsstörungen (engl. *Obsessive Compulsive Disorder*, OCD) leiden, wurden mit identischen Methoden sehr ähnliche Veränderungen im Serotoninsystem beobachtet wie bei den frisch Verliebten. Der bereits zuvor in Kapitel 3.1 erwähnte Londoner Neurobiologe Semir Zeki sieht auch im Verhalten gewisse Ähnlichkeiten zwischen dem Zustand des Frisch-Verliebtseins und gewissen psychiatrischen Störungen[11]. In der Studie von Marazziti et al. wird weiter berichtet, dass sechs Versuchspersonen aus der Gruppe der frisch Verliebten nach 12–18 Monaten erneut untersucht wurden und dann keine Veränderungen mehr im Serotoninsystem aufwiesen. Ihr Zustand hatte sich weitgehend „normalisiert", ganz ähnlich wie man es auch bei erfolgreich medikamentös behandelten OGD-Patienten beobachten kann (Marazziti et al., 1999). Hier stellt sich natürlich die Frage, wie die Partnerbindung bestehen bleibt, wenn der Zustand des Verliebtsein schon nach 18 Monaten endet. Offensichtlich spielen neben Serotonin noch andere, länger wirkende Faktoren eine wichtige Rolle, andernfalls wäre die Scheidungsrate im zweiten Jahr sicherlich deutlich höher. Eine derartige Paar-bindende Funktion wird vor allem dem Hormon und Neurotransmitter Oxytocin zugeschrieben (de Boer et al., 2012; Zeki, 2007), das in der Presse auch als Kuschelhormon bezeichnet wird. Oxytocin (altgriech. *ōkys* = schnell, *tokos* = Geburt) ist ein im Hypothalamus produziertes Hormon, das durch eine verstärkte Kontraktion der Gebärmutter eine wichtige Rolle beim Geburtsprozess, aber auch bei der emotionalen Bindung der Mutter an ihr Kind und der Paarbindung zwischen Geschlechtspartnern spielt und ganz allgemein soziale Interaktionen fördert. Oxytocin wird durch angenehme Sinneswahrnehmungen, wie Berührungen und Wärme, aber auch Geruchs-, Klang- und Lichtstimulationen freigesetzt. Über die molekularen und zellulären Wirkungen von Oxytocin im Gehirn liegen eine Vielzahl von Daten vor (Gimpl & Fahrenholz, 2001). EEG-Messungen an erwachsenen Probanden haben gezeigt, dass nach Oxytocinaufnahme mittels Nasenspray signifikante Änderungen in corticalen Aktivitätsmustern auftraten (Perry et al., 2010). Das über die

Nase verabreichte Oxytocin kann die Blut-Hirn-Schranke überwinden und Neurone so direkt erreichen. In einer anderen Studie wurde beobachtet, dass in dieser Weise appliziertes Oxytocin die Wahrnehmung von Gesichtern beeinflusst. Eine einzelne Applikation von Oxytocin 40 Minuten vor Beginn des Experiments verbessert die Wiedererkennung von Gesichtern (Rimmele et al., 2009) und kann so die soziale Gruppenbindung verbessern. Nach einer einzelnen Oxytocinapplikation wird auch die Gesichtswahrnehmung von Geschlechtspartnern verändert, sie erscheinen dann attraktiver und vertrauenswürdiger (Theodoridou et al., 2009).

Semir Zeki konnte mittels funktioneller Magnetresonanztomographie (fMRT) zeigen, dass bei „frisch" Verliebten während des Betrachtens von Bildern des Gesichts ihres Partners genau die Hirnregionen eine erhöhte Aktivität zeigen, die allgemeinhin auch als das Belohnungssystem des Gehirns bezeichnet werden (Bartels & Zeki, 2004). Das Belohungssystem umfasst hier die Hirnregionen der Amygdala, des Nucleus accumbens und Teile des Striatums. Gleiche Aktivitätsmuster werden in dieser Studie bei Müttern beschrieben, die sich Bilder ihrer eigenen Kinder anschauen. Zudem zeichnet sich dieses Belohnungssystem durch eine überdurchschnittlich hohe Konzentration von Oxytocinrezeptoren aus (Bartels & Zeki, 2004).

Dieses Kapitel hat gezeigt, dass Wahrnehmungsänderungen durch endogene Faktoren, wie Endorphine oder Oxytocin, und durch extern zugeführte Substanzen, wie LSD oder Meskalin, herbeigeführt werden können. Im nächsten Kapitel soll dargestellt werden, wie man in der Anästhesie durch pharmakologische Beeinflussung der Neurochemie des Gehirns die Wahrnehmung der „Wirklichkeit" komplett und gut kontrolliert ausschalten kann.

5.5 Anästhesie

Unter Anästhesie (altgriech. αν = ohne, *aisthesis* = Wahrnehmung) versteht man in der Medizin einen Zustand der Empfindungslosigkeit oder der Nicht-Wahrnehmung, um diagnostische oder operative Eingriffe unter Ausschaltung der Schmerzwahrnehmung und ggf. des Bewusstseins durchführen zu können. Bei einer Lokalanästhesie wird die Schmerzwahrnehmung nur regional begrenzt ohne Beeinträchtigung des Bewusstseins ausgeschaltet. Bekanntes Beispiel ist die Spritze beim Zahnarzt, die im Bereich der ruhigzustellenden Schmerznervenfasern die Fortleitung von Aktionspotentialen durch Injektion von sog. Lidocain-Derivaten blockiert. Lidocain-Derivate hemmen reversibel den spannungsabhängigen Natriumkanal in den Axonen und verhindern so, dass die elektrischen Impulse von den Schmerzsinneszellen zentral weitergeleitet und bewusst als Schmerz wahrgenommen werden. Bei einer Voll- oder Allgemeinnarkose werden unterschiedliche Medikamente eingesetzt, die neben der Schmerzhemmung auch einen Bewusstseinsverlust und unter Umständen auch eine Muskelentspannung bewirken. In Deutschland erhalten jährlich etwa 9 Millionen Patienten eine derartige Vollnarkose. Der Bewusstseinsverlust wird durch intravenös applizierte Substanzen erzielt, die den GABA-A- oder die Opiod-Rezeptoren aktivieren (sog. *Agonisten*) oder den NMDA- oder die Dopamin-Rezeptoren hemmen (sog. *Antagonisten*) (Brown et al., 2011). Etwas vereinfacht kann man sagen, dass eine Vollnarkose durch Substanzen erreicht wird, die die neuronale Hemmung erhöhen oder die neuronale Erregung dämpfen, das Gehirn wird sozusagen in einen neuronalen Ruhezustand überführt. Auch wenn diese Substanzen auf die entsprechenden Rezeptoren im gesamten Hirn wirken, deuten Befunde aus der Grundlagenforschung und der klinischen Forschung darauf hin, dass diese Agonisten und Antagonisten das Bewusstsein dämpfen, indem sie überwiegend auf ihre Rezeptoren im Thalamus (dem „Tor zum Bewusstsein") und dem Neocortex (dem Ort der bewussten Wahrnehmung) wirken (Brown et al., 2010). Außerdem wirken diese Substanzen auch auf das Rückenmark und den sog. Hirnstamm, der wichtige vegetative, lebenserhaltende Funktionen reguliert. Die Narkosetiefe kann über die verabreichte Substanzmenge reguliert werden, wobei geringe Konzentrationen nicht notwendigerweise zu einer Schwächung des Bewusstseins führen. Eine „paradoxe Erregung" kann bspw. nach Applikation einer geringen Menge eines GABA-A-Agonisten auftreten und mit einer Euphorie einhergehen. Eine geringe Konzentration des Anästhetikums und NMDA-Rezeptor-Antagonisten Ketamin kann auditorische oder visuelle Halluzinationen auslösen und kommt u. a. bei tierexperimentellen Studien als pharmakologisches Modell für Schizophrenie zum Einsatz. Eine zentrale Aufgabe der Anästhesie stellt die Überwachung der

Narkosetiefe dar (das *Monitoring*), die u. a. durch eine kontinuierliche Registrierung des spontanen Elektroencephalogramms (EEG) erfolgt. Dabei wird das EEG mit mathematischen Verfahren hinsichtlich seiner Frequenzzusammensetzung analysiert und z. B. der sog. *bispektrale Index* fortlaufend berechnet. EEG-Wellen mit hohen Amplituden und geringen Frequenzen, ähnlich wie sie im Tiefschlaf auftreten, sind üblicherweise ein Indiz für eine tiefe Narkose und Bewusstlosigkeit (Brown et al., 2010). Das EEG wird auch als ein Kriterium für die Diagnostik des Hirntodes herangezogen. Zeigt ein über einen Zeitraum von mindestens 30 Minuten registriertes EEG keine Aktivität (sog. Null-Linien-EEG), so ist die Irreversibilität des Hirnfunktionsausfalls nachgewiesen.

5.6 Blitze hören und Donner sehen – Synästhesie

Zahlen als Farben sehen, Töne schmecken oder Buchstaben riechen. Eine derartige Welt ist für die meisten von uns nur schwer vorstellbar, für 1 bis 4 % der Bevölkerung gehören solche Sinneserfahrungen jedoch zum Alltag und sind vollkommen normal. Eine derartige Kopplung in der Wahrnehmung von mehreren, üblicherweise zwei Sinnessystemen bezeichnet man als **Synästhesie** (griech. *syn* = gemeinsam, *aesthesia* = Empfindung). Viele Synästhetiker wissen nichts von ihrer besonderen Fähigkeit und Begabung, denn für sie existierte seit ihrer Geburt nie eine andere Wirklichkeit. Es ist gut möglich, dass auch Sie, der Leser dieses Buches, Synästhetiker sind[12]. Der weit überwiegende Teil der Synästhetiker empfindet diese Fähigkeit als durchaus angenehm oder sogar nützlich. Der Züricher Neuropsychologe Lutz Jäncke berichtet von einer Profi-Musikerin, die Tonintervalle gleichzeitig als unterschiedliche Geschmacksempfindungen auf der Zunge wahrnimmt und diese Begabung zur Identifikation von komplexen Tonintervallen nutzt (Beeli et al., 2005). Da hier zwei unterschiedliche Sinnesmodalitäten beteiligt sind, wird diese Form auch als kreuzmodale Synästhesie bezeichnet. Eine Wahrnehmung von Tonintervallen bei Reizung der Zunge mit den entsprechenden Geschmacksrichtungen trat bei dieser Musikerin jedoch nicht auf, d. h., die Kopplung zwischen den beiden Sinnessystemen erfolgte stets nur in einer Richtung. In diesem Fall spricht man von einer unidirektionalen Synästhesie. Eine der am häufigsten auftretenden Formen von Synästhesie ist die graphemische Synästhesie, bei der Buchstaben, Zahlen oder Begriffe, wie bspw. Wochentage, eine gleichzeitige Farbwahrnehmung auslösen. Häufig liegt auch eine Kopplung von auditorischen Sinnesreizen mit visuellen Wahrnehmungen vor, z. B. werden Töne oder Klänge mit Farbwahrnehmungen in Verbindung gebracht.

Eine Reihe von Studien belegen, dass Künstler überdurchschnittlich häufig eine Synästhesie aufweisen. In einer in 1989 an der Universität von Arizona durchgeführten Studie wiesen sich 23 % der 358 befragten Kunststudenten als Synästhetiker aus (Domino, 1989). Dieser Anteil mag zu hoch angegeben sein, da dieser Publikation keine objektiven Tests, sondern ausschließlich Befragungen zugrunde lagen. In einer an der Universität Bern durchgeführten Studie mit objektiven Testverfahren zum Vorhandensein einer graphemischen Synästhesie wird berichtet, dass immerhin 7 % der Kunststudenten diese Form von Synästhesie aufwiesen, während im Kontrollkollektiv nur 2 % der Studierenden Synästhetiker waren (Rothen & Meier, 2010).

Auch von vielen bekannten Künstlern, wie dem russisch-amerikanischen Schriftsteller Vladimir Nabokov (1899–1977), dem französischen Komponisten Olivier Messiaen (1908–1992) oder dem amerikanischen Musiker Frank Zappa (1940–1993), wird berichtet, dass sie Synästhetiker waren. Der russische Maler Wassily Kandinsky (1866–1944), der als Wegbereiter der abstrakten Malerei gilt, ist vielleicht das bekannteste Beispiel von Synästhesie in der Kunst. Kandinsky assoziierte Farben mit anderen Sinneseindrücken. Die Farbe Blau bezeichnete er als aromatisch und weich, die Farbe Gelb hingegen war für ihn scharf und stechend. Auch geometrische Bildelemente wurden kreuzmodal wahrgenommen. Für Kandinsky war eine horizontal gezeichnete Linie kalt, schweigend und schwarz, die Vertikale aktiv, warm und weiß und freie Geraden beweglich, blau und gelb. Bei Kandinsky lag vermutlich auch eine bidirektionale Synästhesie vor. Den Sonnenuntergang in Moskau verglich er mit dem Klang einer „tollen Tuba" und während einer „Lohengrin"-Aufführung lösten die Geigen und besonders die Blasinstrumente in ihm die Wahrnehmung von Farben und „wilden, fast tollen Linien" aus. Diese Musik-Farbsynästhesie machte sich Kandinsky bei seiner „musikalischen Malerei" zunutze (Ione & Tyler, 2003).

Die synästhetische Wahrnehmung erfolgt unwillkürlich und meistens nicht vorhersagbar. Das macht eine experimentelle Untersuchung der zugrunde liegenden Mechanismen nicht einfach. Zudem existieren keine Tiermodelle zur Untersuchung dieses Phänomens, so dass Studien nur an Menschen durchgeführt werden können. Eine an der kalifornischen Universität von Berkeley durchgeführte Studie hat gezeigt, dass eine funktionelle Hemmung des hinteren Parietallappens durch wiederholte transkraniale Magnetstimulation die synästhetische Wahrnehmung hemmt (Esterman et al., 2006). Interessanterweise wird in diesem Cortexbereich auch bei Normalen, Nichtsynästhetikern der Seheindruck hinsichtlich seiner Form und Farbe verarbeitet (Abb. 16; Farbtafel).

Die Ursachen von Synästhesie sind noch nicht vollständig aufgeklärt (Hubbard & Ramachandran, 2005). Synästhesie tritt familiär und bei Frauen gehäuft auf, so dass sicherlich eine genetische Komponente beteiligt ist. Untersuchungen an eineiigen Zwillingen deuten jedoch darauf hin, dass Synästhesie auch andere, nicht-genetische Ursachen haben kann. So wurden in der neurologischen Fachliteratur eine Reihe von Patienten beschrieben, die erst nach Schädigungen des Sehnerven, also bei visueller Deprivation, oder nach Läsionen im Temporallappen des Cortex über synästhetische Sinneswahrnehmungen berichteten (Afra et al., 2009). Eine Hirnschädigung kann danach eine Synästhesie hervorrufen. Sehr viel wahrscheinlicher sind Synästhesien jedoch auf genetische Veränderungen oder auf Abweichungen in der Hirnentwicklung während früher Entwicklungsphasen, überwiegend vor der Geburt, zurückzuführen (Bargary & Mitchell, 2008). Dazu werden zur Zeit drei Hypothesen diskutiert.

Nach der ersten Hypothese liegt Synästhesie eine veränderte Verschaltung von axonalen Verbindungen zwischen dem Thalamus und den Cortexarealen oder zwischen einzelnen Cortexarealen zugrunde. Danach sollten z. B. thalamocorticale Verbindungen aus dem auditorischen Thalamus nicht nur zum auditorischen Cortex, sondern über axonale Verzweigungen auch zum visuellen Cortex, insbes. zum Areal V4 bestehen, wo Farbe bewusst wahrgenommen wird. Auch direkte corticocorticale Verbindungen zwischen auditorischen und visuellen Cortexarealen könnten synästhetische Wahrnehmungen erklären. Tatsächlich wurden bei Säugetieren derartige Verbindungen in der frühen, überwiegend vorgeburtlichen Entwicklung nachgewiesen (Dehay et al., 1988) und gehören offensichtlich zum normalen Repertoire des unreifen Gehirns. Während früher Entwicklungsphasen werden im Hirn also initial mehr synaptische Verbindungen angelegt als sie später für die normale Funktionsweise benötigt werden. Diese exuberanten Verbindungen verschwinden üblicherweise während der frühen Entwicklung, indem die entsprechenden Axone abgebaut werden (Innocenti & Price, 2005). In beiden Fällen, sowohl den thalamocorticalen als auch den corticocorticalen „Fehlschaltungen", würden auditorische Reize nicht nur zu auditorischen Cortexarealen, sondern auch zu visuellen Cortexarealen weitergeleitet werden und so gleichzeitig eine auditorische und eine visuelle Wahrnehmung auslösen. In diesem Beispiel würde eine unidirektionale Synästhesie vorliegen. Wenn axonale Verbindungen aus dem visuellen Cortex auch zum auditorischen Cortex projizieren, würde eine bidirektionale Synästhesie vorliegen, wie bspw. Kandinsky sie aufwies. Ähnliche Verbindungen kann man sich natürlich auch zwischen den Hirnregionen vorstellen, in denen die Reize anderer Sinne verarbeitet werden. Diese Hypothese besagt also, dass bei Synästhetikern bestimmte axonale Verbindungen „eingefroren" und entwicklungsabhängig nicht abgebaut werden. Für diese Hypothese spricht auch, dass die graphemische Synästhesie eine der am häufigsten vorkommenden Synästhesieformen darstellt. Die beiden visuellen corticalen Areale, die Farben und Grapheme verarbeiten, liegen im Gehirn direkt nebeneinander. Zwischen diesen beiden Arealen sind funktionelle axonale Verknüpfungen offensichtlich relativ wahrscheinlich.

Nach der zweiten Hypothese sind die zuvor beschriebenen Verbindungen bei allen Menschen vorhanden, sind aber nach den in Abbildung 7A und 7E dargestellten Mechanismen normalerweise gehemmt. Nach dieser sog. Disinhibitionshypothese sollten synästhetische Erfahrungen bei allen Menschen auslösbar sein, wenn die Inhibition dieser Verbindungen aufgehoben wird und so die Information zu einem anderen Cortexareal durchgeschaltet werden kann. Für diese Hypothese sprechen die experimentellen Beobachtungen, dass vor allem am Serotoninrezeptor wirkende psychedelische Drogen Halluzinationen mit synästhetischem Charakter auslösen können (Nichols, 2004). Zudem gibt es klinische Befunde, dass Patienten nach einem Hirninfarkt und daraus resultierenden Läsionen im hinteren Parietalcortex oder seltener im Thalamus plötzlich eine Synästhesie aufwiesen, möglicherweise weil in Folge der Läsion hemmende Einflüsse dieser Hirnregionen aufgehoben wurden.

Die dritte Hypothese besagt, dass bei Synästhetikern die funktionelle Kopplung (*binding*, s. Kap. 3.4) zwischen den beteiligten Netzwerken erhöht ist (Robertson, 2003). Ein kreuzmodales *binding* zwischen dem auditorischen und visuellen System könnte z. b. die Musik-Farb-Synästhesie von Kandinsky erklären. Ein erhöhtes *binding* zwischen den Form und Farbe kodierenden corticalen Arealen im „Was-Weg" des visuellen Systems könnte die Ursache für Kandinskys Farbempfindungen bei einfachen geometrischen Bildelementen, wie horizontalen und vertikalen Linien, darstellen (Abb. 16A; Farbtafel).

Synästhesie ist nicht mit multimodalen Sinnesempfindungen beim Verzehr von Speisen zu verwechseln. Wenn wir bspw. eine scharfe Chili essen, haben wir nicht nur die Geschmacksempfindung „scharf", sondern uns wird auch heiß und wir fangen an zu schwitzen. Die Ursache dieser gekoppelten Sinnesempfindung liegt in den Transduktionskanälen der beteiligten Sinneszellen für Geschmack und Temperatur auf der Zunge (Clapham, 2003). Beide Sinnessysteme nutzen nämlich für die Geschmacksempfindung „scharf" und die Temperaturempfindung „heiß" den gleichen Transduktionskanal, der als transienter Rezeptorpotential-Vanilloid-Typ 1 (TRPV1, *transient receptor potential vanilloid 1*) bezeichnet wird. Der TRPV1 ist sowohl durch hohe Temperaturen als auch durch Capsaicin, den Wirkstoff in den Chilischoten, aktivierbar. Essen wir Chili, werden beide Sinnessysteme über diesen Kanal in den entsprechenden Sinneszellen auf der Zungenoberfläche geöffnet. Ähnliches geschieht beim Lutschen eines Mentholbonbons, das in uns eine Kaltempfindung auslöst. Beide Sinneseindrücke werden jedoch über einen anderen Transduktionskanal, den TRPM8-Kanal, der durch Kälte und Menthol aktiviert werden kann, vermittelt. Unser Geschmackssinn ist noch in anderer Hinsicht einzigartig (Shepherd, 2006). Unsere Nahrungsaufnahme ist wahrlich multimodal und wir benutzen bei der Aufnahme von Speisen neben dem sehr wichtigen Geruchseindruck (mit einer verstopften Nase schmecken alle Speisen fad) und dem visuellen Reiz („das Auge isst mit") auch Temperatur- und somatosensorische Sinneseindrücke. Sogar das Gehör spielt eine Rolle bei der Geschmackswahrnehmung (Verhagen & Engelen, 2006). Mit Synästhesie hat jedoch auch dies im eigentlichen Sinn nichts gemeinsam.

5.7 Außerkörperliche Erfahrungen

In den vorangegangenen Kapiteln wurden überwiegend Änderungen in der Wahrnehmung der äußeren Wirklichkeit, der Umwelt, dargestellt. In diesem Kapitel sollen Änderungen der eigenen Körperwahrnehmung und des Ichs, sozusagen der Innenwelt, vorgestellt werden. Mit einem leicht durchzuführenden Experiment kann der Leser an einer Versuchsperson beobachten, wie rasch und beeindruckend sich die Wahrnehmung des eigenen Körpers verändern lässt. Für dieses Experiment benötigt man einen hautfarbenen Gummihandschuh, wie er in vielen Supermärkten erhältlich ist[13]. Die an einem Tisch sitzende Versuchsperson legt ihre rechte Hand hinter einer Abdeckung (z. B. ein möglichst großes, senkrecht stehendes Buch) auf den Tisch, so dass sie diese Hand nicht sehen kann. Vor die Abdeckung wird für die Versuchsperson sichtbar die aufgeblasene Gummihand gelegt, die der rechten Hand möglichst ähnlich sehen sollte. Der rechte Unterarm und das Ende der Gummihand werden mit einem Tuch abgedeckt, so dass Finger, Daumen und Handrücken frei sind. Die künstliche Gummihand und die für die Versuchsperson unsichtbare rechte Hand werden mit je einem Stäbchen oder Pinsel in gleicher Weise in einem synchronen Rhythmus gestrichelt, z. B. werden so der Zeigefinger der richtigen Hand und der Gummihand gleichzeitig stimuliert. Etwa zwei Drittel aller Versuchspersonen erleben nach kurzer Zeit die Gummihand als einen Teil ihres eigenen Körpers und „spüren" die gesehene Berührung in der Gummihand als taktilen Reiz. Die gleichzeitige taktile und visuelle Wahrnehmung führt bei den Versuchspersonen zur Wahrnehmung der Gummihand als Teil des eigenen Körpers. Schlägt man plötzlich und für die Versuchsperson unerwartet mit einem Hammer auf die Gummihand, so reagiert die Versuchsperson mit einem Zucken oder in seltenen Fällen sogar mit einem Schmerzschrei.

Dieses immer wieder beeindruckende Experiment ist ein gutes Beispiel für die vom Gehirn geleistete multisensorische (oder multimodale) Integration, bei der die aus unterschiedlichen Sinnessystemen stammenden Reize in unserem Gehirn zu einem sinnvollen, kohärenten Gesamtbild zusammengeführt werden. Die im Kapitel 3.4 dargestellten Prozesse beim *binding* spielen auch bei der multisensorischen Integration eine wichtige Rolle. Für derartige multisensorische Wahrnehmungen benötigen wir Neurone, die die neuronalen Informationen verschiedener Sinnessysteme integrieren, d. h. entsprechende sensorische Eingänge erhalten. Derartige multimodale Neurone sind in den vergangenen Jahren in einer Reihe von Hirnstrukturen nachgewiesen worden, wie z. B. dem somatosensorischen Cortex oder auch an den Grenzregionen corticaler Areale mit unterschiedlichen sensorischen Aufgaben.

Für die Neurowissenschaften sind Experimente wie die Gummihand-Illusion ein hilfreiches Instrument, um zu verstehen, wie unser Gehirn das Bild unseres eigenen Körpers konstruiert. Der in Stockholm am renommierten Karolinska-Institut tätige Psychologe Henrik Ehrsson hat daher an normalen Versuchspersonen mit funktioneller Magnetresonanzbildgebung die Frage untersucht, welche Hirnregionen bei diesem Experiment aktiviert werden. In einer im August 2004 publizierten Arbeit in *Science* berichten Ehrsson und Kollegen, dass die Wahrnehmung der Gummihand als Teil des eigenen Körpers mit einer erhöhten Aktivität im prämotorischen Cortex verbunden war. Dieser Bereich spielt offensichtlich bei der multisensorischen Wahrnehmung des eigenen Körpers eine wichtige Rolle (Blanke, 2012).

Außerkörperliche Erfahrungen können noch sehr viel weitreichender sein als die zuvor beschriebenen Wahrnehmungsstörungen beim Gummihand-Experiment. Etwa jeder Fünfte hatte schon einmal die Empfindung, sich außerhalb des eigenen Körpers zu befinden und dabei sich selbst zu betrachten oder sich vom eigenen Körper unabhängig von Raum und Zeit zu entfernen (Abb. 13). Bei Cannabiskonsumenten ist der Anteil von Personen sogar noch höher. Außerkörperliche Erfahrungen sind üblicherweise dadurch gekennzeichnet, dass ein Gefühl einer Loslösung vom eigenen Körper, ein schwereloses Schweben und Gleiten durch die Luft und das Gefühl eines Durchdringenkönnens von Türen, Mauern, Zimmerdecke, Gegenständen oder sogar Lebewesen vorliegt. Außerkörperliche Erfahrungen treten vermehrt bei Übermüdung, beim Einschlafen, im Tiefschlaf und beim Meditieren auf. Migräne, epileptische Anfälle und Todesnähe können ebenfalls derartige Empfindungen hervorrufen. Zudem lösen sowohl Drogen wie Cannabis, LSD und Meskalin als auch das Anästhetikum Ketamin außerkörperliche Erfahrungen aus (vgl. Kapitel 5.5).

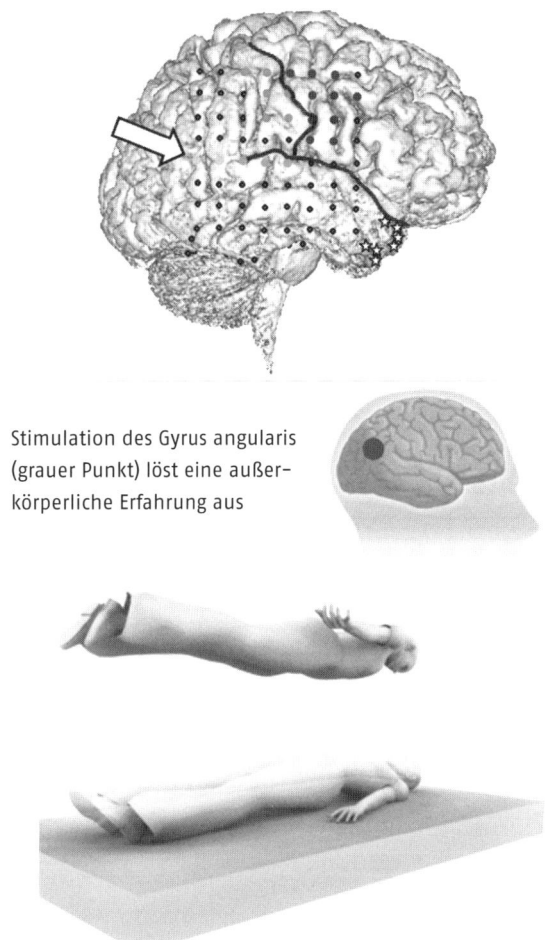

Stimulation des Gyrus angularis
(grauer Punkt) löst eine außerkörperliche Erfahrung aus

Abb. 13: **Außerkörperliche Erfahrungen nach lokaler Hirnstimulation.**

Der Mainzer Philosoph Thomas Metzinger und der Schweizer Neurologe Olaf Blanke veröffentlichten 2007 in dem renommierten Wissen-
schaftsjournal *Science* eine viel beachtete Arbeit mit dem Titel *Video
ergo sum: manipulating bodily self-consciousness*[14] (Lenggenhager et al.,
2007). In dieser Publikation berichten die Autoren, wie sie außerkörperliche Erfahrungen bei normalen Versuchspersonen durch einfache Ver-
suchsanordnungen mittels einer Videobrille auslösen konnten. Blanke

und Kollegen konnten bereits 2002 in einer *Nature*-Publikation zeigen, welche Hirnregionen für die Wahrnehmung außerkörperlicher Erfahrungen verantwortlich sind (Blanke et al., 2002). Einer 43-jährigen Frau, die seit 11 Jahren unter schweren und medikamentös nicht behandelbaren epileptischen Anfällen litt, wurden wie in der prächirurgischen Epilepsiediagnostik üblich, Elektroden auf den freigelegten Cortex gelegt, um den epileptischen Fokus mittels Elektrocorticogramm (ECoG, vgl. S. 67 und Kapitel 3.3) genauer zu identifizieren. Wie bei pharmakoresistenten Epilepsien häufig der Fall, so lag auch bei dieser Frau der Fokus im temporalen Cortex (Abb. 1B), und zwar in diesem Fall in der rechten Hirnhälfte. Die oberflächlich auf dem Cortex liegenden ECoG-Elektroden erlaubten nicht nur die Registrierung der Cortexaktivität, sondern ermöglichten auch eine lokale elektrische Stimulation kleiner Cortexbereiche (Abb. 13). In einer Region, die etwa 5 cm hinter dem epileptischen Fokus lag und als *Gyrus angularis* („winklige Windung") bezeichnet wird, löste die elektrische Hirnreizung bei der Patientin komplexe Empfindungen aus. Bei geringen Reizstärken berichtete die Patientin, dass sie das Gefühl hätte, im Bett zu versinken oder von oben herabzufallen. Eine stärkere elektrische Reizung am gleichen Ort löste eine außerkörperliche Erfahrung aus und die Patientin sah sich selbst von oben im Bett liegen, interessanterweise sah sie jedoch nur ihren Unterkörper und ihre Beine. Die Patientin hatte das Gefühl, sie würde in einer Höhe von etwa 2 Metern unterhalb der Zimmerdecke schweben. Dann wurde die Patientin gebeten, ihre eigenen Beine zu betrachten. Die elektrische Reizung löste nun bei der Patientin das Gefühl aus, dass ihre Beine sich verkürzen würden. Diese Experimente belegen nicht nur sehr eindrucksvoll, dass außerkörperliche Erfahrungen durch elektrische Reizung einer spezifischen Hirnregion ausgelöst werden können, sondern auch dass die Wahrnehmung des eigenen Körpers durch Stimulation dieser Hirnregion verändert werden kann (sog. Körpertransformationen).

Was ist das Besondere am Gyrus angularis? Dieser Teil des cerebralen Cortex liegt an der Schnittstelle zwischen temporalem, okzipitalem und parietalem Cortex (vgl. Abb. 1B) und gehört zu den höheren, multisensorischen Assoziationsarealen. Hier fließen neuronale Informationen des visuellen, auditorischen, somatosensorischen, vestibulären (für das Gleichgewicht zuständigen) und motorischen Systems zusammen.

Der Gyrus angularis ist weiterhin an Funktionen des Schreibens, Lesens und Rechnens und anderen höheren kognitiven Fähigkeiten entscheidend beteiligt. Eine Läsion dieser Region führt zum sog. Angularis-Syndrom mit entsprechenden neurologischen Ausfällen.

Der Gyrus angularis spielt noch bei einer weiteren außergewöhnlichen Wahrnehmungsstörung eine zentrale Rolle, der Heautoskopie. Darunter versteht man die Wahrnehmung des eigenen Körpers als eine zweite identische Person außerhalb des eigenen Körpers. Dabei wird nicht immer die Gestalt gesehen, oft besteht auch nur das Empfinden, dass ein Doppelgänger hinter einem steht. Der Doppelgänger ist ein Phantom des eigenen Körpers, ähnlich dem Phantomempfinden von amputierten Gliedmaßen. Die Bewegungen und Handlungen des Doppelgängers werden am eigenen Körper empfunden. Ähnlich wie bei den zuvor beschriebenen außerkörperlichen Erfahrungen, so empfinden Personen mit Heautoskopie sich während dieser Wahrnehmungsstörung oft als leicht und über der Situation schwebend. Die Heautoskopie dauert üblicherweise nur Sekunden bis zu wenigen Minuten an und tritt nur einmal auf oder wiederholt mit anderen Abläufen. In seltenen Fällen handelt es sich um einen chronischen Zustand und die Heautoskopie ist dann ununterbrochen vorhanden. Zumeist sind die Doppelgänger vielfarbig und klar umrissen, jedoch stumm und starren die Betroffenen an. Nur selten führen die Doppelgänger Gespräche. Durch die Presse gingen Fälle mit akuten Hirninfarkten im temporo-okzipito-parietalen Cortex (Stockinger, 2001). Eine 75-jährige Frau sah eines Tages ihre Doppelgängerin als Teenager in einem ihr bekannten Kleid, der Hirninfarkt wurde sechs Stunden später in der neurologischen Klinik diagnostiziert. Ein anderer Fall ist der 35-jährige Schlosser, der plötzlich seinem Doppelgänger am Arbeitsplatz begegnete und überrascht zusah, wie der einen schweren Werkzeugkasten davontrug. Neben Hirninfarktopfern sind Personen mit Migräne und Epilepsie am häufigsten von Heautoskopien betroffen. Der unter Epilepsie, vermutlich einer Temporallappen-Epilepsie, leidende russische Schriftsteller Fjodor Dostojewski (1821–1881) hat vermutlich unter diesen Wahrnehmungsstörungen gelitten und sie in dem Roman „Der Doppelgänger" (1846) verarbeitet.

5.8 Ich sehe, was du fühlst – Spiegelneurone und Empathie

Im vorangegangenen Kapitel wurden außerkörperliche Erfahrungen dargestellt und wie eine Gummihand als Teil des eigenen Körpers wahrgenommen wird, obwohl wir uns sehr genau bewusst sind, dass es sich nur um eine Gummihand und nicht um unsere eigene Hand handelt. In diesem Kapitel sollen neue Erkenntnisse der Neurowissenschaften vorgestellt werden, die zeigen, wie wir uns in die Situation eines Mitmenschen einfühlen und regelrecht mit ihm leiden können. Wir können einen Teil der Wirklichkeit unserer Mitmenschen erleben.

Im Jahr 1995 wurde im Labor des italienischen Neurophysiologen Giacomo Rizzolatti im frontalen Cortex von Affen erstmals eine neue Klasse von Nervenzellen entdeckt, denen man aufgrund ihrer funktionellen Eigenschaften den Namen **Spiegelneurone** gab (Rizzolatti & Craighero, 2004). Diese Nervenzellen zeigten sowohl vermehrt Aktionspotentiale bei der Durchführung einer eigenen Bewegung als auch bei der Beobachtung der gleichen Bewegung bei einem anderen Affen oder auch bei einem Menschen. Diese Bewegung kann bspw. eine Bewegung des Arms oder des Munds sein, so wie wir sie beim Gähnen ausführen. Der Drang zur Nachahmung des Gähnens bei Beobachtung dieser Mundbewegung bei einem Gesprächspartner ist dem Leser vermutlich gut bekannt. Die Entdeckung der Spiegelneurone stellt sicherlich eines der überraschendsten und spannendsten Ergebnisse der Neurowissenschaften in den letzten beiden Jahrzehnten dar. Man schreibt diesen Neuronen eine wichtige Rolle nicht nur beim Nachahmen von Bewegungen, sondern auch bei der Empathie und beim Erlernen von Sprache zu. Unter Empathie versteht man die Fähigkeit, Absichten und Gefühle anderer Menschen zu verstehen und auf diese z. B. mit Mitleid, Trauer, Schmerz oder einem Hilfsimpuls zu reagieren. Daher wird vermutet, dass Spielgelneurone eine sehr wichtige Funktion bei sozialen Interaktionen erfüllen. Die Fähigkeit zur Empathie kann individuell sehr unterschiedlich ausgeprägt sein. Es gibt Menschen, die sich sehr gut in die Gefühlswelt anderer Personen hineinversetzen können, andere hingegen weisen in dieser Fähigkeit mehr oder weniger starke Defizite auf. Vermutlich liegen bei Autismus, einem Extremfall sozialer Isolation, Störungen im Spiegelneuronensystem vor. Die Fähigkeit zur

Empathie ist bereits bei kleinen Kindern stark ausgeprägt. Man muss nur die Reaktionen von Kleinkindern beobachten, wenn sich ein Spielkamerad verletzt hat. Das Mitleiden der anderen Kinder ist nicht zu übersehen. Spiegelneurone kommen nicht nur bei Menschen und Affen vor. Ein sehr ähnlicher Zelltyp ist im Hirn von Singvögeln nachgewiesen worden (Tchernichovski & Wallman, 2008). Diese Neurone zeigen eine erhöhte Aktivität, wenn der Vogel selbst singt oder wenn der Vogel einen ähnlichen Gesang eines Artgenossen nur hört. „Weltmeister" im Singen, wie die Nachtigall, können vermutlich nur mit Hilfe ihrer Spiegelneurone ihr reiches und aus mindestens 60 Liedern bestehendes Repertoire so rasch erlernen.

Untersuchungen am Menschen mit bildgebenden Verfahren haben gezeigt, dass die Beobachtung von Bewegungen in unserem Gehirn ein komplexes neuronales Netzwerk in okzipitalen, temporalen, parietalen und frontalen Cortexarealen aktiviert (Sinigaglia & Rizzolatti, 2011). Eine ganz wichtige Rolle, und hier wurden die Spiegelneurone auch erstmals von Rizzolatti entdeckt, spielt der prämotorische Cortex, der sehr nah am sog. motorischen Broca-Sprachareal liegt. Die Funktionsweise von Spiegelneuronen ist auf zellulärer Ebene noch nicht vollständig aufgeklärt. Neurone im prämotorischen Cortex reagieren auf die beobachteten Bewegungen, die von diesen Neuronen selbst kodiert und repräsentiert werden. Spiegelneurone transformieren gewissermaßen visuelle Reize in die Kenntnis einer motorischen Handlung. Interessanterweise muss dabei die motorische Handlung nicht vollständig sichtbar sein. Weitergehende Studien im Labor von Rizzolatti haben gezeigt, dass Spiegelneurone im prämotorischen Cortex von Affen nicht nur bei Beobachtung einer vollständigen Armbewegung des Forschers reagierten, sondern die gleiche Aktionspotentialaktivität trat auch dann auf, wenn die Armbewegung nur in ihrer Anfangsphase für den Affen zu sehen war. Mit Hilfe der Spiegelneurone wissen wir sozusagen, wie sich unser Artgenosse bewegen wird. Beim raschen Gang durch eine überfüllte Fußgängerpassage ist diese Fähigkeit überaus nützlich. Wären wir nicht ständig in der Lage, aus dem Bewegungsmuster der vielen uns entgegenkommenden Passanten den weiteren Verlauf ihrer Bewegungsrichtung vorauszusagen, würden wir nahezu ununterbrochen mit anderen Personen zusammenstoßen. Dieser enormen Fähigkeit sind wir uns üblicherweise nicht bewusst. Machen Sie mal ein Experiment bei ihrer nächsten

Shopping-Tour und gehen Sie gezielt auf eine Ihnen entgegenkommende Person zu und weichen Sie ihr nicht aus. Beobachten Sie, wie rasch diese Person immer wieder Ihre Bewegungen analysiert und ein neues Ausweichmanöver berechnet und einleitet.

Genauso wie die Empathie individuell sehr unterschiedlich ausgeprägt ist, so unterscheiden wir uns auch in der Fähigkeit zur Voraussage von Bewegungen mittels Spiegelneuronen. Insbesondere Sportler können hier Spitzenleistungen erbringen. Jeder Fußballtorwart in der 1. Bundesliga ist ein Meister in der Vorhersage des Bewegungsablaufs von Feldspielern. Bei einem Elfmeter kann ein erfahrener und gut trainierter Torwart bereits aus dem Anlauf des Elfmeterschützen die voraussichtliche Flugbahn des Balls erahnen. Ein Handballtorwart muss bei einem Strafwurf aus sieben Metern Entfernung noch weitaus bessere Leistungen erbringen und beim Cricket kann ein guter Schlagmann schon sehr früh die Flugbahn des Balls abschätzen, der mit Geschwindigkeiten von bis zu 160 Kilometern pro Stunde auf ihn zufliegt. Der Einfluss von Training auf derartige Spitzenleistungen des Spiegelneuronensystems wurde detailliert an professionellen Basketballspielern der italienischen Profiliga untersucht. Als Kontrollgruppe dieser 2008 in *Nature Neuroscience* veröffentlichten Studie dienten Sportjournalisten und Trainer aus dem Basketballbereich und Studenten ohne intensive Erfahrungen in Basketball (Aglioti et al., 2008). Die Profi-Basketballer konnten in Filmen, die erfolgreiche und misslungene Freiwürfe zeigten, signifikant früher und korrekter das Ergebnis des Wurfes voraussagen als die Personen in den Kontrollgruppen. Dabei nutzten die Profi-Basketballer die Körper- und insbesondere die Handbewegung der Wurfhand, um bereits das Ergebnis des Wurfes vorauszusagen, bevor der Ball die Hand verlassen hatte. Weiterhin zeigten nur die Profi-Basketballer während der Beobachtung der Filmsequenzen eine erhöhte neuronale Erregbarkeit im motorischen Cortexareal der Wurfhand. Die Beobachtung der Bewegung aktiviert also bei entsprechend trainierten Personen Spiegelneurone, die exakt die gleiche Bewegung kodieren und ein optimales Bewegungsprogramm starten könnten.

Diese Untersuchungen zeigen, dass Lernprozesse, also synaptische Plastizität, auch im Spiegelneuronensystem existent sein müssen. Aus der Sicht der Neurowissenschaften ist dieses Ergebnis keinesfalls überraschend, denn nach heutigem Kenntnisstand weisen nahezu alle Synapsen im Cortex eine aktivitätsabhängige synaptische Plastizität auf. Synaptische Veränderungen im Spiegelneuronensystem lassen sich durch die hohe Anzahl von Trainingsstunden erklären. Üblicherweise geht man davon aus, dass eine Person im Sport, aber auch in der Musik, über 10 Jahre etwa 10 000 Stunden, d. h. etwa 19 Stunden pro Woche, trainieren oder üben muss, bis die Bewegungen nahezu perfektioniert sind und Spitzenleistungen erbracht werden können. Dieses „Einschleifen" von Bewegungen hat jedoch den Nachteil, dass eine falsch antrainierte Bewegung nur schwerlich korrigierbar ist. Altersabhängige Wachstumsprozesse und körperliche Anpassungen des Athleten an das Training erfordern jedoch häufig eine Korrektur im Bewegungsablauf, die bei Profisportlern mit zunehmendem Alter nur noch schwer umgesetzt werden kann. Dieses Problem ist aus neurowissenschaftlicher Sicht gut verständlich. Die an der Bewegung beteiligten neuronalen Systeme sind aufgrund des häufigen Wiederholens beim Erwachsenen fest „verdrahtet".

In diesem Kapitel wurden physiologische Änderungen in der Wahrnehmung von Wirklichkeit dargestellt, wie sie bei sensorischer Deprivation in einem *floating tank*, bei Halluzinationen, Meditation, Synästhesie und außerkörperlichen Erfahrungen, oder pharmakologisch induziert auftreten können. Im nächsten Kapitel sollen pathophysiologische Änderungen in der Wahrnehmung von Wirklichkeit vorgestellt werden, wie sie durch Erkrankungen und Schädigungen des Gehirns verursacht werden können.

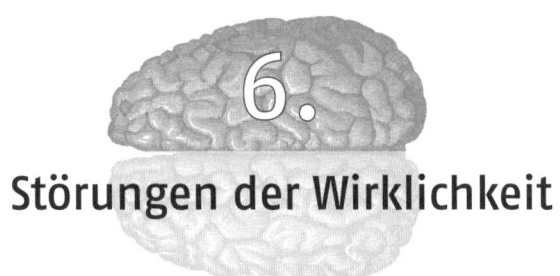

Störungen der Wirklichkeit

Im Kapitel 3 wurde am Beispiel des visuellen Systems bereits dargestellt, wie genetische Störungen in der Expression von Sehfarbstoffen sehr ausgeprägte Veränderungen in der Wahrnehmung von Seheindrücken verursachen. Das Fehlen des Farbstoffes für das Sehen des roten Lichts führt unabwendbar zur Rotblindheit. Dieses Kapitel stellt Störungen in der Wahrnehmung von Wirklichkeit dar, wie sie bei Sauerstoffmangel, plötzlich nach Hirnläsionen, wie z. B. einem Hirninfarkt, oder allmählich über viele Jahre bei chronischen neurodegenerativen Erkrankungen, wie z. B. bei der Alzheimer'schen Krankheit, auftreten können. Während Läsions-induzierte Funktionsausfälle im besten Fall innerhalb weniger Monate durch plastische Veränderungen an den Synapsen kompensiert werden können, wirken sich die neuronalen Ausfälle bei neurodegenerativen Erkrankungen sehr viel einschneidender aus und der betroffene Mensch verabschiedet sich langsam und immer tiefgreifender von der Wirklichkeit.

6.1 Höhenrausch

Der Schweizer Erhard Loretan (1959–2011) war weltweit einer der besten und schnellsten Extrembergsteiger, der alle 14 Achttausender ohne Sauerstoffgerät und häufig in Rekordzeit bestiegen hatte. Am Mount Everest gelang ihm der Auf- und Abstieg in weniger als 40 Stunden. Loretan verblieb eineinhalb Stunden auf dem Gipfel des Mount Everest in 8848 Metern Höhe und hatte dort lebhafte Halluzinationen: „Ich sehe andere Bergsteiger in Fastnachtskostümen. Einer kriecht aus einer Höhle, eben hat er sich in eine Wolke verwandelt, die über uns schwebt." Dieses als Höhenrausch bezeichnete Phänomen ist Extrembergsteigern gut bekannt und gefürchtet. Der in großen Höhen auftretende Sauerstoffmangel verursacht eine Reihe von neuronalen Dysfunktionen und kann sogar im erheblichen Maße Zelltod im Hirn verursachen. Ungeübte Bergsteiger zeigen schon ab einer Höhe von etwa 4500 Metern eine Euphorie und überschätzen ihre Fähigkeiten. Ab einer Höhe von etwa 7000 Metern treten in Folge des zunehmenden Sauerstoffmangels häufig massive Wahrnehmungsstörungen auf, wie „Tunnelblick", auditorische und visuelle Halluzinationen und *Out-of-body*-Erfahrungen.

Diese beim Höhenrausch auftretenden Wahrnehmungsstörungen sind durch den Sauerstoffmangel in großen Höhen erklärbar. Zu Beginn des Kapitels 2 wurde bereits darauf hingewiesen, dass das Gehirn etwa 20 % des gesamten zur Aufrechterhaltung der Körperfunktionen benötigten Sauerstoffs verbraucht. Folglich ist bei Sauerstoffmangel das Gehirn sehr früh betroffen. Die Neurone können bei Sauerstoffmangel nicht mehr ausreichend Energie in Form von Adenosintriphosphat (ATP) bilden, das dringend für die Aufrechterhaltung der Ionengradienten zwischen Zellinnerem und dem Extrazellulärraum benötigt wird (Natrium-Kalium-Pumpe in Kapitel 2.2). Wenn die Natrium-Kalium-Pumpe nicht mehr ausreichend Natrium aus der Zelle hinaus- und Kalium in die Zelle hineinpumpen kann, verändert sich das Ruhemembranpotential. Die Nervenzellen depolarisieren und zeigen eine erhöhte Spontanaktivität. Die corticalen Netzwerke in den sensorischen Arealen, wie dem visuellen, auditorischen oder somatosensorischen Cortex, rufen infolge ihrer erhöhten Aktivität die o.g. Sinnestäuschungen hervor. Nimmt der Sauerstoffgehalt noch weiter ab, kommt es zur zunehmenden Depolarisation und die Neurone schütten vermehrt ihren Neurotransmitter aus. Vor allem der massive Anstieg in der extrazellulären Glutamatkonzentration löst nun eine Kettenreaktion aus, die zu einer neuronalen Übererregbarkeit führt. Nun beginnt der neuronale Zelltod.

Ein dem Höhenrausch ähnliches Phänomen ist der Tiefenrausch, der bei untrainierten Tauchern ab einer Tiefe von etwa 25 bis 30 Metern auftritt. Die Betroffenen sind euphorisch, haben Halluzinationen und verlieren die Orientierung. Die Ursache des Tiefenrauschs ist jedoch nicht ein Sauerstoffmangel, sondern der Stickstoff, der in der eingeatmeten Atem- bzw. Pressluft vorhanden ist und bei hohem Druck narkotisch wirkt.

6.2 Läsionen, *Neglect* und Phantomschmerz

Allein in Deutschland erleiden jährlich etwa 150 000 Menschen einen Hirninfarkt (Schlaganfall) und etwa 40 000 sind jedes Jahr von einem schweren Schädel-Hirn-Trauma in Folge eines Unfalls betroffen. Ein Hirninfarkt tritt plötzlich infolge einer Minderdurchblutung des Gehirns und einer daraus resultierenden lokalen Unterversorgung mit Sauerstoff auf. Eine auch nur kurzfristige Unterbrechung dieser Sauerstoffversorgung führt innerhalb weniger Minuten in der betroffenen Hirnregion zum Absterben von Neuronen und Gliazellen. Die Minderdurchblutung ist auf Einengungen oder Verschlüsse eines hirnversorgenden Blutgefäßes zurückzuführen. Da die Blutgefäße unterschiedliche Regionen im Hirn mit Sauerstoff versorgen, sind die Schädigungen und Funktionsausfälle auf bestimmte Hirngebiete und eine entsprechende Symptomatik begrenzt. Ein Hirninfarkt im frontal liegenden, motorischen Broca-Sprachareal führt folglich zu Störungen in der Sprachproduktion. Man kann dann nicht mehr sprechen, obwohl man Sprache und gelesene Texte weiterhin problemlos versteht. Das corticale Areal für Sprachverständnis, das sog. Wernicke-Sprachareal, liegt im Gehirn weiter hinten, wird von anderen Blutgefäßen versorgt und ist von dem Hirninfarkt im frontalen Bereich üblicherweise nicht betroffen. Liegt hingegen eine Läsion im Wernicke-Areal vor, so kann der Patient Sprache und gelesene Texte nicht mehr verstehen. Zwar kann er dann noch sprechen, aber die sog. „Leersprache" hat keinerlei Sinn und besteht aus unsinnigen neuen Wortschöpfungen und Wortkombinationen.

Fokale Hirnläsionen und entsprechende Funktionsausfälle können auch nach Einwirkung eines stumpfen oder penetrierenden Traumas auftreten, z. B. nach einem Verkehrsunfall oder nach einem Sturz aus großer Höhe. Die zellulären und molekularen Ursachen der Hirnschädigungen bei einem Schädel-Hirn-Trauma unterscheiden sich sehr von denen nach einem Hirninfarkt, jedoch sind in beiden Fällen die resultierenden Ausfälle vom Ort und von der Größe der Läsion abhängig. Es sollte den Leser mittlerweile nicht mehr überraschen, dass lokale Läsionen in bestimmten Cortexarealen auch zu ganz spezifischen Funktionsausfällen führen können. Derartige Störungen im Erkennen sensorischer Reize trotz intakter Wahrnehmung durch die Sinnesrezeptoren werden auch als **Agnosien** (griech. *a-* = nicht, *gnosis* = Erkenntnis) bezeichnet. In den Kapiteln 3.2 und 3.3 wurden die funktionell hoch spezifischen Cortexareale des visuellen Systems beschrieben, wie u. a. die Areale, die Gesichts- und Gebäude-erkennende Neurone enthalten. Entsprechend führen Schädigungen dieser Cortexareale auch zu selektiven visuellen Wahrnehmungsstörungen. Nach einer Schädigung im infero-okzipito-temporalen Cortex kann eine Prosopagnosie auftreten, die sich in einer Unfähigkeit der Erkennung von Gesichtern äußert. Entweder werden Gesichter überhaupt nicht mehr erkannt (totale Prosopagnosie) oder es kann nur die emotionale Komponente des Gesichtsausdrucks nicht gedeutet werden (emotionale Prosopagnosie). Bei einer personalen Prosopagnosie ist die Fähigkeit verlorengegangen, vertraute Gesichter wiederzuerkennen. Freunde und Familienangehörige können dann z. B. nur an der Stimme oder an markanten äußeren Merkmalen erkannt werden.

Wie bereits zuvor dargestellt, führt ein Hirninfarkt im corticalen Farbzentrum (V4) und Bewegungszentrum (V5) ebenfalls zu spezifischen Funktionsausfällen. Nach einer Läsion in V4 können die betroffenen Personen plötzlich keine Farben mehr erkennen (Achromatopsie) und eine Läsion im Areal V5 führt zu einem selektiven Ausfall der Bewegungswahrnehmung (Akinetopsie).

Nach einer Schädigung von parieto-okzipitalen Cortexarealen in einer Hirnhälfte (Hemisphäre) kann eine Agnosie auftreten, die sich durch bemerkenswerte Defizite bei der Wahrnehmung räumlicher Beziehungen und des eigenen Körpers äußert. Die betroffenen Personen verlieren die Wahrnehmung der Raumhälfte und der eigenen Körperhälfte, die der Läsion im Cortex gegenüberliegen. Diese Patienten ignorieren dann eine Körperhälfte und die halbe sie umgebende Welt. Diese Schädigung tritt auf, obwohl die Sinneszellen in der Peripherie und die Signalverarbeitung bis zum Cortex vollkommen intakt sind. Eine derartige Störung der Wahrnehmung des eigenen Körpers und der Umwelt wird als **Neglect** (lat. *neglegere* = vernachlässigen) bezeichnet und da in diesem Fall nach Läsion in nur einer Hirnhälfte nur eine Seite betroffen ist, spricht man auch von einem Hemineglect (halbseitige Verleugnung). Untersucht man bei Patienten mit einem visuellen Hemineglect die Augenbewegungen, stellt man fest, dass sie ein halbes Gesichtsfeld nicht mehr wahrnehmen können. Die Wirklichkeit dieser Personen besteht daher nur aus einer „halben Welt". Diese Patienten bekleiden nur eine Hälfte ihres Körpers und Männer rasieren nur eine Gesichtshälfte. Legt man diesen Personen Bilder zum Nachzeichnen vor, so kopieren sie nur die halbe Vorlage (Abb. 14).

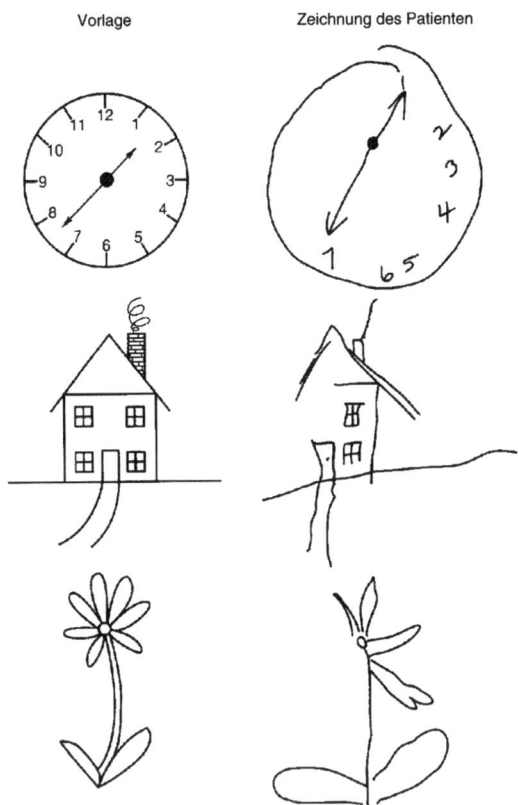

Abb. 14: **Visueller Neglect.** Zeichnungen eines Patienten mit einer Schädigung des visuellen Cortex in der rechten Hemisphäre und einem daraus resultierenden Ausfall des linken Gesichtsfeldes (Hemineglect). Die Zeichnungen des Patienten sind nach den Vorlagen auf der linken Seite angefertigt worden. Nach Kolb & Whishaw (1993).

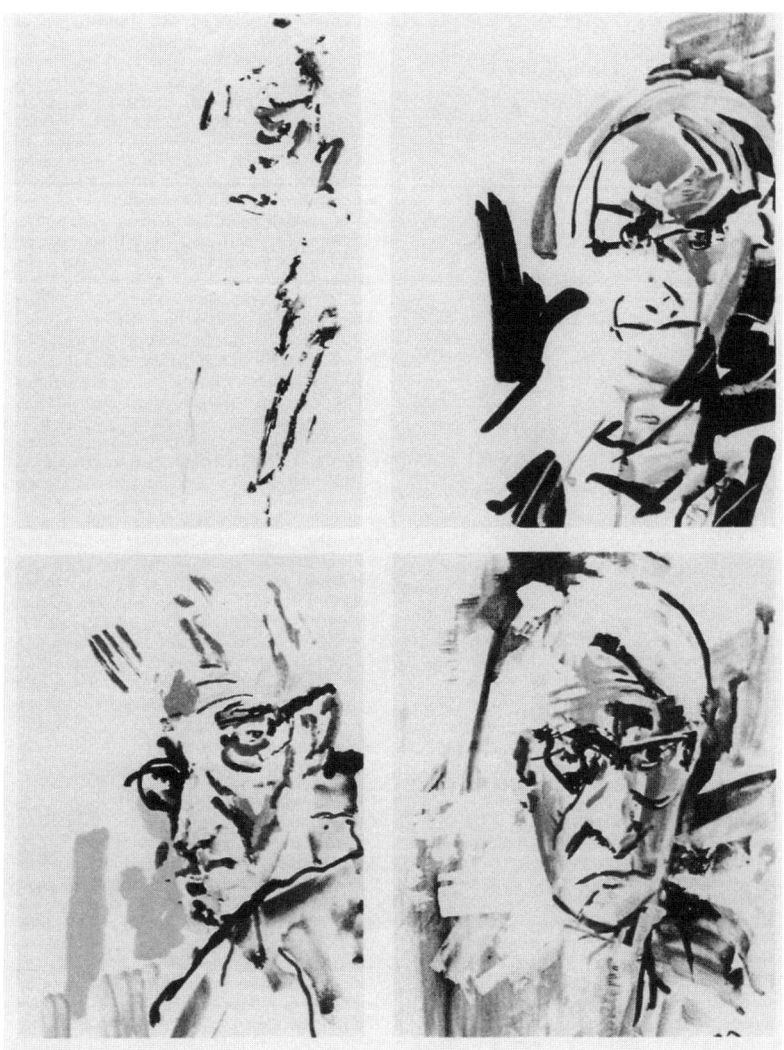

Abb. 15: **Visuelle Ausfälle nach einem rechtsseitigen Hirninfarkt und Kompensation infolge einer Selbstreparatur des Gehirns.** Selbstporträts eines Malers zu unterschiedlichen Zeitpunkten nach seinem Hirninfarkt. Zwei Monate nach dem Infarkt ist die visuelle Wahrnehmung stark gestört und die linke Gesichtsfeldhälfte ist nicht vorhanden (oben links). Im Laufe weniger Monate verbessert sich die visuelle Wahrnehmung und auch das linke Gesichtsfeld wird wieder fast normal gesehen (von oben nach unten und links nach rechts). Aus: Jung (1974).

In Abbildung 15 sind die unmittelbaren Folgen eines rechtsseitigen Hirninfarkts bei einem Maler und deren Kompensation infolge einer Selbstreparatur des Gehirns dargestellt. Während anfangs die linke Hälfte der visuellen Welt kaum wahrgenommen wird, verschwindet der Neglect über einen Zeitraum von wenigen Monaten und das Gesichtsfeld ist schließlich wieder vollständig.

Störungen der Wahrnehmung sind nicht nur auf Schädigungen in visuellen Hirnregionen begrenzt. Auch Läsionen im somatosensorischen Cortex führen zu Defiziten in der Verarbeitung von Sinnesreizen. Ein Hirninfarkt im primären somatosensorischen Cortex führt bspw. zu Störungen in der Fähigkeit, die Größe, Struktur und Form von Objekten zu unterscheiden (Astereognosie). Der Ort, die Größe und die Intensität eines taktilen Reizes können dann nicht mehr genau beurteilt werden.

Die bisher beschriebenen Wahrnehmungsstörungen traten infolge relativ kleiner corticaler Läsionen auf, die dann zu den beschriebenen, sehr selektiven Ausfällen führen. Bei größeren Läsionen sind mehrere corticale Areale betroffen und die daraus resultierenden Funktionsausfälle sind daher auch sehr vielgestaltig. Ein sehr eindrucksvolles Beispiel für eine derartige komplexe Wahrnehmungsstörung stellt das sog. Bálint-Syndrom dar, das nach dem ungarisch-österreichischen Neurologen Rezsö Bálint (1874–1929) benannt wurde. Bálint beschrieb einen Patienten, der mehrere Hirninfarkte erlitten hatte und unterschiedliche Symptome aufwies. Der Patient konnte keine zielgerichteten Blickbewegungen und keine visuell kontrollierten, zielgerichteten Greifbewegungen mehr durchführen. Er war z. B. nicht in der Lage, sich eine Zigarre anzuzünden. Farben und Formen konnte er jedoch problemlos erkennen und auch richtig benennen. Seine visuelle Aufmerksamkeit war jedoch stets auf einzelne Reize eingeengt und er konnte daher „das Ganze" nicht mehr erkennen. Außerdem zeigte Bálints Patient einen Hemineglect und beachtete eine Raumhälfte und eine Körperhälfte nicht. Unter einem Bálint-Syndrom leidende Patienten nehmen die visuelle Welt als unzusammenhängende Menge an Einzelobjekten wahr und können diese Einzelkomponenten nicht zu einem Ganzen verbinden und zusammensetzen (Robertson, 2003). Hier liegt offensichtlich wirklich ein *binding*-Problem vor (vgl. Kapitel 3.4). Die visuellen Defizite erinnern an den Film des unsichtbaren Gorillas (vgl. Kapitel 3.5), nur mit dem Unterschied, dass Bálint-Patienten ständig nur einen Teil der „Wirklichkeit" sehen. Nach dem Tod seines Patienten im Jahre 1906 untersuchte Bálint das Gehirn des Verstorbenen und stellte massive Schädigungen im parieto-okzipitalen Bereich beider Hemisphären fest. Heute wissen wir, dass vergleichbare Symptome auch nach Läsionen im frontalen oder temporo-okzipitalen Bereich oder bei Demenzpatienten auftreten können.

Wahrnehmungsstörungen treten nicht nur infolge corticaler Läsionen auf, sondern auch nach Schädigungen der sensorischen Peripherie, der Sinnesorgane. Wie eine Läsion im Auge die visuelle Wahrnehmung verändern kann, hat in bemerkenswerter Weise der norwegische Maler Edvard Munch (1863–1944) in einigen seiner Bilder nach Auftreten dieser Erkrankung dokumentiert. Munch litt unter Bluthochdruck und hatte 1930 im Alter von 67 Jahren eine Blutung im Glaskörper des rechten Auges, die zu einer erheblichen Beeinträchtigung seines Sehvermögens führte. Über einige Monate stellte Munch in einer Reihe von Bildern seine Sehausfälle auf dem rechten Auge dar, indem er sein linkes Auge verdeckte. In dem im Herbst 1930 angefertigten Aquarell „Netzhaut Optische Täuschung" zeigt Munch seine unmittelbaren Sehstörungen (Abb. 10; Farbtafel). Ein weißes Zentrum, der Ort der Läsion, ist umgeben von roten, gelben und violetten Ringen, die für Munch in Folge der frischen Blutung in dieser Form sichtbar waren.

Die bisher beschriebenen Beispiele bezogen sich auf Funktionsausfälle infolge von Läsionen. Eine Person kann etwas nicht mehr sehen oder ein Objekt durch Betasten nicht mehr erkennen, weil eine periphere oder zentrale Läsion vorliegt. Nach corticalen Schädigungen können jedoch auch Wahrnehmungsstörungen ganz anderer Art auftreten, nämlich die Wahrnehmung von Gliedmaßen, sog. Phantomgliedern, die nicht mehr vorhanden sind. Phantomempfindungen oder ggf. sogar Phantomschmerzen können bei Patienten auftreten, die eine Gliedmaße durch einen Unfall oder seltener nach chirurgischer Amputation verloren haben. In der Mehrzahl der Fälle treten diese Wahrnehmungsstörungen nach Verlusten der Hand, des Fußes, eines Arms oder Beins auf. Es gibt jedoch auch Berichte, dass Phantomempfindungen oder -schmerzen nach Entfernen anderer Körperteile oder Organe auftreten, wie z. B. nach Entfernen des Blinddarms oder eines Zahns. Beim Phantomempfinden hat die Person den Eindruck, dass eine Gliedmaße noch ganz oder teilweise vorhanden ist und sich bewegen lässt. Die fehlende Gliedmaße wird häufig kürzer als die amputierte Hand empfunden. Per definitionem tritt eine Schmerzwahrnehmung beim Phantomempfinden jedoch nicht auf. Hingegen berichten die betroffenen Personen beim Phantomschmerz von einer mehr oder weniger starken und ständigen oder nur zeitweisen Schmerzwahrnehmung der amputierten Gliedma-ße. Phantomempfindungen oder -schmerzen sind ein häufig auftretendes Problem. Etwa zwei Drittel aller Patienten weisen nach Amputationen von Gliedmaßen derartige Wahrnehmungsstörungen auf und viele leiden unter Phantomschmerzen.

Die Ursachen von Phantomempfindungen und -schmerzen sind nicht vollständig geklärt. Lange Zeit ging man davon aus, dass neuronale Aktivitätsmuster in sensorischen Nervenfasern an der Narbe des Amputationsstumpfes diese Fehlempfindungen verursachen. Zur Klärung dieser Frage führte der Tübinger Psychologe und Neurobiologe Niels Birbaumer an Patienten mit Phantomschmerzen eine experimentelle Studie mit Lokalanästhetika durch. Eine Lokalanästhesie der sensorischen Nervenfasern an der Narbe führte jedoch nur bei etwa der Hälfte der armamputierten Patienten zu einer Verringerung des Phantomschmerzes, während bei dem anderen Teil der Patienten keine Änderungen in der Schmerzwahrnehmung auftraten. Nach diesen Ergebnissen wird der Phantomschmerz nur bei einem Teil der Patienten durch periphere Faktoren an der Amputationsnarbe vermittelt, während bei den anderen Patienten zentrale Prozesse eine wichtigere Rolle spielen müssen (Huse et al., 2001). Zentrale Reorganisationsprozesse wurden bei Patienten mit Phantomschmerzen sowohl im somatosensorischen Thalamus als auch im Cortex beobachtet. Die Repräsentationen der fehlenden Extremität waren in beiden Hirnregionen vergrößert und breiteten sich in die Repräsentationen anderer Körperregionen aus. Die neuronale Karte des Körpers war bei den Patienten im Thalamus und Cortex langfristig verändert. Schon Birbaumer und Kollegen konnten in ihrer Studie zeigen, dass die Repräsentation im Cortex mit der Wahrnehmung von Phantomschmerz korreliert. Bei den Patienten, die nach Lokalanästhesie keinen Phantomschmerz mehr verspürten, war die corticale Repräsentation des Phantomarms innerhalb von 20 Minuten verschwunden. Hingegen zeigten die Patienten, bei denen die Lokalanästhesie keine Veränderung in der Wahrnehmung des Phantomschmerzes hervorrief, auch keine Veränderung in der corticalen Repräsentation. Diese Befunde stellen einen engen Bezug zwischen Wahrnehmung des Phantomschmerzes und einer corticalen Neukartierung her.

Diese Neukartierungen stellen eine pathophysiologische Form von synaptischer Plastizität dar und man spricht daher auch von einer maladaptiven Plastizität (Flor et al., 2006). Die molekularen und zellulären Mechanismen dieser maladaptiven Plastizität ähneln denen der im Kapitel 2.3 dargestellten Prozesse zur Langzeitplastizität und sicherlich tragen vergleichbare Prozesse auch zur Bildung eines „Schmerzgedächtnisses" an den beteiligten Synapsen und neuronalen Netzwerken bei. Zudem ist auch eine Steigerung der neuronalen Erregbarkeit auf Ebene des Rückenmarks zu beobachten, wo die Fasern auf aufsteigende Nervenfasern synaptisch umgeschaltet werden (Flor et al., 2006). Diese neuronale Erregbarkeitssteigerung beruht auf Änderungen in den Eigenschaften oder der Anzahl von Spannungs- und Transmitter-gesteuerten Kanälen in den Neuronen und Synapsen des Rückenmarks. Entsprechend schwer therapierbar sind die Wahrnehmungsstörungen und häufig kommen Morphine zum Einsatz. Neben diesen pharmakologischen Behandlungen können gelegentlich auch verhaltenstherapeutische Maßnahmen helfen (Huse et al., 2001).

6.3 Epilepsie

Epilepsie war bereits in den vorangegangenen Kapiteln ein Thema. Epilepsie ist der Oberbegriff für eine Vielzahl von recht unterschiedlichen pathophysiologischen Syndromen, die durch eine erhöhte neuronale Erregbarkeit und Synchronisation charakterisiert sind. Etwa 10 % aller Menschen weisen eine derartige Übererregbarkeit und damit eine erhöhte Krampfbereitschaft auf, jedoch hat nur etwa die Hälfte dieser Personen während ihres Lebens einen epileptischen Anfall. Etwa 1 % der Bevölkerung leidet unter wiederholten epileptischen Anfällen und wird zumeist erfolgreich medikamentös behandelt. Nur die häufig vorkommende Temporallappenepilepsie ist medikamentös kaum therapierbar und kann erfolgreich nur durch einen chirurgischen Eingriff behandelt werden. Neben genetischen Dispositionen stellen Fehlbildungen des Gehirns und erworbene Hirnschädigungen infolge eines Sauerstoffmangels bei der Geburt oder eines Schädel-Hirn-Traumas die Hauptursachen von Epilepsien dar. Wahrnehmungsstörungen und Halluzinationen sind häufige Begleiterscheinungen eines epileptischen Anfalls. In Abhängigkeit von der Lokalisation der epileptischen Aktivität im Gehirn haben Epileptiker sehr lebhafte und real erscheinende Sinnesstörungen. Wenn der epileptische Fokus im Okzipitalbereich liegt, sind visuelle Areale betroffen und es treten optische Halluzinationen auf. In Übereinstimmung mit der Funktion der primären Sehrinde (V1; vgl. Kapitel 3.2) verursacht epileptische Aktivität in diesem corticalen Areal optische Halluzinationen in Form von Blitzen, Streifen oder Schatten. Farbige oder sich bewegende Objekte werden wahrgenommen, wenn die Areale V4 (Farbzentrum) bzw. V5 (Bewegungszentrum) betroffen sind. Die bei Epilepsie auftretenden optischen Halluzinationen scheinen denen während eines Migräneanfalls zu ähneln und vermutlich finden ähnliche pathophysiologische Prozesse im visuellen Cortex statt.

Der Ort des epileptischen Fokus und der epileptischen Aktivität definiert also die visuelle Empfindung während des Anfalls, die von den Patienten als überaus real wahrgenommen wird. Entsprechend treten akustische Halluzinationen, wie das Hören von Geräuschen, Stimmen oder auch Melodien bei epileptischer Aktivität in auditorischen corticalen Arealen, und Schwindelgefühl bei Störungen des Gleichgewichtssystems auf. Plötzlich auftretende Geruchs- und Geschmacksmissempfindungen mit üblicherweise unangenehmem Charakter treten im Allgemeinen gemeinsam bei epileptischen Anfällen im Temporalcortex auf.

Neben diesen Wahrnehmungsstörungen und Mißempfindungen werden einige Epilepsieformen auch von einer auffallenden Bewusstseinsstörung begleitet. Bei den *Absence*-Epilepsien (vgl. Kapitel 4.2) wird die jeweilige Tätigkeit plötzlich für etwa 10 bis 30 Sekunden unterbrochen und nach dem Ende des Anfalls genauso wiederaufgenommen, als ob nichts passiert wäre. Eine *Absence*-Epilepsie ist äußerlich kaum erkennbar und leicht mit einer „Tagträumerei" zu verwechseln. Die Betroffenen sind während des Anfalls jedoch nicht ansprechbar und können sich anschließend an nichts während des Anfalls erinnern, sie sind im wahrsten Sinne des Wortes abwesend (*absence*). Diese Epilepsien treten bei Kindern und Jugendlichen häufiger auf als bei Erwachsenen und haben ihren Ursprung in molekularen Veränderungen der thalamocorticalen Erregbarkeit. Die experimentellen und klinischen Forschungen

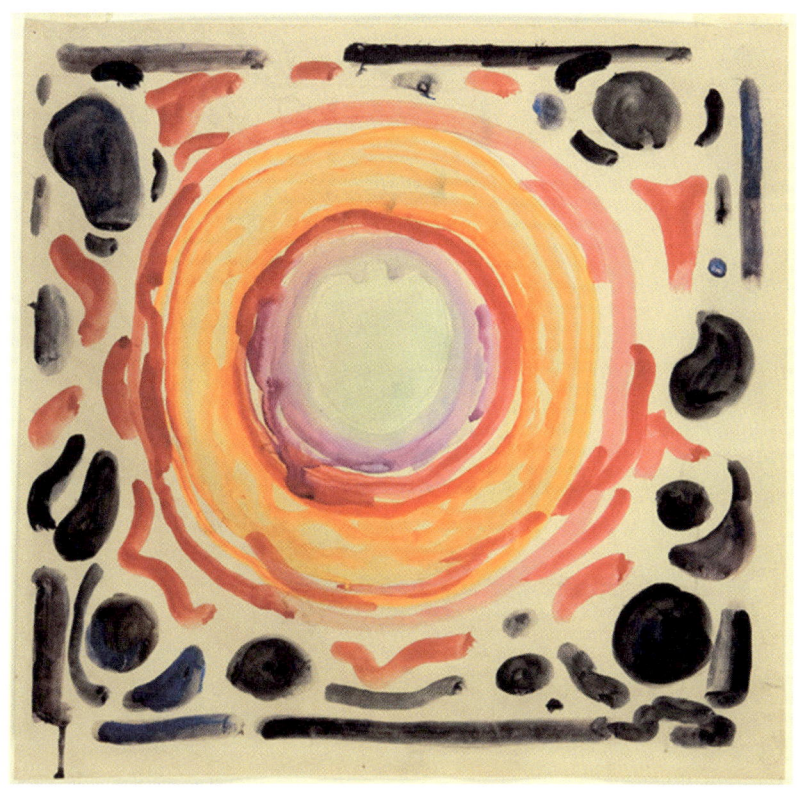

Abb. 10: **Sehstörungen infolge einer intraokularen Blutung.** Der norwegische Maler Edvard Munch malte dieses Aquarell mit dem Titel „Netzhaut Optische Täuschung" wenige Monate nach einer Blutung im Glaskörper des rechten Auges.

A

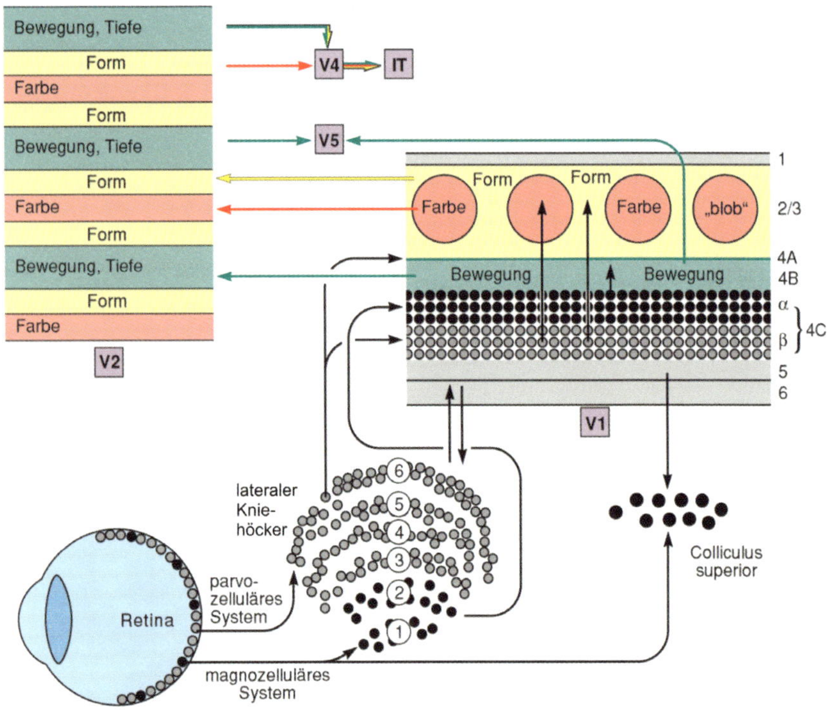

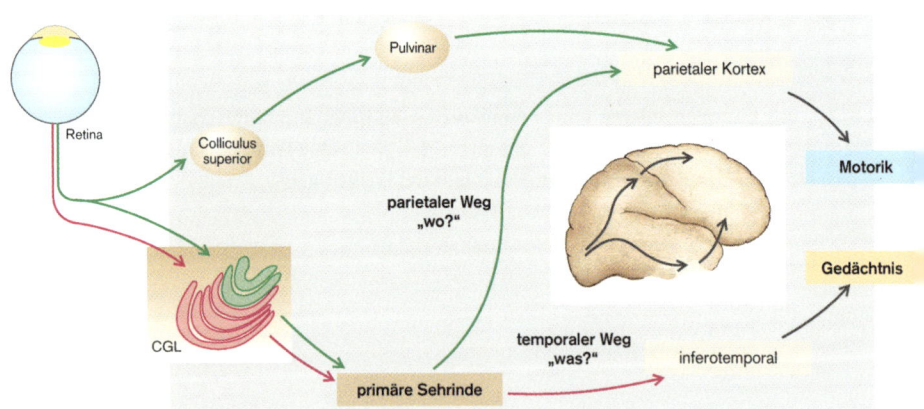

Bewegung, Tiefe		
Form		
Farbe		
Form		
Bewegung, Tiefe		
Form		
Farbe		
Form		
Bewegung, Tiefe		
Form		
Farbe		

V2

V4   IT

V5

Form   Form

Farbe   Farbe   „blob"   2/3

1

Bewegung   Bewegung   4A
4B

α
β   } 4C

5
6

V1

lateraler Knie-höcker

6
5
4
3
2
1

parvo-zelluläres System

Retina

magnozelluläres System

Colliculus superior

Pulvinar

parietaler Kortex

Motorik

Colliculus superior

parietaler Weg „wo?"

Gedächtnis

Retina

CGL

temporaler Weg „was?"

inferotemporal

primäre Sehrinde

B

parvozelluläres System für Farbe

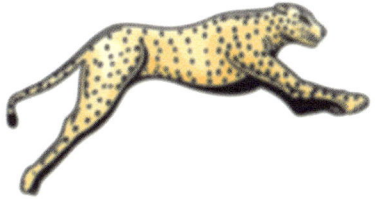

parvozelluläres System für Formen

integrierte visuelle
Wahrnehmung

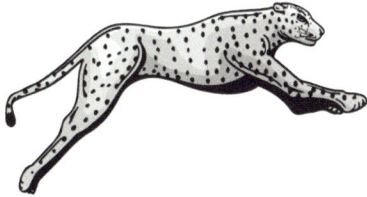

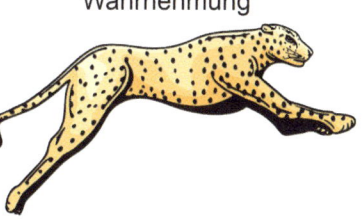

magnozelluläres System für Bewegung

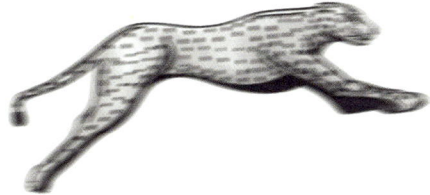

Abb. 16: **Parallele Verarbeitung visueller Reize und Integration zu einem Gesamtbild.**
(A) Beginnend in der Retina des Auges wird die Sehinformation parallel über zwei Wege über den Thalamus bis zum Cortex weiter verarbeitet. Während der parvozelluläre
Weg Farbe und Form kodiert und in den nachgeschalteten corticalen Arealen über den
„Was?-Weg" weiter verarbeitet wird, kodiert der magnozelluläre Weg Bewegung und
wird anschließend über den „Wo?-Weg" cortical weiter verarbeitet. (B) Graphische Darstellung der Auftrennung visueller Reize in unterschiedliche Komponenten und Zusam-
menfügung zu einem Gesamtbild bei der bewussten Wahrnehmung.

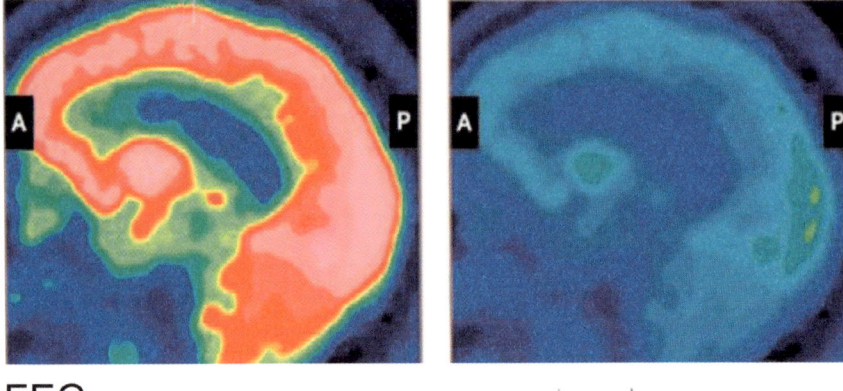

EEG

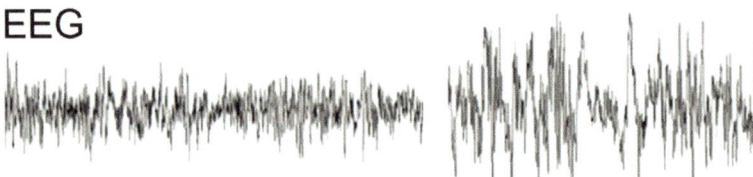

Abb. 18: **Hirnstoffwechsel und EEG im Wachzustand und im tiefen Koma.** Obere Reihe: Messungen des Ruhehirnstoffwechsels mittels Positronen-Emissions-Tomographie (PET, vgl. S. 66); untere Reihe: Registrierungen des EEGs. Im Wachzustand (links) zeigt die gesamte Großhirnrinde einen massiven Ruhestoffwechsel (rot) und das EEG weist die typische Aktivität mit hoher Frequenz und geringer Amplitude auf. Im Koma (rechts) ist ein Hirnstoffwechsel kaum noch nachweisbar (hellblau) und im EEG treten sog. bursts mit hohen Amplituden, gefolgt von Phasen stark reduzierter EEG Aktivität auf. Aus: Brown et al., 2010.

konnten in den vergangenen Jahren die Mechanismen aufklären, die dieser Krankheit zugrunde liegenden und es stehen heutzutage gut wirksame Medikamente zur Verfügung.

6.4 Schizophrenie und Autismus

Während bei Epilepsie die Wahrnehmungsstörungen im Wesentlichen auf die Phasen während des epileptischen Anfalls beschränkt sind, stellt die Schizophrenie häufig einen nahezu chronischen Zustand einer Wahrnehmungsstörung und eines Realitätsverlustes dar. **Schizophrenie** (griech. *schizein* = spalten, *phren* = Seele) ist eine schwere psychische Erkrankung, die bei uns etwa so häufig wie Rheuma vorkommt. Einer von 100 Erwachsenen erkrankt während seines Lebens mehr oder weniger stark an einer Schizophrenie und allein in Deutschland leiden etwa 800 000 Menschen an dieser psychischen Krankheit. Typische Symptome sind Sinnestäuschungen und Störungen der Ich-Wahrnehmung. Zwischen 60 und 80 % der Schizophrenen leiden unter auditorischen Halluzinationen und hören Stimmen, die sie z. B. beleidigen. Visuelle Halluzinationen treten hingegen nur bei etwa 10 % der Betroffenen auf. In einer an der Vanderbilt University in Nashville durchgeführten Studie zeigten Schizophrenie-Patienten bei dem im Kapitel 5.7 beschriebenen Gummihand-Experiment deutlich stärkere Illusionen als die Kontrollgruppe. Die Schizophrenen hatten ihren Körper weniger als ihren eigenen wahrgenommen, reagierten stärker auf die Gummihand-Illusion und zeigten sogar eine *Out-of-body*-Erfahrung. Am Frankfurter Institut für Hirnforschung konnten der Psychologe Peter Uhlhaas und der Neurophysiologe Wolf Singer mittels EEG-Messungen zeigen, dass Schizophrenie-Patienten größere Schwierigkeiten bei der Wahrnehmung der in Abbildung 11A dargestellten Mooney-Gesichter hatten. Die weitreichende Synchronisation von neuronalen Aktivitätsmustern war bei Schizophrenie-Patienten ebenfalls reduziert (Uhlhaas & Singer, 2010). Interessanterweise beobachteten diese Forscher ähnliche Störungen der neuronalen Synchronisation bei nicht erkrankten Jugendlichen im Alter zwischen etwa 15 und 17 Jahren. Während dieser Lebenszeit befindet sich das Gehirn für wenige Jahre regelrecht in einem Ausnahmezustand, der in mancherlei Hinsicht einer Schizophrenie gleicht.

Eltern pubertierender Jugendlicher können auf diese neuronalen Reorganisationsprozesse nur mit Verständnis und Geduld reagieren.

Die neurobiologischen Ursachen und Mechanismen dieser Erkrankung sind noch nicht vollständig aufgeklärt und es wird diskutiert, ob Schizophrenie eine einzige Krankheitseinheit darstellt oder doch eher als eine Gruppe von unterschiedlichen Erkrankungen mit verschiedenen Ursachen betrachtet werden muss. Sowohl genetische Faktoren als auch Umweltfaktoren und Erkrankungen in der frühen Entwicklung wirken möglicherweise zusammen. Schizophrenie tritt in einigen Familien gehäuft auf und einige Risikogene wurden bereits identifiziert. Störungen der Gehirnentwicklung nach Sauerstoffmangel bei der Geburt, frühkindliche Infektionen oder Drogenmissbrauch der Mutter, wie Cannabis oder Alkohol, tragen vermutlich zur Manifestation dieser Erkrankung bei. Bewusstseinsverändernde Substanzen, wie z. B. LSD, begünstigen den Ausbruch einer Schizophrenie beim Jugendlichen und Erwachsenen. Migrationshintergrund und städtisches Leben mit Lärm und Reizüberflutung stellen weitere Risikofaktoren dar. Menschen, die die ersten 15 Lebensjahre in einer Großstadt verbracht haben, weisen ein zwei- bis dreimal höheres Risiko auf an Schizophrenie zu erkranken als Menschen, die auf dem Lande aufgewachsen sind. Die Bedeutung dieser sehr unterschiedlichen Faktoren bei der Entstehung von Schizophrenie führte zur sog. *Two-hit*-Hypothese. Danach stellt die genetische Veranlagung den ersten Faktor (*first hit*) dar und Infektionen während der Schwangerschaft, Sauerstoffmangel bei der Geburt, sozialer Stress oder Drogenkonsum den für den Ausbruch der Erkrankung notwendigen zweiten Faktor (*second hit*). Nach dieser Hypothese „schlummert" in vielen Menschen mit einer genetischen Veranlagung diese psychische Erkrankung und kommt ggf. erst dann zum Ausbruch, wenn einer oder mehrere der *second-hit*-Faktoren zusätzlich auftreten. Schizophrenie stellt also eine neuronale Erkrankung dar, die auf einem Wechselspiel zwischen Genen und Umwelt beruht und, wie vermutlich auch bei anderen neurologischen und psychiatrischen Störungen, keinesfalls monokausal erklärbar ist. Diese Unkenntnis der Ursachen macht Schizophrenie immer noch zu einer schwer oder gar nicht therapierbaren Erkrankung.

Untersuchungen mit bildgebenden Verfahren, wie PET und MRI, zeigten bei Schizophreniepatienten deutliche Volumenzunahmen der flüssigkeitsgefüllten Hohlräume im Hirninneren, die man auch als Ventrikel bezeichnet (Shenton et al., 2001). Dünnere Nervenfaserstränge weisen auf funktionelle Diskonnektivitäten hin und die gelegentlich beobachteten Volumenabnahmen im präfrontalen Cortex und Hippocampus sind eventuell ein Zeichen für einen erhöhten Zelltod in diesen Regionen. Viele Schizophrene zeigen in der PET auch eine verminderte Aktivität im Frontalhirn (Hypofrontalität). Neuropathologische Studien an den Gehirnen von verstorbenen Schizophrenen bestätigten z.T. diese Befunde aus der Bildgebung und wiesen weitere Anomalien in der mikroskopischen Struktur dieser Hirnregionen nach, wie Reduktionen in der Dichte von Axonen oder subcorticale Anomalien.

Neben diesen makro- und mikroskopischen Veränderungen in der Hirnanatomie konnten bei Schizophreniepatienten auch biochemische Störungen festgestellt werden. Eine zentrale Rolle scheint dabei der Neurotransmitter Dopamin zu spielen, der auch an der Entstehung der Parkinson'schen Krankheit entscheidend beteiligt ist. Einige der bei Schizophrenie eingesetzten Medikamente, sog. Neuroleptika, wirken auf das Dopaminsystem. In jüngster Zeit wurde dem Transmitter Glutamat ebenfalls eine wichtige Rolle bei der Entstehung von Schizophrenie zugeschrieben. So wurden kürzlich bei Schizophreniepatienten Antikörper gegen den NMDA-Rezeptor nachgewiesen, die diesen in seiner Funktion herunterregulieren. Dieser Befund passt zu den Beobachtungen, dass Pharmaka, die den NMDA-Rezeptoren hemmen (sog. NMDA-Rezeptor-Antagonisten, wie bspw. Ketamin), ebenfalls psychotische Zustände hervorrufen können. Schließlich erbrachten neuropathologische Untersuchungen an den Gehirnen verstorbener Schizophrenie-Patienten, dass die GABAerge Hemmung ebenfalls reduziert sein kann, so dass ein Zustand der neuronalen Disinhibition vorliegt.

Neben medikamentösen Behandlungen, die auf das Dopamin-, NMDA- oder GABA-System wirken, kommen bei Schizophrenie-Patienten auch psychotherapeutische Verhaltenstherapien zum Einsatz, die häufig zumindest temporäre Erfolge zeigen. Hingegen ist die Anwendung der sog. Elektrokonvulsions- oder Elektrokrampftherapie überaus umstritten. Hier werden den Patienten über kurze Zeiträume starke Elektroschocks verabreicht, die zu Epilepsie-ähnlichen neuronalen Entladungen und Krämpfen führen. Weitere Forschungen und Entwicklungen weniger drastischer Therapiemaßnahmen sind in diesem Bereich sicherlich wünschenswert.

Es existiert eine Vielzahl von wissenschaftlichen Hinweisen, die auf einen Zusammenhang zwischen Kreativität und mehr oder weniger stark ausgeprägten Formen von Schizophrenie und anderer Psychosen hinweisen. Der US-amerikanische Mathematiker John Forbes Nash stellt in dieser Beziehung eher das Ende eines großen Spektrums dar. Forbes erhielt im Jahr 1994 den Wirtschaftsnobelpreis für die Erweiterung der sog. Spieltheorie. Nash galt bereits in jungen Jahren als hoch talentierter Mathematiker[1]. Im Alter von 30 Jahren wurde bei ihm eine paranoide Schizophrenie diagnostiziert und Nash verbrachte viele Jahre seines weiteren Lebens in psychiatrischen Kliniken. Bis zu seinem Tod im Mai 2015 war Nash an der renommierten Princeton University in den USA tätig, wo er als junger Mann auch studierte und 1948 auf Albert Einstein traf.

Während Schizophrenie i. d. R. erst im späten Jugend- oder Erwachsenenalter diagnostiziert wird (auch wenn die Krankheit ihren Ursprung viele Jahre im Voraus hat), ist **Autismus** (griech. *autós* = selbst) bereits in der frühen Kindheit zu erkennen. Autisten zeigen Veränerungen in der Verarbeitung von Sinneseindrücken und diese Wahrnehmungsstörungen stellen auch eine Kernsymptomatik von Autismus dar. Auffallender sind bei Autisten jedoch ihre Schwierigkeiten, mit anderen Menschen zu kommunizieren, und zwar sowohl verbal als auch durch Mimik und Körpersprache. Autisten fokussieren ihre Aufmerksamkeit auf wenige Umweltreize und manche Autisten erbringen auf dem Gebiet ihres fokussierten Interesses ganz außergewöhnliche Leistungen, wie im Kopfrechnen oder bei Gedächtnisleistungen. Personen mit derartigen „Inselbegabungen" werden unzutreffenderweise auch als *Savants* (franz. = Gelehrte) bezeichnet. Der US-Amerikaner Kim Peek (1951–2009) konnte für jede Stadt in den USA die Postleitzahl, Telefonvorwahl und die Autobahnverbindungen benennen. Er war in der Lage, gleichzeitig die linke und rechte Seite eines Buches zu lesen, und beherrschte angeblich den Inhalt von etwa 12 000 Büchern auswendig. Die neuropathologische Untersuchung seines Gehirns ergab, dass seine beiden Hirnhälften nur über wenige Querverbindungen miteinander vernetzt waren. Kim Peek besaß nur sehr wenige Kommissurenfasern (vgl. Kapitel 4.4) und diese Anomalie ermöglichte ihm offensichtlich auch das gleichzeitige Lesen von zwei Texten mit beiden Hirnhälften, die nicht miteinander in Verbindung standen.

Das nach dem österreichischen Mediziner Hans Asperger (1906–1980) benannte Asperger-Syndrom stellt eine leichte Form des Autismus dar, die ebenfalls durch Beeinträchtigungen in der sozialen Interaktion und Kommunikation gekennzeichnet ist. Neben leichten sozialen Defiziten weisen viele Personen mit Asperger-Syndrom außergewöhnliche Wahrnehmungsleistungen, ein hohes Maß an Kreativität oder auch Inselbegabungen auf. Die Fähigkeit, sich intensiv auf ein Objekt, eine Fragestellung oder ein Problem zu konzentrieren, stellt vermutlich die schöpferische Quelle für die außergewöhnliche Kreativität von Asperger-Personen dar. Genau diese Fähigkeiten sind auch in der Kunst und Wissenschaft von Nutzen und schon Asperger schrieb: „Es scheint, dass für Erfolg in der Wissenschaft oder in der Kunst ein Schuss Autismus erforderlich ist."

Die Ursachen von Autismus und Asperger-Syndrom sind noch nicht vollständig aufgeklärt, jedoch spielen genetische Veränderungen neben frühen Hirnentwicklungsstörungen vermutlich eine zentrale Rolle. Bei einigen Patienten mit Asperger-Syndrom wurden Defizite in der Interpretation von Gesichtern festgestellt, sodass mglw. Störungen im System der Spiegelneurone (vgl. Kap. 5.8) und der Fähigkeit zur Empathie vorliegen. Die Suche nach den molekularen und zellulären Ursachen dieser wissenschaftlich sehr interessanten Erkrankungen läuft z. Z. auf Hochtouren. Dabei steht die Forschung vor einem methodischen Dilemma, wie es auch bei sehr vielen anderen Hirnerkrankungen der Fall ist. Autismus kann frühestens im Alter von 2 bis 3 Jahren diagnostiziert werden, also zu einem Zeitpunkt, der bereits das Endergebnis der patho(physio)logischen Veränderungen darstellt. Welche Faktoren zu welchem Zeitpunkt welche Rolle spielen, ist zurzeit noch vollkommen unklar. Eine Reihe von Studien mit bildgebenden Verfahren haben bei autistischen Kindern ein größeres Volumen in corticalen Regionen, insbes. im Frontalbereich festgestellt (Amaral et al., 2008). Ob diese Größenzunahme auf eine höhere Dichte von Neuronen, Gliazellen oder Nervenfasern beruht, ist jedoch noch unklar. Störungen in der corticalen Mikroverschaltung und der columnären Organisation wurden ebenfalls beschrieben. Schließlich werden als ursächliche Mechanismen auch verschiedene Gene diskutiert, die wichtige Funktionen in den Synapsen erfüllen.

6.5 Demenzen

Die **Demenz** (lat. *de* = abnehmend, *mens* = Verstand) ist ein Syndrom in Folge einer chronisch verlaufenden neurodegenerativen Erkrankung des Gehirns, die von fortschreitenden kognitiven und emotionalen Dysfunktionen begleitet wird. Während die Funktion der Sinnesorgane nicht betroffen ist, sind höhere corticale Funktionen wie Gedächtnis, Sprache, planendes Handeln und Lernfähigkeit stark beeinträchtigt. Auch eine Agnosie in Form einer Unfähigkeit, Gegenstände, Situationen oder Personen zu identifizieren bzw. wiederzuerkennen, tritt bei Demenz-Patienten auf. Aufgrund der Gedächtnisstörungen können Demenzkranke sich und ihre Umwelt nicht mehr in einem größeren Kontext verstehen und es tritt eine allgemeine Orientierungslosigkeit auf. Die Betroffenen können zwischen Traum, Vergangenheit und Wirklichkeit nicht mehr klar unterscheiden und Halluzinationen sind ein häufiges Begleitsymptom.

Allein in Deutschland wird die Anzahl an Demenz erkrankter Menschen von heute etwa 1,4 Millionen auf voraussichtlich über drei Millionen im Jahr 2050 ansteigen. Die Anzahl der Leidenden steigt in Deutschland täglich um etwa 100 neue Demenzkranke an. Die medizinischen, sozialen und volkswirtschaftlichen Folgen dieser Erkrankung stellen eine der großen gesellschaftspolitischen Herausforderungen der nahen Zukunft in unserer alternden Gesellschaft dar. Immer öfter berichten Medien über den „langsamen Abschied" prominenter Zeitgenossen, wie vor kurzem Tilman Jens über seinen Vater Walter Jens in dem Buch „Demenz. Abschied von meinem Vater". Der kürzlich im Alter von 90 Jahren verstorbene Walter Jens war Rhetorikprofessor an der Universität Tübingen, einer der profiliertesten deutschen Literaturwissenschaftler und ehemaliger Präsident des deutschen PEN-Zentrums und der Berliner Akademie der Künste. Vor etwa sechs Jahren begann der unaufhaltsame cerebrale Niedergang von Walter Jens und zuletzt erkannte er weder langjährige Freunde noch engste Familienangehörige. Die mit seiner eigenen Demenz einhergehenden Veränderungen hat ein Graphikdesigner eindrucksvoll in einer Reihe von Bildern festgehalten (Abb. 17). Über einen Zeitraum von drei Jahren wurden die Portraits zunehmend bizarrer, aus dem geöffneten Schädel trat bspw. ein zweiter Kopf hervor.

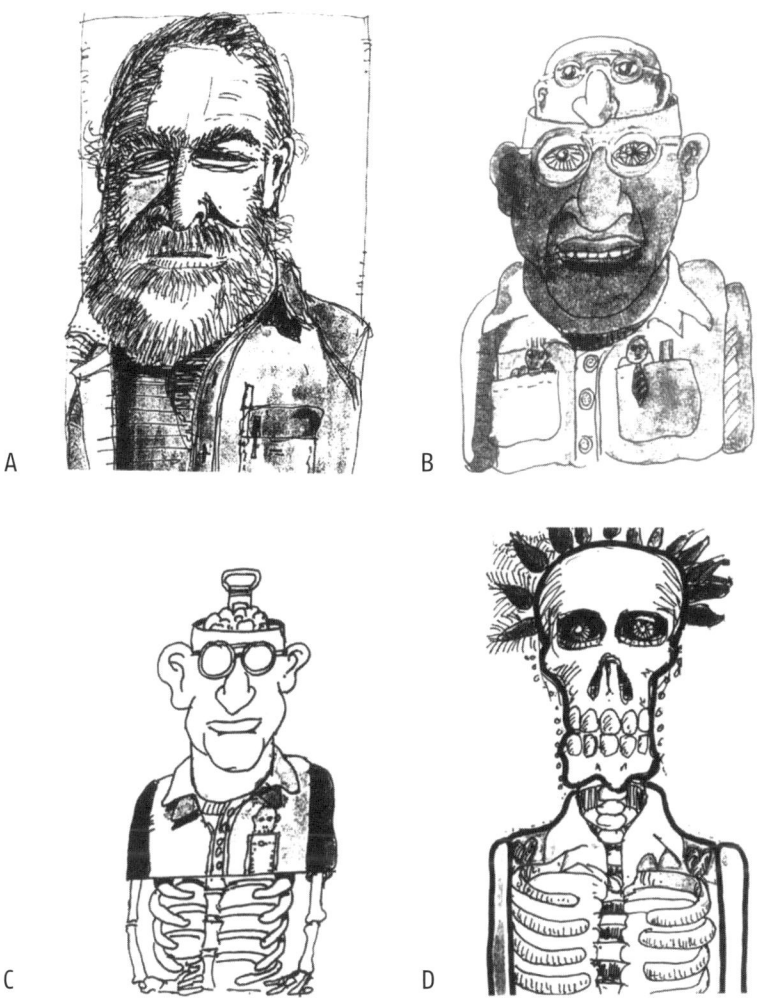

A

B

C

D

Abb. 17: **Der langsame Abschied.** Zeichnungen eines 62-jährigen Graphikdesigners mit fronto-temporaler Demenz. Die Zeichnung A wurde einige Jahre vor Beginn der Erkrankung angefertigt. Die Zeichnungen B und C wurden zwei Jahre und Zeichnung D etwa drei Jahre nach Krankheitsbeginn angefertigt. Während der Erkrankung wies dieser Patient im zunehmenden Maße psychiatrische Störungen und nach Meinung der behandelnden Ärzte Defizite in der Erkennung von Gesichtern und einen Verlust an Empathie auf. Nachdruck mit Erlaubnis der Taylor & Francis Group (Mendez & Perryman, 2003).

Die Alzheimer'sche Krankheit ist die bekannteste und am häufigsten vorkommende Demenzerkrankung. Der deutsche Psychiater und Neuropathologe Alois Alzheimer (1864–1915) beschrieb erstmals diese Krankheit, welche später nach ihm benannt wurde. Seine 50-jährige Patientin Auguste Deter hatte ihre Orientierung über Zeit und Raum verloren und konnte sich an Ereignisse aus ihrer Vergangenheit kaum noch erinnern. Sie selbst bezeichnete ihren Zustand sehr zutreffend mit der Aussage: „Ich habe mich sozusagen selbst verloren", und Alzheimer bezeichnete diese Krankheit daher als „Krankheit des Vergessens". Alzheimer beobachtete seine Patientin bis zu ihrem Tode im Jahr 1906 und untersuchte anschließend das Gehirn seiner verstorbenen Patientin. Er konnte am Mikroskop in Schnittpräparaten des cerebralen Cortex eine Vielzahl abgestorbener Nervenzellen und Eiweißablagerungen, sog. *Plaques*, entdecken. Diese Ergebnisse stellte Alzheimer noch im gleichen Jahr auf einer Fachtagung vor und veröffentlichte seine Befunde ein Jahr später mit dem Titel *„Über eine eigenartige Erkrankung der Hirnrinde"*. Heute gibt es eine Reihe neuroanatomischer und molekularbiologischer Erkennungsmerkmale für die Alzheimer'sche Krankheit, aber die genaue Ursache dieser Erkrankung ist immer noch nicht vollständig aufgeklärt. Daher fehlt auch bis heute eine wirksame Therapie und weitere Forschungen sind in Anbetracht dieser „tickenden Zeitbombe" unbedingt erforderlich.

Auch bei anderen neurodegenerativen Erkrankungen zeigen die betroffenen Patienten einen Realitätsverlust. Die Lewy-Körperchen-Demenz (benannt nach den sog. Lewy-Körperchen, pathologische Proteinablagerungen in corticalen und subcorticalen Hirnregionen) stellt nach der Alzheimer'schen Krankheit die zweithäufigste neurodegenerative Demenz dar. Die an ihr erkrankten Patienten berichten häufig über wiederkehrende, sehr detailreiche visuelle Halluzinationen. Bei allen Demenzerkrankungen scheinen pathologische Störungen im cerebralen Cortex, dem Ort der bewussten Wahrnehmung, vorzuliegen. Es ist zum jetzigen Zeitpunkt noch unklar, wie die unterschiedlichen Pathologien, Lewy-Körperchen, *Plaques* u. a. die neuronale Verarbeitung im Cortex verändern. Vermutlich sind Synapsen unmittelbar betroffen und in ihrer Funktion beeinträchtigt.

6.6 Koma und Nahtoderfahrungen

Die sicherlich außergewöhnlichste Form einer Wahrnehmungs- und Bewusstseinsstörung stellt das Koma (griech. = „tiefer Schlaf") dar. Das Koma ist ein zumeist lebensbedrohender Zustand einer schwerwiegenden Funktionsstörung der Großhirnrinde infolge eines Hirninfarkts, Schädel-Hirn-Traumas, längeren Sauerstoffmangels, einer Vergiftung oder anderer massiver Hirnschädigungen. In Deutschland fallen jährlich etwa 40 000 Menschen für unterschiedlich lange Zeit ins Koma. In der Medizin werden nach der sog. *Glasgow-Koma-Skala* vier Grade unterschieden. Grad 1 ist durch funktionierende Augen- und Pupillenbewegungen und Abwehrreaktionen auf Schmerzreize gekennzeichnet. Grad-4-Komapatienten zeigen keine Schmerz- und keine Pupillenreaktionen. Grad 2 und 3 liegen zwischen diesen beiden Zuständen mit unterschiedlichen Funktionsausfällen. Die Komatiefe kann mittels bildgebender Verfahren, wie bspw. PET, und mit dem EEG überwacht werden (Abb. 18; Farbtafel). Grad-1- und Grad-2-Komapatienten machen auf Außenstehende den Eindruck einer Bewusstlosigkeit, weil keine normale Kommunikation möglich ist. Jedoch reagieren Grad-1- und Grad-2-Komapatienten auf bestimmte Reize mit einer veränderten Herzfrequenz, so dass häufig nicht klar ist, was und in welchem Ausmaß an Reizen von den Patienten noch verarbeitet und bewusst wahrgenommen werden kann. In den tieferen Komastadien Grad 3 und 4 ist davon auszugehen, dass die Patienten Reize gar nicht oder nur in sehr geringem Ausmaße bewusst wahrnehmen. Im tiefen Koma ist die Hirnaktivität auf ein Minimum reduziert (Abb. 18 rechts; Farbtafel), der Körper funktioniert dann nach einem energiesparenden Notfallprogramm. Allein in Deutschland befinden sich zwischen drei- und sechstausend Menschen in einem derartigen Zustand, der auch als Wachkoma bezeichnet wird. Aus diesem Wachkoma können die Patienten in Abhängigkeit von der Schädigung des Cortex ggf. schon nach wenigen Tagen, manchmal aber auch erst nach sehr vielen Jahren spontan wieder erwachen.

Während wohl davon ausgegangen werden kann, dass Patienten im Tiefkoma keine Sinnesreize verarbeiten und bewusst wahrnehmen können, berichten Personen mit Nahtoderfahrungen über sehr intensive Empfindungen und Wahrnehmungen. Etwa 3 % der Bevölkerung berichtet über eigene Nahtoderfahrungen (Mobbs & Watt, 2011). Bei

Personen, die bereits einmal an der Schwelle zum Tod standen, liegt der Anteil sogar bei etwa 50 %. Diese Nahtoderfahrungen bestehen üblicherweise aus einem Gefühl inneren Friedens und Glücks, außerkörperlichen Erfahrungen, wie dem Verlassen des eigenen Körpers, dem Eintauchen in die Dunkelheit oder in einen Tunnel, dem Sehen eines hellen Lichts und seltener aus Begegnungen mit Verstorbenen oder übernatürlichen, „höheren" Wesen. Diese Nahtoderfahrungen werden von den Betroffenen zumeist als überaus positiv beschrieben. Nahtodeserlebnisse sind die häufigsten mystischen Erfahrungen und entsprechende Berichte treten in allen Kulturkreisen und Religionsgemeinschaften auf.

Die Ursachen derartiger Sinnesstörungen bei Nahtoderfahrungen sind noch ungeklärt und aus verständlichen Gründen entziehen sich die Nahtoderfahrungen einer detaillierten experimentellen Analyse. Einige Berichte erinnern sehr stark an die Beschreibungen zu den Wirkungen endogener Opiate und halluzinogener Drogen wie LSD, Meskalin oder Ketamin (vgl. Kapitel 5.4). Daher gehen einige Wissenschaftler auch davon aus, dass die Nahtoderfahrungen auf eine erhöhte Freisetzung von körpereigenen Opiaten zurückzuführen sind. Andere führen diese Sinnesstörungen auf einen Sauerstoffmangel oder eine erhöhte Kohlendioxidkonzentration im Blut zurück (vgl. Kapitel 6.1). Tatsächlich löst ein Sauerstoffmangel sowohl im visuellen Cortex als auch in der Netzhaut des Auges spontane neuronale Aktivitätsmuster aus, die das häufig beschriebene „helle Licht" oder andere visuelle Halluzinationen, wie das Sehen „höherer Wesen", erklären könnten (Mobbs & Watt, 2011). Für die beschriebenen außerkörperlichen Erfahrungen wurde bereits im Kapitel 5.7 auf die Bedeutung des *Gyrus angularis* und des temporo-okzipito-parietalen Cortex hingewiesen. Möglicherweise reagieren diese corticalen Areale besonders empfindlich auf einen Sauerstoffmangel und rufen so die außerkörperlichen Erfahrungen hervor. Alle bisher bei Nahtoderfahrungen berichteten Sinnesempfindungen und Erfahrungen können auf pathophysiologische Ursachen zurückgeführt und mit neuronalen Prozessen erklärt werden.

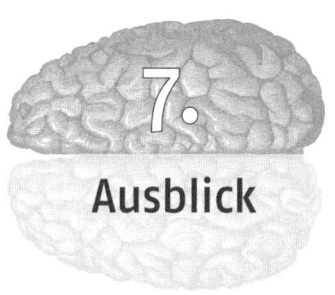

7.
Ausblick

Die vorangegangenen Kapitel haben an einer Vielzahl von physiologischen und pathophysiologischen Beispielen gezeigt, dass die Struktur und die Funktionsweise unserer Sinnesorgane und unseres Gehirns unsere Wahrnehmung und Vorstellung von Wirklichkeit determinieren. Aufgrund evolutionär erworbener Einschränkungen kann unser Gehirn nur einen kleinen Teil der Wirklichkeit abbilden und diese neuronale Abbildung stellt nur eine von sehr vielen Möglichkeiten der Wirklichkeit dar. Wir nehmen die Welt nicht so wahr, wie sie wirklich ist, sondern so, wie wir, unsere Sinnesorgane und unser Gehirn, sind. Die Funktion des Gehirns besteht gerade darin, eine Wirklichkeit abzubilden, die keineswegs der wahren Wirklichkeit entspricht. Die von uns als Wirklichkeit wahrgenommene Welt und unser Platz in dieser Welt sind folglich nichts anderes als eine neuronale Illusion. Alles Einbildung!

Unser Gehirn ist in der Evolution als unvollkommener wirklichkeitsabbildender und erkenntnisgewinnender Apparat entstanden, der aber offensichtlich trotz dieser Einschränkungen zum bisherigen Überleben der Spezies *Homo sapiens* beigetragen hat. Aus biologischer Sicht scheint es weder notwendig noch sinnvoll, die Wirklichkeit möglichst realistisch abzubilden, denn jede Leistungserweiterung in der Aufnahme und neuronalen Verarbeitung von Sinnesreizen würde an das Gehirn zusätzliche Energieanforderungen stellen. Jeder Zugewinn an Information kostet Energie und die Kosten-Nutzen-Bilanz würde ggf. negativ ausfallen. Es wäre folglich nicht vom Vorteil, die Wirklichkeit vollständiger und der wahren Realität näher entsprechend abzubilden. Unser Gehirn erfüllt in seiner derzeitigen Struktur und Funktion im Großen und Ganzen sehr gut die Anforderungen, mit seinen sensorisch-neuronal-motorischen Elementen mit der Umwelt erfolgreich zu interagieren. Bereits der britische Philosoph Charlie Dunbar Broad (1887–1971) vertrat die Ansicht, dass das Gehirn und seine Sinnesorgane vor allem eliminierend arbeiten und aus der Vielfalt der Eindrücke der objektiven Welt nur die Informationen herausfiltern, die für das biologische Überleben des Individuums und der Art notwendig sind.

Können und wollen wir diesen Filter öffnen und unseren neuronalen Horizont erweitern, um die Wirklichkeit vollständiger und realistischer oder auch nur anders wahrzunehmen? Welche Möglichkeiten stehen uns dafür überhaupt zur Verfügung? Werden Meditationstechniken, Pharmaka und neue Technologien uns helfen, die Wirklichkeit weiter zu erkunden und noch besser zu verstehen? Welche Konsequenzen hätten derartige Entwicklungen auf das Individuum und die Gesellschaft?

Diese ethisch und gesellschaftspolitisch überaus relevanten Fragen werden leider kaum diskutiert, obwohl hier bereits Handlungsbedarf besteht (Galert et al., 2009). In den vorangegangenen Kapiteln wurden die Wirkungen, Möglichkeiten und Gefahren von körpereigenen Opiaten und bewusstseinserweiternden Drogen beschrieben. Der Konsum natürlicher halluzinogener Substanzen zum Zweck der Erkundung anderer Wirklichkeiten reicht weit in die Menschheitsgeschichte zurück und ist in nahezu allen Kulturkreisen anzutreffen. In der heutigen Zeit dienen neuropharmakologisch induzierte Erweiterungen unserer kognitiven Leistungen weniger der Bewusstseinserweiterung und der „Öffnung der Pforten der Wahrnehmung", wie es u. a. Aldous Huxley angestrebt hatte (vgl. Kapitel 5.4), sondern vielmehr einer erhöhten Konzentrationsfähigkeit und Leistungsbereitschaft. In einer Gesellschaft der Leistungsvollbringer sind Expeditionen in andere innere Wirklichkeiten nicht erwünscht. Die Grenzen der eigenen kognitiven Möglichkeiten werden zum Zwecke der Leistungssteigerung überschritten und jüngste Umfragen zu diesem Thema sind erschreckend. 2007 überraschte das Ergebnis einer in *Nature* publizierten Leserumfrage die Fachwelt und die Öffentlichkeit (Sahakian & Morein-Zamir, 2007). Etwa ein Fünftel der 1400 befragten Personen aus 60 Ländern gaben an, schon mindestens einmal eine Substanz zur Verbesserung der kognitiven Leistungen eingenommen zu haben. Zu diesen auch als kognitive Verstärker bezeichneten Substanzen zählten Ritalin (62 % der Befragten nahmen diese Droge), Modafinil (44 %) und Beta-Blocker (15 %). Ein nicht unerheblicher Anteil von Personen konsumierte folglich mehr als eine Droge. Beta-Blocker werden bei medizinischer Indikation zur Behandlung von Herzrhythmusstörungen verschrieben und haben auch eine angsthemmende Wirkung. Modafinil wird bei Schlafstörungen verschrieben und erhöht die allgemeine Leistungsbereitschaft. Ritalin ist wohl das bekannteste Medikament, das vor allem bei sog. Aufmerksamkeitsdefizit- und Hyperaktivitätsstörungen (ADS/ADHS) verabreicht wird. Ritalin (chem. Methylphenidat) ist ein Amphetamin, das in Deutschland betäubungsmittelrechtlichen Vorschriften und einer gesonderten Verschreibungspflicht unterliegt. Ritalin hat zwei Wirkmechanismen. Erstens hemmt es den Membrantransport, die Wiederaufnahme, von Dopamin in die Zelle und verursacht so eine Konzentrationserhöhung dieses Neurotransmitters im synaptischen Spalt. Dopamin kann dann länger an seinen Rezeptoren wirken. Zweitens aktiviert Ritalin direkt bestimmte Serotonin-Rezeptoren. Über diese beiden Mechanismen übt Ritalin seine anregende und leistungssteigernde Wirkung aus. Es „schärft die Sinne" und erhöht die Konzentrationsfähigkeit, nicht nur bei Kindern in der Schule, sondern offensichtlich auch bei Wissenschaftlern im Labor. Der Konkurrenzkampf ist groß und vielleicht haben wir in den Reihen der Nobelpreisträger schon einen „Lance Armstrong der Wissenschaft".

Eine kürzlich an der Universität Mainz durchgeführte Studie an 2569 Studierenden unterschiedlicher Fachrichtungen kommt zu ganz ähnlichen Ergebnissen wie die *Nature*-Leserumfrage von 2007. Etwa 20 % der Studierenden gab an, Medikamente zur Verbesserung der kognitiven Leistungen einzunehmen (Dietz et al., 2013). Der Anteil von Männern lag mit 23,7 % über dem Anteil von Frauen mit 17 %. Der Griff zur Droge zum Zwecke der Leistungssteigerung ist offensichtlich in der Gesellschaft angekommen und bereits weit verbreitet, Tendenz steigend. Die Anzahl der Ritalin-Verschreibungen zur Behandlung von Aufmerksamkeitsdefizit- und Hyperaktivitätsstörungen bei Kindern und Jugendlichen ist in Deutschland in nur vier Jahren trotz bekannter Risiken um über 50 % angestiegen. Offensichtlich befinden wir uns mitten in einem neuropharmakologischen Boom, der kritisch betrachtet und öffentlich diskutiert werden muss. Wir sollten jedoch nicht den Fehler begehen, diese Medikamente grundsätzlich zu verdammen. Für einige an ADS/ADHS erkrankte Kinder ist der Einsatz von Ritalin sicherlich hilfreich und neuropharmakologische Therapien könnten zukünftig, z.B. bei einer erfolgreichen Behandlung von Demenzpatienten, eine ganz wichtige Rolle spielen (Farah et al., 2004).

Neben pharmakologisch induzierten Erweiterungen unserer neuronalen Fähigkeiten haben in den vergangenen 15 Jahren sog. *brain-machine-interfaces*, auch *brain-computer-interfaces* genannt, in den Neurowissenschaften an Interesse und Bedeutung gewonnen (Lebedev & Nicolelis, 2006). Darunter versteht man die Verbindung zwischen dem Gehirn und einem Computer. Die elektrische Aktivität des Gehirns wird mittels EEG-Elektroden auf der Kopfhaut oder, wie erstmals 2006 in *Nature* an einem Querschnittsgelähmten Patienten berichtet (Hochberg et al., 2006), mittels Elektrodenimplantat direkt intracortical im motorischen Cortex registriert. Die so registrierte neuronale Aktivität wird an einen Computer weitergegeben, verrechnet und z.B. über die Bewegung eines Maus-Cursors auf einem PC-Bildschirm zur Eingabe von PC-Befehlen genutzt. Das vom Bundesministerium für Bildung und Forschung unterstützte Berlin Brain-Computer Interface[1] nutzt die auf der Kopfhaut registrierten EEG-Signale zur Steuerung von PCs, Autos und Flippern. Hauptanwendungsgebiet dieser Technologie ist die Unterstützung von körperlich stark behinderten Menschen, die sozusagen mittels „Gedankenkraft" PCs, Maschinen oder einen Rollstuhl steuern könnten. Die Vorstellungen der US-amerikanischen Militärforschung gehen jedoch weit über diese Anwendung hinaus. So finanzierte die *US Defense Advanced Research Projects Agency* (DARPA) 2002 mit 24 Millionen Dollar ein Zweijahresprojekt zur Weiterentwicklung von *brain-machine-interfaces*, um bspw. Piloten die Steuerung von Kampfflugzeugen mittels *brain-computer-interface* zu ermöglichen (Hoag, 2003). Derartige Vorstellungen gehören zwar zurzeit noch in den Bereich der Science-Fiction, die Technologien sind jedoch schon teilweise vorhanden und in vielen Labors wird intensiv über die biomedizinische Anwendung von *brain-machine-interfaces* geforscht.

Brain-computer-interfaces könnten uns einen neuartigen Zugang in andere Wirklichkeiten, wie bspw. virtuelle Welten, ermöglichen. Dies würde jedoch voraussetzen, dass die elektrischen Kommandos unseres Gehirns an den Computer nicht nur eine Aktion in der virtuellen Welt hervorrufen, sondern dass wir zusätzlich über unsere Sinnessysteme eine entsprechende Reaktion wahrnehmen, z. B. visuell über 3-D-Brillen. Neueste tierexperimentelle Forschungen gehen noch einen Schritt weiter und geben den Erfolg einer „erdachten" Bewegung als elektrische Impulse über implantierte Elektroden direkt an den somatosensorischen Cortex zurück (O'Doherty et al., 2011). Die virtuelle Welt besteht hier also aus der Kopplung Gehirn → Computer → Gehirn. Querschnittsgelähmte wären mit dieser Technologie und dem Einsatz von Robotergliedmaßen, einem sog. Exoskelett, nicht nur in der Lage ihren Körper zu bewegen, sondern sogar zu fühlen (Blanke, 2012). Wir würden andere Welten nicht nur erträumen, sondern als Wirklichkeit regelrecht mit unseren Sinnen wahrnehmen. Aber auch diese Wirklichkeiten wären nichts anderes als eine neuronale Illusion!

Es ist zum jetzigen Zeitpunkt schwer einzuschätzen, ob *brain-machine-interfaces* uns zukünftig neuronale Expeditionen in andere Wirklichkeiten erlauben werden. Die technologischen Hürden sind zurzeit noch sehr hoch und es bestehen berechtigte ethische Bedenken hinsichtlich der Anwendung dieser Technologie. Es erscheint ratsamer, unseren neuronalen Horizont mit ungefährlicheren und einfacheren Methoden zu erweitern. Im Kapitel 5.3 wurde Meditation bereits als vielversprechende Methode zur Erweiterung unserer kognitiven Fähigkeiten vorgestellt. In vielen Kulturkreisen und Religionen, auch im Christentum, erfüllt Meditation in ganz unterschiedlichen Ausprägungen eine wichtige Funktion. Das wachsende Interesse an dieser Form der Bewusstseinserweiterung wird durch öffentliche und kirchliche Institutionen kaum erfüllt und durch zweifelhafte esoterische Angebote und Literatur nur unbefriedigend abgedeckt. Die Neurowissenschaften haben Interesse an der experimentellen Analyse der neuronalen Mechanismen und der Konsequenzen von Meditation gefunden. Es besteht die Hoffnung, dass die Neurowissenschaften diesem Bereich neue Impulse geben könnten und unsere Suche nach der Wirklichkeit nur über diesen Weg zu einem zufriedenstellenden Ergebnis führen wird.

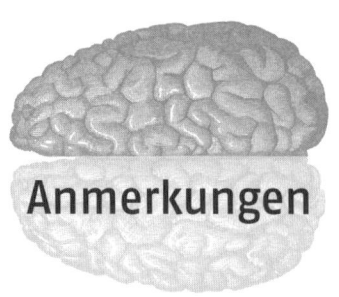

Anmerkungen

2. Aufbau und Funktionsweise des Gehirns

1 „The method of Golgi began to be productive in my hands. The year 1888 arrives, my greatest year, my year of fortune" (Ramón y Cajal, 1917).

2 White und Kollegen arbeiteten im Molekularbiologischen Labor der renommierten Cambridge University in England und gaben ihrer Publikation in der Kopfzeile den Titel „The Mind of a Worm" (Der Geist eines Wurms).

3 Der Begriff Potential bezeichnet im Folgenden eine elektrische Spannung.

4 Die Messung des Membranpotentials, also der Potentialdifferenz zwischen dem Intra- und Extrazellulärraum, erfolgt mit zwei Mikroelektroden. Eine Elektrode mit einer sehr feinen Spitze, ggf. eine patch-clamp Elektrode, wird in die Zelle hineingestochen. Die zweite Elektrode befindet sich außerhalb der Zelle im Extrazellulärraum und dient als Bezugselektrode. Da die so gemessenen Potentialdifferenzen kleiner als ein Zehntel Volt sind, werden elektronische Messgeräte zur Verstärkung der registrierten Signale eingesetzt.

5 Der Begriff Synapse (griech. *syn*, zusammen; *haptein*, ergreifen, tasten) wurde 1897 von dem britischen Neurophysiologen Charles S. Sherrington (1857–1952) eingeführt.

6 In der Elektronik wird als Analog-Digital-Wandler oder A-D-Wandler ein elektronisches Gerät oder Bauteil bezeichnet, das analoge Eingangssignale in digitale Signale verwandelt.

7 Unter *in vitro* (lat., im Glas) versteht man experimentelle Bedingungen und Messungen an isolierten Gewebepräparaten außerhalb eines lebenden Organismus, z. B. unter Zellkulturbedingungen. Im Gegensatz dazu finden Messungen *in vivo* (lat. im Lebendigen) an narkotisierten, schlafenden oder wachen Organismen statt, wie z. B. Messungen der Hirnaktivität mittels Elektroenzephalographie (EEG) am Menschen.

8 Der AMPA- und der Kainat-Rezeptor können durch Glutamat, aber auch spezifisch durch die synthetische Substanz (alpha-Amino-3-hydroxy-5-methyl-4-isoxazol-Propionsäure, AMPA) bzw. durch die aus Algen isolierte Substanz Kainat aktiviert werden. Diese Substanzen werden neuropharmakologisch genutzt, um nur diesen einen Typ Glutamatrezeptor zu aktivieren.

9 Ein gutes Beispiel für eine derartige langanhaltende Assoziation zwischen zwei Sinnessystemen stellt die folgende von Marcel Proust in seinem Roman „Auf der Suche nach der verlorenen Zeit" vor etwa 100 Jahren beschriebene Erinnerung dar: „Viele Jahre lang hatte von Combray nicht mehr für mich existiert, als meine Mutter an einem Wintertag, an dem ich durchfroren nach Hause kam, mir vorschlug, ich solle entgegen meiner Gewohnheit eine Tasse Tee zu mir nehmen. Sie ließ daraufhin eines jener dicklichen, ovalen Sandtörtchen holen, die man ‚Petites Madeleines‘ nennt. […] *In der Sekunde nun, da dieser mit den Gebäckkrümeln gemischte Schluck Tee meinen Gaumen berührte, zuckte ich zusammen und war wie gebannt durch etwas Ungewöhnliches, das sich in mir vollzog.* Ein unerhörtes Glücksgefühl, das ganz für sich allein bestand und dessen Grund mir unbekannt blieb, hatte mich durchströmt. Es hatte mir mit einem Schlag, wie die Liebe, die Wechselfälle des Lebens gleichgültig werden lassen, seine Katastrophen ungefährlich, seine Kürze imaginär, und es erfüllte mich mit einer köstlichen Essenz; oder vielmehr: diese Essenz war nicht in mir, ich war sie selbst. Woher strömte diese mächtige Freude mir zu? Ich fühlte, daß sie mit dem Geschmack des Tees und des Kuchens in Verbindung stand, daß sie aber weit darüber hinausging und von ganz anderer Wesensart sein mußte. […] *Und mit einem Mal war die Erinnerung da.* Der Geschmack war der jenes kleinen Stücks einer Madeleine, das mir am Sonntagmorgen in Combray meine Tante Leonie anbot, nachdem sie es in ihren schwarzen oder Lindenblütentee ge-

taucht hatte. […] Und so ist denn, sobald ich den Geschmack jenes Madeleine-Stücks wiedererkannt hatte, das meine Tante mir zu geben pflegte, das graue Haus mit seiner Straßenfront, an der ihr Zimmer sich befand, wie ein Stück Theaterdekoration zu dem kleinen Pavillon an der Gartenseite hinzugetreten, und mit dem Haus die Stadt, vom Morgen bis zum Abend und bei jeder Witterung, der Platz, auf den man mich vor dem Mittagessen schickte, die Straßen, in denen ich Einkäufe machte, die Wege, die wir gingen, wenn schönes Wetter war. […] ebenso stiegen jetzt alle Blumen unseres Gartens und die aus dem Park von Swann und die Seerosen der Vivonne und all die Leute aus dem Dorf und ihre kleinen Häuser und die Kirche und ganz Combray und seine Umgebung, *all das, was nun Form und Festigkeit annahm, Stadt und Gärten, stieg aus meiner Tasse Tee.*"

10 Das Kleinhirn (Cerebellum) befindet sich im hinteren Teil der Schädelgrube und ist entscheidend an der Steuerung und dem Erlernen von Bewegungsabläufen beteiligt. Etwa die Hälfte aller Nervenzellen des menschlichen Gehirns befindet sich im Kleinhirn, das aber nur ein Zehntel des Gesamthirngewichts ausmacht.

11 Der deutsche Psychiater und Neuropathologe Alois Alzheimer (1864–1915) beschrieb 1907 an histologischen Hirnpräparaten verstorbener Demenzerkrankter die große Anzahl zugrunde gegangener Neurone und mikroskopisch auffallende Eiweißablagerungen im Cortex.
    Laut aktuellem *Weltalzheimerbericht* wird die Anzahl von Demenzerkrankten auf mehr als 115 Millionen Menschen im Jahr 2050 ansteigen. Eine Erforschung der molekularen Mechanismen von Demenz ist daher aus ökonomischen, sozialen und humanen Gründen zwingend erforderlich. Nur die Grundlagenforschung, u.a. an geeigneten Tiermodellen, und die klinische Forschung an betroffenen Patienten werden dazu beitragen, die Ursachen von Demenz besser zu verstehen, diese Krankheit bereits im Frühstadium zu erkennen und neue, bessere Therapieformen zu entwickeln.

12 Weitere und aktuelle Informationen zum „Human Brain Project" sind auf folgender Website zu finden: https://www.humanbrainproject.eu/ und http://de.wikipedia.org/wiki/Human_Brain_Project

13 Für die Taufliege existieren virtuelle Hirnatlanten unter http://www.virtualflybrain.org/site/vfb_site/home.htm und http://flybrain.neurobio.arizona.edu/. Für den Fadenwurm siehe unter http://www.wormatlas.org/

14 Der *Hippocampus* (lat. Seepferdchen) ist ein evolutionär alter, unter dem cerebralen Cortex liegender Bereich des Gehirns, der in seiner Struktur einem Seepferdchen gleicht. Der Hippocampus ist zentral an der Speicherung von Gedächtnisinhalten und der Verarbeitung von Sinneseindrücken und Emotionen beteiligt.

15 Die Sängerin Katy Perry führt mit über 70 Millionen *followern* bei Twitter die Hitliste der weltweit am besten verbundenen Personen (Stand Juni 2015). Ein Beispiel für eine *hub*-Station ist der Frankfurter Flughafen, der täglich fast 1400 Flugbewegungen aufweist.

16 Primaten ist die zoologisch korrekte Bezeichnung für eine Ordnung der Höheren Säugetiere, die man gemeinhin, aber nicht ganz richtig, auch als „Affen" bezeichnet. Der Mensch, *Homo sapiens*, ist ein Primat und zählt dort zur Familie der Menschenaffen (Hominidae).

17 Der amerikanische Neurobiologe David Hubel und der aus Schweden stammende Neurophysiologe Torsten Wiesel untersuchten gemeinsam die Mechanismen dieser erfahrungsabhängigen Plastizität im visuellen System und ihre bahnbrechenden Arbeiten wurden 1981 mit dem Nobelpreis für Physiologie oder Medizin gewürdigt (Hubel and Wiesel, 1998).

18 Nelson und Kollegen mussten sich der Kritik aussetzen, dass sie die Kinder aus den rumänischen Kinderheimen als Versuchsobjekte missbrauchten. Dieser berechtigten Kritik begegneten die am *Bucharest Early Intervention Project* beteiligten Wissenschaftler mit ihrem 2006 publizierten Artikel zu den ethischen Aspekten ihrer Arbeit (Zeanah et al., 2006).

3. Begrenzte Sicht – Wahrnehmung am Beispiel des Sehsystems

1 Der Geruchs- und Geschmackssinn sind in aktuellen Übersichtsartikeln umfassend beschrieben (Shepherd, 2006; Simon et al., 2006).

2 Manche Schlangen besitzen Photosensoren, die im Infrarotbereich arbeiten. Diese in der Nacht jagenden Schlangen können daher im Dunkeln ihre Beute an der Abstrahlung ihrer Körperwärme erkennen.

3 Die Gene für das Rot- und Grün-Farbensehen liegen nahe beieinander auf dem X-Chromosom. Da Frauen zwei X-Chromosomen besitzen, kann der Defekt auf einem X-Chromosom durch das zweite intakte X-Chromosom kompensiert werden. Da Männer jedoch nur über ein X-Chromosom verfügen, können sie diese genetisch bedingte Farbsinnesstörung nicht wie die Frauen ausgleichen.

4 Parvozellulär (klein) und magnozellulär (groß) bezeichnet die Größe dieser Ganglienzelltypen. Es existiert noch ein dritter Ganglienzelltyp, der koniozelluläre („klein wie Staub").

5 Das Areal V5 wird aufgrund seiner Lage auch als Areal MT (mittleres temporales Areal) bezeichnet.

6 Ganz erstaunliche Ergebnisse werden so bei Parkinson-Patienten erzielt, die einen sog. „Hirnschrittmacher" implantiert bekamen. Hier werden in einen Teil des Thalamus Reizelektroden dauerhaft implantiert, die ähnlich wie bei einem Herzschrittmacher von außen angesteuert werden. Auch wenn die Ursachen der Parkinson-Erkrankung so nicht behandelt werden können, so ist es für den Patienten eine große Hilfe, die Symptome dieser Erkrankung regelrecht auf Knopfdruck deutlich mindern oder sogar ausschalten zu können. Mittlerweile kommt die Methode der tiefen Hirnstimulation auch zur Behandlung von neuropsychiatrischen Störungen und bei Komapatienten zum Einsatz.

7 Eine große Anzahl von verblüffenden optischen Täuschungen bietet die Website „100 Visual Phenomena & Optical Illusions" von Prof. Michael Bach (Universitäts-Augenklinik Freiburg): http://www.michaelbach.de/ot/index.html

8 Ein Besuch von Akiyoshi Kitaokas Website ist überaus empfehlenswert: http://www.ritsumei.ac.jp/~akitaoka/index-e.html

9 Der Titel dieser Publikation erinnert natürlich an den Film „Gorillas in the Mist" (Gorillas im Nebel) aus dem Jahre 1988, der die Stu-

dien der amerikanischen Verhaltensforscherin Diane Fossey an den Berggorillas in Ostafrika zeigt.

10 Der Film ist auf der Website von Daniel Simons unter http://www.dansimons.com/ verfügbar. Bitten Sie eine Person vor dem Anschauen des Videos, die Anzahl der Ballkontakte innerhalb der weiß gekleideten Spielergruppe leise mitzuzählen. Sehr wahrscheinlich wird die so instruierte Versuchsperson den Affen überhaupt nicht bemerken! Weitere Informationen zu diesem Film in deutscher Sprache bei Engel et al. (2005a).

4. Das Tor zum Bewusstsein – der Thalamus

1 Im Sinusknoten des Herzens liegt ein ganz ähnlicher spannungsabhängiger Kanal vor und erfüllt dort ebenfalls eine Schrittmacherfunktion. Als dieser Kanal erstmals beschrieben wurde, waren die Forscher über die Aktivierungseigenschaften überrascht, denn bis zu diesem Zeitpunkt war man der Ansicht, dass spannungsabhängige Kanäle ausschließlich durch eine Depolarisation der Membran aktiviert werden. Dieser neu entdeckte Kanal war jedoch witzigerweise nur durch eine Hyperpolarisation, also eine Negativierung, der Zellmembran aktivierbar und wurde daher als f-Strom (f für *funny*, witzig) bezeichnet. Dieser Strom treibt die endogene Rhythmik des Herzschlags an. Wir verdanken unser Leben also einem witzigen Membrankanal!

2 Frühchen sind Kinder, die vor Vollendung der 37. Schwangerschaftswoche, also etwa einen Monat zu früh zur Welt kommen. Dank moderner Technik und medizinischer Fürsorge sind die Lebenschancen von Frühchen in den letzten Jahren kontinuierlich angestiegen. „Europas jüngstes Frühchen" Frieda kam am 7. November 2010 mit nur 460 Gramm Gewicht und 26 Zentimeter Körperlänge im Klinikum Fulda zur Welt und entwickelte sich bisher normal.

3 Ein berühmtes Beispiel dafür liefert der chinesische Philosoph und Dichter Zhuāngzǐ („Meister Zhuang"; 365–290 v. Chr.): „Einst träumte Dschuang Dschou, dass er ein Schmetterling sei, ein flatternder Schmetterling, der sich wohl und glücklich fühlte und nichts wußte von Dschuang Dschou. Plötzlich wachte er auf: da war er wie-

der wirklich und wahrhaftig Dschuang Dschou. Nun weiß ich nicht, ob Dschuang Dschou geträumt hat, dass er ein Schmetterling sei, oder ob der Schmetterling geträumt hat, dass er Dschuang Dschou sei." *http://de.wikipedia.org/wiki/Zhuangzi*

4 Francis Crick (1916-2004) erhielt 1962 gemeinsam mit James Watson und Maurice Wilkins den Nobelpreis für Physiologie oder Medizin für die „Entdeckungen über die Molekularstruktur der Nukleinsäuren und ihre Bedeutung für die Informationsübertragung in lebender Substanz". Im hohen Alter und bis zu seinem Tode beschäftigte sich Crick mit Fragen zur naturwissenschaftlichen Erklärung höherer kognitiver Prozesse und des Bewusstseins.

5 Siehe Online-Publikation des National Institute on Alcohol Abuse and Alcoholism am US-amerikanischen National Institute of Health (NIH): http://pubs.niaaa.nih.gov/publications/arh25-2/101-109.htm

6 Der Begriff „Rauschen" entstammt der Elektronik und bezeichnet eine Störung mit breitem unspezifischem Frequenzspektrum. Das hier gemeinte Rauschen von spannungsabhängigen Kanälen in einem Neuron ist recht gut mit dem Blätterrauschen eines Baumes vergleichbar.

7 Ähnlich wie die Forschungsergebnisse zu den hoch spezifischen Gesichts-erkennenden Neuronen im visuellen Cortex von Primaten (vgl. Kapitel 3.3), so konnte sich auch das Konzept zu den Orts-kodierenden Nervenzellen im Hippocampus nur langsam und gegen die Widerstände anderer Forschungsgruppen durchsetzen. Für die Entdeckung von Zellen, die ein Positionierungssystem im Gehirn bilden, erhielten John O'Keefe und das Forscherehepaar May-Britt Moser und Edvard Moser im Jahr 2014 den Nobel Preis in Physiologie oder Medizin.

5. Änderungen der Wirklichkeit

1 Die Vielzahl von Meditationstechniken unterscheidet sich nach ihrer Tradition und ihrer religiösen und örtlichen Herkunft. Grundsätzlich unterscheidet man zwei Gruppen von Meditationstechniken. Während die passive Meditation üblicherweise im stillen Sitzen durchgeführt wird, gehört zur aktiven Meditation die körperliche Bewegung oder lautes Rezitieren.

2 Der Dalai-Lama ist überaus interessiert an Kontakten zu unterschiedlichen Wissenschaftsdisziplinen. Im November 2005 nahm er als eingeladener Gast an dem jährlichen und mit fast 40 000 Teilnehmern weltweit größten neurowissenschaftlichen Kongress der *Society for Neuroscience* in den USA teil.

3 Weitere Informationen zum *ReSource*-Projekt unter
http://www.resource-project.org/home.html

4 Das Wort Endorphin wird aus den beiden Begriffen „endogen" und „Morphin" hergeleitet und bezeichnet ein vom Körper selbst produziertes Opiod. Chemisch sind Endorphine mit den Opiaten Morphium und Heroin vergleichbar. Endorphine sind also endogene, körpereigene Morphine.

5 Der amerikanische Musiker Jim Morrison (1943–1971) war von Huxley's Buch so beeindruckt, dass er seine 1965 gegründete Band *The Doors* nannte.

6 William Blake (1757–1827) war ein englischer Maler und Dichter, von dem berichtet wird, dass er als Kind Engelsvisionen hatte. Blake war ein großer Kritiker der Kirche, fühlte sich jedoch dem Neuen Testament eng verbunden und betrachtete die Kunst als eigentliche Verbindung zu Gott. Blake hatte einen großen Einfluss auf Schriftsteller, Komponisten und Musiker des 20. Jahrhunderts. Das Originalzitat in Huxley's Buch lautet: „If the doors of perception were cleansed, everything would appear to man as it is, infinite." Der Namensursprung von „*The Doors*" geht also auf William Blake zurück.

7 Zuvor, in seinem 1932 publizierten Roman „*Brave New World*" (Schöne neue Welt) setzte sich Huxley noch kritisch mit dem „idealen und fabrikmäßig hergestellten Rauschmittel" namens *Soma* auseinander. „Euphorisch, narkotisch, angenehme Halluzinationen weckend … Urlaub von der Wirklichkeit nehmen, sooft man will" hört sich überaus verlockend an, die Droge *Soma* wird in der schönen neuen Welt jedoch nicht nur genutzt, um größere Gefühlsschwankungen zu vermeiden, sondern auch um die Bewohner zu entmündigen und für die herrschende Weltregierung folgsam zu machen.

8 Der 19. April 1943 gilt als Tag der Entdeckung der psychedelischen Wirkungen von LSD und wird von LSD-Anhängern jährlich als sog. *Bicycle Day* (Fahrradtag) gefeiert. Von nachbarlichen Übergriffen wurde bisher nicht berichtet.

9 „Die Fähigkeit, jederzeit das zu sehen, was wir übrigen nur unter dem Einfluss von Meskalin sehen, ist dem Künstler angeboren. Seine Wahrnehmung ist nicht auf das biologisch oder soziologisch Nützliche beschränkt. Etwas von der dem totalen Bewusstsein eigenen Erkenntnis sickert durch den Reduktionsfilter von Gehirn und Ich in sein Bewusstsein. Es ist eine Erkenntnis der allem Seienden innewohnenden Bedeutsamkeit." (A. Huxley, Die Pforten der Wahrnehmung).

10 Weitere genetische Veränderungen zu diesem Thema werden in einem kürzlich publizierten Übersichtsartikel in der Fachzeitschrift NEURON im Detail dargestellt (Ebstein et al., 2010).

11 „Love, after all, is a kind of obsession and in its early stages commonly immobilizes thought and channels it in the direction of a single individual" (Zeki, 2007).

12 Um das herauszufinden, empfiehlt sich zum Selbsttest ein Besuch auf folgender Website: http://synaesthesia.com/de/syni-test/alle-synaesthesie-tests/

13 Genauere Informationen zur Durchführung dieses Experiments und Filme zu diesem Thema sind im Internet unter dem Suchwort „Gummihand-Illusion" oder „rubber hand illusion" zu finden, z. B. http://dasgehirn.info/wahrnehmen/fuehlen-koerper/getaeuschtes-koerperbild/view

14 Der Titel „Video ergo sum" (Ich sehe [mich], also bin ich) wurde von den Autoren treffenderweise in Anlehnung an den berühmten Satz des französischen Philosophen und Naturwissenschaftlers René Descartes (1596–1650) „Cogito ergo sum" (Ich denke, also bin ich) gewählt.

6. Störungen der Wirklichkeit

1 Die Geschichte von John Forbes Nash (1928-2015)ist dem Leser vielleicht durch den preisgekrönten Spielfilm „A Beautiful Mind" mit Russell Crowe bekannt.

7. Ausblick

1 http://www.bbci.de/

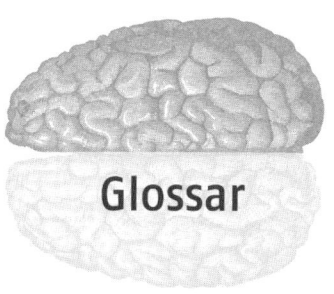

Glossar

Agnosie: Eine temporäre oder dauerhafte Störung in der Sinneswahrnehmung der Umwelt oder des eigenen Körpers infolge einer zentralen Läsion, wie bspw. eines Hirninfarkts, bei intakter Wahrnehmung durch die Sinnesorgane. Visuelle Agnosien treten nach Schädigungen im Sehsystem auf. **Prosopagnosie** bezeichnet die Unfähigkeit, Gesichter zu erkennen. Bei einer Objektagnosie kann der Patient keine Objekte, wie z. B. Stühle, erkennen. **Neglect** ist eine Form von Agnosie, bei der infolge einer zentralen Schädigung ein Teil der Umgebung oder des eigenen Körpers nicht wahrgenommen wird.

Aktionspotential: Elektrisches Signal einer einzelnen Nervenzelle, das bei einer intrazellulären Registrierung eine Amplitude von etwa 100 mV und eine Dauer von etwa 1 ms aufweist. Das Aktionspotential (kurz AP) ist die Grundlage des digitalen Codes des Nervensystems. Da unmittelbar nach einem AP das Neuron wegen der absoluten Refraktärzeit für etwa 1 ms kein weiteres AP generieren kann, beträgt die maximale AP-Entladungsfrequenz eines Neurons und damit Taktfrequenz des Gehirns etwa 500 Hz (500 APs pro Sekunde).

Autismus: Eine früh erworbene Störung in der zentralen Verarbeitung von Sinneseindrücken und von neuronalen Informationen, die durch Defizite in der Aufmerksamkeit, sozialen Interaktion und Kommunikation gekennzeichnet ist. Das Spektrum von Autismus ist sehr vielfältig und reicht von Verhaltensproblemen bis zu schweren geistigen Behinderungen. Autisten mit Inselbegabungen, sog. *Savants* (franz. Gelehrte), fokussieren ihre Aufmerksamkeit auf wenige Umweltreize und sind zu ganz außergewöhnliche Leistungen fähig.

Axon (Nervenfaser): Am Zellkörper einer Nervenzelle (Axonhügel) beginnende Faser, die sich in mehr als 10000 Axonkollaterale verzweigen kann und beim Menschen eine Länge von bis zu 1 Meter erreichen kann. Das Axon stellt den Ausgang (output) eines einzelnen Neurons dar und ähnelt in seiner Funktion gewissermaßen einer Telefonleitung. Axone sind beim Menschen zwischen 1–20 Mikrometer dünn und leiten das **Aktionspotential** mit Geschwindigkeiten von 1–80 Metern pro Sekunde weiter (etwa 3,6 bis 300 Kilometern pro Stunde). Schnell leitende Axone haben einen grossen Durchmesser und sind myelinisiert. Die Axone enden in den präsynaptischen Endigungen, wo nach Eintreffen eines Aktionspotentials ein **Transmitter** freigesetzt wird.

Axoninitialsegment: Bereich des Axons nah am Zellkörper eines Neurons, wo aufgrund der hohen Dichte von spannungsgesteuerten Natrium- und Kaliumkanälen bei Überschreitung eines Schwellenwertes von etwa −50 mV ein **Aktionspotential** entstehen kann.

Blinder Fleck: Normaler Gesichtsfeldausfall in beiden Augen. Die **Axone** der retinalen Ganglienzellen verlassen an der sog. *Papille* als Sehnerv das Auge. In der Papille sind keine Photorezeptoren vorhanden und wir können daher mit diesem Bereich des Auges nicht sehen und sind hier physiologisch „blind“. Da der Blinde Fleck des linken Auges an einem anderen Ort liegt als der des rechten Auges, nehmen wir beim Sehen mit beiden Augen diese Gesichtsfeldausfälle nicht wahr. Zudem führen wir beim Sehen unbewusst ständig kleinste Augenbewegungen durch, sodass wir kein stationäres Bild verarbeiten.

Brainbow-**Methode**: Methode zur Visualisierung von einzelnen Nervenzellen im lebenden Gehirn. Neurone werden genetisch mit 3 oder 4 farblich unterschiedlichen Fluoreszenzfarbstoffen markiert und die relative Expression dieser Farbstoffe resultiert auf zellulärer Ebene in etwa 100 verschiedenen Farbkombinationen.

Cerebraler Cortex: Der cerebrale Cortex, auch Neocortex oder Groß-hirnrinde genannt, ist von entscheidender Bedeutung für die Ver-arbeitung von Sinneseindrücken, die Planung und Durchführung von Handlungen und Bewegungen und für höhere kognitive Prozes-se, einschliesslich Bewusstsein. Beim Menschen nimmt der cerebrale Cortex mit etwa 500 cm³ ca. 40 % des Gesamthirnvolumens ein.

Demenz: Als Demenz wird die fortschreitende Abnahme in kognitiven, emotionalen und sozialen Fähigkeiten bezeichnet. Die große Mehr-zahl der Demenzerkrankungen geht auf neurodegenerative Erkran-kungen zurück, wie z.B. bei der Alzheimer'schen Krankheit.

Dendriten: Als Dendriten werden die vom Zellkörper abgehenden Fort-sätze bezeichnet, die funktionell als „Antennen" eines Neurons fun-gieren. In Abhängigkeit vom Zelltyp sind die Dendriten mehr oder weniger stark verzweigt („Dendritenbaum").

Entorhinaler Cortex: Der entorhinale Cortex ist im Vergleich zum ce-rebralen Cortex (Neocortex) ein evolutionär älterer Teil des Cortex, der im sog. Temporallappen in enger Verbindung zum Hippocam-pus liegt. Der entorhinale Cortex hat eine wichtige Funktion als Transferstation zwischen dem **cerebralen Cortex** und dem **Hippo-campus** und ist entscheidend an Gedächtnisprozessen beteiligt.

Epilepsie: Epilepsie ist eine der häufigsten neurologischen Erkrankun-gen. Etwa jeder Zwanzigste erleidet in seinem Leben mindestens einen epileptischen Anfall. Ein epileptischer Anfall ist auf eine plötz-lich auftretende, hoch synchrone Hirnaktivität zurückzuführen, die ihren pathophysiologischen Ursprung häufig im **Hippocampus** oder **cerebralen Cortex** hat.

EPSP (exzitatorisches postsynaptisches Potential): Analoges elektrisches Signal, das nach Bindung eines erregenden Transmitters (meistens **Glutamat**) an postsynaptischen Transmitterrezeptoren und Öffnung von Rezeptor-gekoppelten Membrankanälen zur einer Depolarisati-on der Membran an der **Postsynapse** führt.

GABA (gamma-Aminobuttersäure): Wichtigster hemmender **Transmitter**, der eine Übererregbarkeit des Gehirns verhindert. Ein Vielzahl von Wirkstoffen, wie z. B. Benzodiazepine und Barbiturate, greifen an einem bestimmten GABA-Rezeptor an und erhöhen so die Hemmung im Gehirn, um z. B. **Epilepsie** zu behandeln. Bindung von GABA an einem postsynaptischen GABA-Rezeptor löst ein **IPSP** aus.

Gitterzellen (*grid cells*): Nervenzelltyp im **entorhinalen Cortex**, der bestimmte Orte und Bewegungsmuster im Raum kodiert. Gitterzellen bilden die Umwelt topographisch in einer Gitter-ähnlichen Karte ab.

Glutamat: Wichtigster erregender **Transmitter**, der über unterschiedliche Rezeptoren, u. a. den **NMDA-Rezeptor**, postsynaptisch ein **EPSP** auslöst.

Halluzination: Wahrnehmung eines Sinnesreizes, ohne Anwesenheit des physikalischen oder chemischen Reizes. Eine Halluzination kann alle Sinnessysteme betreffen und einfach, wie z. B. bei der Halluzination einer Geruchswahrnehmung, oder auch sehr komplex sein, wie z. B. bei der Wahrnehmung von Stimmen.

Hippocampus: Evolutionär alter, im Temporallappen lokalisierter Teil des Gehirns, der in seiner Struktur einem Seepferdchen (lat. *hippocampus*) ähnelt. Der Hippocampus ist über den **entorhinalen Cortex** mit dem **cerebralen Cortex** verbunden und zentral an Gedächtnisprozessen und der räumlichen Orientierung beteiligt.

Homöostase: Aufrechterhaltung eines bestimmten, physiologischen Funktionszustands durch selbstregulatorische Prozesse, wie z. B. Regulation der Körpertemperatur durch Schwitzen bei hohen und Zittern bei niedrigen Außentemperaturen.

Hub (engl., Mittelpunkt, zentrale Stelle): Eine Nervenzelle oder eine Hirnregion, die von vielen anderen Neuronen bzw. Hirnregionen einen synaptischen Eingang erhält und an viele andere Neuronen bzw. Hirnregionen über synaptische Verbindungen die neuronale Information weitergibt.

IPSP (inhibitorisches postsynaptisches Potential): Analoges elektrisches Signal, das nach Bindung eines hemmenden Transmitters (meistens **GABA**) an postsynaptischen Transmitterrezeptoren und Öffnung von Rezeptor-gekoppelten Membrankanälen zur einer Hyperpolarisation der Membran an der **Postsynapse** führt.

Konnektom: Ein Konnektom stellt die Rekonstruktion aller synaptischen Verbindungen im Gehirn oder in einem definierten Teil des Gehirns dar.

Kritische Periode: Frühe Lebensphase in der eine bestimmte Hirnregion aufgrund besonderer molekularer und zellulärer Eigenschaften zeitlich begrenzt eine erhöhte Bereitschaft für den Erwerb spezifischer Fähigkeiten aufweist, wie z. B. die kritische Periode für das räumliche Sehen oder für den Spracherwerb. Während der kritischen Periode weisen die jeweils beteiligten neuronalen Netzwerke eine erhöhte **Plastizität** auf.

Langzeitdepression (long-term depression, LTD): Die LTD bezeichnet eine durch einen Reiz ausgelöste langanhaltende oder sogar permanente Abnahme in der Effizienz der synaptischen Übertragung, z. B. ist ein EPSP in der Amplitude reduziert und damit weniger wirksam.

Langzeitpotenzierung (long-term potentiation, LTP): Die LTP bezeichnet eine durch einen Reiz ausgelöste langanhaltende oder sogar permanente Zunahme in der Effizienz der synaptischen Übertragung, z. B. ist ein EPSP in der Amplitude erhöht und damit stärker wirksam.

Narkolepsie: Zentralnervöse Störung der Schlaf-Wach-Regulation, die durch plötzlich auftretende, kurzeitige Schlafattacken charakterisiert ist und gelegentlich mit einem Verlust des Muskeltonus auftritt.

Neglect: Zentralnervöse Wahrnehmungsstörung infolge einer Hirnläsion, i. d. R. infolge eines Hirninfarkts. Neglect-Patienten weisen Defizite in der Wahrnehmung der Umwelt oder des eigenen Körpers auf der gegenüberliegenden Seite der Hirnläsion auf. Liegt bspw. die Hirnläsion in der rechten Hirnhälfte (Hemisphäre), kann ein Neglect im linken Gesichtsfeld auftreten.

Neuron: Die Nervenzelle, das Neuron, stellt die kleinste strukturelle und funktionelle Einheit des Nervensystems dar. Jedes Neuron besteht aus einem Zellkörper (**Soma**), **Dendriten** und einem **Axon**, das sich stark verzweigen kann und **Synapsen** mit anderen Nervenzellen bilden kann.

NMDA-Rezeptor: Rezeptor des erregenden Transmitters **Glutamat**, der aufgrund besonderer molekularer Eigenschaften nicht nur Transmitter-abhängig ist, sondern für die Öffnung seines stark Calcium-durchlässigen Kanals auch eine Depolarisation der postsynaptischen Membran erfordert. Der NMDA-Rezeptor spielt eine sehr wichtige Rolle bei der synaptischen **Plastizität** und bei vielen neurologischen Erkrankungen.

Ortszellen (*place cells*): Eine Population von Nervenzellen im Hippocampus, die einen ganz bestimmten Ort in der Umwelt eines Individuums kodieren. Eine Ortszelle generiert nur dann vermehrt **Aktionspotentiale**, wenn sich das Individuum an diesem ganz bestimmten Ort befindet.

Patch-clamp-Technik: Elektrophysiologisches Messverfahren, bei dem mittels einer feinen Glaspipette mit einem Spitzendurchmesser von etwa 1 Mikrometer und einer elektrischen Messapparatur ein kleiner Membranfleck (engl. *patch* = Fleck) oder eine ganze Zelle hinsichtlich ihrer Erregbarkeit untersucht werden kann. Die *patch-clamp*-Technik ermöglicht Messungen von Ionenströmen über die Zellmembran im Bereich von wenigen Picoampere (10^{-12} Ampere). Für die Entwicklung dieser Methode erhielten die beiden deutschen Wissenschaftler Erwin Neher und Bert Sakmann 1991 den Nobelpreis für Physiologie oder Medizin.

Phantomempfindungen, -schmerzen: Wahrnehmung von Sinnesempfindungen bzw. Schmerzen bei einem nicht mehr vorhandenen Körperteil, z. B. infolge eines Unfalls oder einer Amputation. Ursache von Phantomempfindungen und -schmerzen sind pathophysiologische plastische Veränderungen an Synapsen in den beteiligten Hirnregionen, insbes. im **Thalamus** und **cerebralen Cortex**.

Plastizität: Neuronale oder synaptische Plastizität ist die Fähigkeit des Gehirns, seine molekularen, strukturellen und funktionellen Eigenschaften veränderten äußeren oder inneren Bedingungen anzupassen. Neben der aktivitätsabhängigen **Langzeitdepression** und **-potenzierung** von **Synapsen** weist das Nervensystem noch andere Formen von Plastizität auf, z. B. plastische Veränderungen infolge von Interaktionen mit dem Immunsystem oder nach Hirnschädigungen. Plastische Veränderungen können auch pathophysiologsische Prozesse begünstigen oder verursachen, z. B. beim **Phantomschmerz**.

Postsynapse: Die Postsynapse bezeichnet die morphologische Struktur, die durch den synaptischen Spalt getrennt der Präsynapse gegenüberliegt und das chemische Signal (**Transmitter**) wieder in ein elektrisches Signal (**EPSP** oder **IPSP**) umwandelt. An der Postsynapse befinden sich **Rezeptoren**, die durch den von der Präsynapse ausgeschütteten Transmitter nach dem Schlüssel-Schloss-Prinzip aktiviert werden und i. d. R. an der postsynaptischen Membran einen Ionenkanal öffnen.

Präsynapse: Die präsynaptische Endigung bezeichnet den Endpunkt eines Axons an einer chemischen **Synapse**. In der Präsynapse befindet sich die molekulare Maschinerie zur Umwandlung des eintreffenden **Aktionspotentials** in ein chemisches Signal, indem der Transmitter aus den präsynaptischen **Vesikeln** in den synaptischen Spalt ausgeschüttet wird.

Prosopagnosie (Gesichtsblindheit): Prosopagnosie bezeichnet die Unfähigkeit Gesichter zu erkennen. Ursache dieser Erkrankung ist eine Läsion im Temporallappen, wo sich Neurone befinden, die selektiv auf das Gesicht eines Menschen reagieren.

Qualiaproblem: Das Qualiaproblem beschreibt die Schwierigkeit oder vielleicht auch Unmöglichkeit, subjektive Erlebnisinhalte neuronaler Zustände zu verstehen, wie z. B. die subjektive Wahrnehmung der Farbe Rot.

Rezeptoren: Andockstrukturen an der **Postsynapse**, aber auch an der **Präsynapse**, für **Transmitter** und andere Botenstoffe.

Ruhemembranpotential: Die Potential- oder Spannungsdifferenz zwischen dem Extra- und Intrazellulärraum bei der sich die Membran einer elektrisch erregbaren Zelle in Ruhe (also ohne eingehende **EPSPs** und **IPSPs**) im elektrochemischen Gleichgewicht befindet. Das Ruhemembranpotential von Nervenzellen liegt i. d. R. zwischen -60 und -80 mV.

Schizophrenie: Neuropsychiatrische Störung der Wahrnehmung, wie z. B. **Halluzinationen**, die zu einem Realitätsverlust führen kann. Schizophrenie ist häufig mit Depressionen verbunden.

Schlafende Synapsen: Funktionell inaktive Synapsen, die erst durch hohe synaptische Aktivität und vermehrte Aktivierung von **NMDA-Rezeptoren** „geweckt" bzw. funktionell aktiviert werden. Schlafende Synapsen weisen postsynaptisch nur NMDA-Rezeptoren auf, die bei normaler synaptischer Übertragung nicht aktiviert werden. Durch den Einbau von anderen **Glutamat**-Rezeptoren (AMPA- und Kainat-Rezeptoren) an der **Postsynapse** wird die schlafende Synapse aktiviert und normal funktionsfähig.

Schlafwandeln: Schlafstörung, bei der eine schlafende Person umhergeht, spricht oder auch Tätigkeiten verrichtet, ohne sich dessen bewusst zu sein. Schlafwandeln tritt bei Kindern deutlich häufiger auf als bei Erwachsenen.

Soma: Körper oder auch Perikaryon einer Nervenzelle.

Spiegelneurone: Nervenzelltyp im frontalen Cortex von Primaten, also Affen und Menschen, der sowohl bei der Durchführung einer bestimmten Eigenbewegung aktiv ist, als auch bei der Beobachtung der gleichen Bewegung bei einem Artgenossen oder einem anderen Primaten. Spiegelneurone spielen vermutlich eine wichtige Rolle beim Spracherwerb bei Säuglingen, beim Imitieren von Bewegungsmustern und bei der Empathie (Fähigkeit, die Emotionen und Absichten von Anderen zu erkennen und zu verstehen; Einfühlungsvermögen).

Spines: Spines, auch Dornenfortsätze genannt, sind pilzförmige Ausstülpungen an Dendriten von erregenden Nervenzellen mit einer Größe von etwa 1 Mikrometer. Spines stellen i. d. R. die postsynaptische Struktur von erregenden, glutamatergen Synapsen dar und weisen eine aktivitätsabhängige Plastizität auf (bei **Langzeitpotenzierung** und **Langzeitdepression** von **Synapsen**), indem sich die Struktur eines spines innerhalb weniger Minuten vergrössern oder verkleinern kann. Die Dendriten eines Neurons können mit spines regelrecht übersät sein (sog. *spiny neurons*).

Synästhesie: Die von den Betroffenen überwiegend positiv empfundene Fähigkeit unterschiedliche Sinnessysteme miteinander gekoppelt wahrzunehmen, z. B. eine bestimmte Farbe mit einem bestimmten Ton oder Geschmack stets gleichzeitig zu empfinden.

Synapse: Morphologisch und funktionell klar definierte Struktur zwischen zwei Nervenzellen, die aus einer **Präsynapse**, einem synaptischen Spalt und einer **Postsynapse** besteht. Man unterscheidet elektrische Synapsen zwischen zwei direkt miteinander gekoppelten Neuronen von chemischen Synapsen. An einer chemischen Synapse wird das elektrische Signal an der Präsynapse (**Aktionspotential**) umgewandelt in ein chemisches Signal (Freisetzung eines **Transmitters**), das an der Postsynapse schließlich wieder in ein elektrisches Signal (EPSP oder IPSP) umgewandelt wird.

Tagträumerei: Im Wachzustand bewusst auftretende, bild- oder filmhafte Phantasievorstellungen und visuelle Imaginationen, die spontan auftreten oder willentlich gesteuert ausgelöst und in einen bestimmten Trauminhalt gelenkt werden können.

Thalamus: Zentral gelegener Teil des sog. Zwischenhirns, der auch als „Tor zum Bewusstsein" bezeichnet wird. Über den Thalamus erreichen viele Informationen von den Sinnesorganen den **cerebralen Cortex**. Ein Nervenzelltyp im Thalamus gibt diese sensorischen Informationen an den Cortex weiter und wird daher auch als Schaltneuron (*relay neuron*) bezeichnet.

Transmitter: Chemischer Botenstoff, der in präsynaptischen **Vesikeln** gespeichert ist und beim Eintreffen eines **Aktionspotentials** von der **Präsynapse** ausgeschüttet wird, über den synaptischen Spalt zur **Postsynapse** diffundiert und dort (aber z. T. auch an der Präsynapse) nach dem Schlüssel-Schloss-Prinzip an spezifische **Rezeptoren** andockt. Transmitter können eine hemmende Funktion haben, wie z. B. **GABA**, oder auch erregend wirken, wie z. B. **Glutamat**.

Vesikel: Bläschen-ähnliche Zellkompartimente in der **Präsynapse**, die einen bestimmten **Transmitter** enthalten.

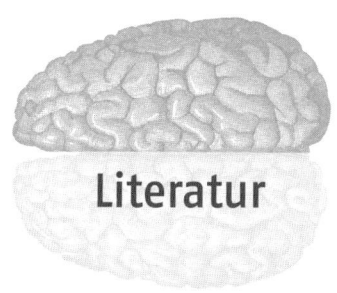

Literatur

Abbott A (2012) Urban decay. Nature 490: 162–164.

Afra P, Funke M, Matsuo F (2009) Acquired auditory-visual synesthesia: A window to early cross-modal sensory interactions. Psychology Research and Behavior Management 2: 31–37.

Aglioti SM, Cesari P, Romani M, Urgesi C (2008) Action anticipation and motor resonance in elite basketball players. Nat Neurosci 11: 1109–1116.

Amaral DG, Schumann CM, Nordahl CW (2008) Neuroanatomy of autism. Trends Neurosci 31: 137–145.

Arnal LH, Giraud AL (2012) Cortical oscillations and sensory predictions. Trends in Cognitive Sciences 16: 390–398.

Arzi A, Shedlesky L, Ben Shaul M, Nasser K, Oksenberg A, Hairston IS, Sobel N (2012) Humans can learn new information during sleep. Nat Neurosci 15: 1460–1465.

Ascoli GA, Alonso-Nanclares L, Anderson SA, Barrionuevo G, Benavides-Piccione R, Burkhalter A, Buzsaki G, Cauli B, DeFelipe J, Fairen A, Feldmeyer D, Fishell G, Frégnac Y, Freund TF, Gardner D, Gardner EP, Goldberg JH, Helmstaedter M, Hestrin S, Karube F, Kisvarday ZF, Lambolez B, Lewis DA, Marin O, Markram H, Munoz A, Packer A, Petersen CC, Rockland KS, Rossier J, Rudy B, Somogyi P, Staiger JF, Tamas G, Thomson AM, Toledo-Rodriguez M, Wang Y, West DC, Yuste R (2008) Petilla terminology: nomenclature of features of GABAergic interneurons of the cerebral cortex. Nat Rev Neurosci 9: 557–568.

Avoli M (2012) A brief history on the oscillating roles of thalamus and cortex in absence seizures. Epilepsia 53: 779–789.

Azari NP, Nickel J, Wunderlich G, Niedeggen M, Hefter H, Tellmann L, Herzog H, Stoerig P, Birnbacher D, Seitz RJ (2001) Neural correlates of religious experience. Eur J Neurosci 13: 1649–1652.

Bargary G, Mitchell KJ (2008) Synaesthesia and cortical connectivity. Trends Neurosci 31: 335–342.

Bartels A, Zeki S (2004) The neural correlates of maternal and romantic love. Neuroimage 21: 1155–1166.

Bartels-Velthuis AA, van de Willige G, Jenner JA, van Os J, Wiersma D (2011) Course of auditory vocal hallucinations in childhood: 5-year follow-up study. British Journal of Psychiatry 199: 296–302.

Barton JJS (2011) Disorder of higher visual function. Current Opinion in Neurology 24: 1–5.

Bassetti C, Vella S, Donati F, Wielepp P, Weder B (2000) SPECT during sleepwalking. Lancet 356: 484-485.

Battaglia FP, Benchenane K, Sirota A, Pennartz CMA, Wiener SI (2011) The hippocampus: hub of brain network communication for memory. Trends in Cognitive Sciences 15: 310–318.

Bean BP (2007) The action potential in mammalian central neurons. Nat Rev Neurosci 8: 451-465.

Beeli G, Esslen M, Jancke L (2005) Synaesthesia: when coloured sounds taste sweet. Nature 434: 38.

Beenhakker MP, Huguenard JR (2009) Neurons that fire together also conspire together: is normal sleep circuitry hijacked to generate epilepsy? Neuron 62: 612–632.

Ben-Ari Y, Gaiarsa JL, Tyzio R, Khazipov R (2007) GABA: a pioneer transmitter that excites immature neurons and generates primitive oscillations. Physiol Rev 87: 1215–1284.

Berczik K, Szabo A, Griffiths MD, Kurimay T, Kun B, Urban R, Demetrovics Z (2012) Exercise addiction: symptoms, diagnosis, epidemiology, and etiology. Substance Use & Misuse 47: 403–417.

Berger H (1929) Über das Elektroenkephalogramm des Menschen. Arch Psych 99: 555–574.

Blakemore SJ (2008) The social brain in adolescence. Nat Rev Neurosci 9: 267–277.

Blanke O (2012) Multisensory brain mechanisms of bodily self-consciousness. Nat Rev Neurosci 13: 556–571.

Blanke O, Ortigue S, Landis T, Seeck M (2002) Stimulating illusory own-body perceptions – The part of the brain that can induce out-of-body experiences has been located. Nature 419: 269–270.

Blennow K, de Leon MJ, Zetterberg H (2006) Alzheimer's disease. Lancet 368: 387–403.

Bonifazi P, Goldin M, Picardo MA, Jorquera I, Cattani A, Bianconi G, Represa A, Ben-Ari Y, Cossart R (2009) GABAergic hub neurons orchestrate synchrony in developing hippocampal networks. Science 326: 1419–1424.

Borgdorff AJ, Choquet D (2002) Regulation of AMPA receptor lateral movements. Nature 417: 649–653.

Bredt DS, Nicoll RA (2003) AMPA receptor trafficking at excitatory synapses. Neuron 40: 361–379.

Brink C (2012) Die Folgen der Isolation. Die Zeit 51: 41.

Broughton R, Billings R, Cartwright R, Doucette D, Edmeads J, Edwardh M, Ervin F, Orchard B, Hill R, Turrell G (1994) Homicidal Somnambulism – A Case-Report. Sleep 17: 253–264.

Brown EN, Lydic R, Schiff ND (2010) General anesthesia, sleep, and coma. New England Journal of Medicine 363: 2638–2650.

Brown EN, Purdon PL, Van Dort CJ (2011) General anesthesia and altered states of arousal: a systems neuroscience analysis. Annu Rev Neurosci 34: 601–628.

Bruno RM, Sakmann B (2006) Cortex is driven by weak but synchronously active thalamocortical synapses. Science 312: 1622–1627.

Buckholtz JW, Meyer-Lindenberg A (2012) Psychopathology and the human connectome: toward a transdiagnostic model of risk for mental illness. Neuron 74: 990–1004.

Bundesministerium für Bildung und Forschung (2007). Auf den Anfang kommt es an: Perspektiven für eine Neuorientierung frühkindlicher Bildung. Bonn, Berlin.

Bunney BG, Potkin SG, Bunney WE (1997) Neuropathological studies of brain tissue in schizophrenia. J Psychiatr Res 31: 159–173.

Burke SN, Barnes CA (2006) Neural plasticity in the ageing brain. Nat Rev Neurosci 7: 30–40.

Burns ME, Arshavsky VY (2005) Beyond counting photons: Trials and trends in vertebrate visual transduction. Neuron 48: 387–401.

Buzsáki G, Kaila K, Raichle M (2007) Inhibition and brain work. Neuron 56: 771–783.

Cahn BR, Delorme A, Polich J (2010) Occipital gamma activation during Vipassana meditation. Cognitive Processing 11: 39–56.

Chemelli RM, Willie JT, Sinton CM, Elmquist JK, Scammell T, Lee C, Richardson JA, Williams SC, Xiong YM, Kisanuki Y, Fitch TE, Nakazato M, Hammer RE, Saper CB, Yanagisawa M (1999) Narcolepsy in orexin knockout mice: Molecular genetics of sleep regulation. Cell 98: 437–451.

Chen Y, Andres AL, Frotscher M, Baram TZ (2012) Tuning synaptic transmission in the hippocampus by stress: the CRH system. Frontiers in Cellular Neuroscience 6.

Clapham DE (2003) TRP channels as cellular sensors. Nature 426: 517–524.

Cohen-Cory S (2002) The developing synapse: construction and modulation of synaptic structures and circuits. Science 298: 770–776.

Colgin LL, Moser EI (2006) Neuroscience - Rewinding the memory record. Nature 440: 615–617.

Conway BR, Livingstone MS (2007) Perspectives on science and art. Curr Opin Neurobiol 17: 476–482.

Cotman CW, Berchtold NC (2002) Exercise: a behavioral intervention to enhance brain health and plasticity. Trends Neurosci 25: 295–301.

Crick F, Mitchison G (1983) The Function of Dream Sleep. Nature 304: 111–114.

da Costa NM, Martin KAC (2012) Whose cortical column would that be? Frontiers in Neuroanatomy 4: 16.

Davidson RJ, Putnam KM, Larson CL (2000) Dysfunction in the neural circuitry of emotion regulation – A possible prelude to violence. Science 289: 591–594.

de Boer A, van Buel EM, Ter Horst GJ (2012) Love is more than just a kiss: A neurobiological perspective on love and affection. Neuroscience 201: 114–124.

de Oliveira MF, Pinto FCG, Nishikuni K, Botelho RV, Lima AM, Rotta JM (2012) Revisiting hydrocephalus as a model to study brain resilience. Frontiers in Human Neuroscience 5.

Deco G, Jirsa VK, McIntosh AR (2011) Emerging concepts for the dynamical organization of resting-state activity in the brain. Nat Rev Neurosci 12: 43–56.

Dehay C, Kennedy H, Bullier J (1988) Characterization of Transient Cortical Projections from Auditory, Somatosensory, and Motor Cortices to Visual Areas 17, 18, and 19 in the Kitten. J Comp Neurol 272: 68–89.

Derdikman D, Moser EI (2010) A manifold of spatial maps in the brain. Trends in Cognitive Sciences 14: 561–569.

DiCicco-Bloom E, Lord C, Zwaigenbaum L, Courchesne E, Dager SR, Schmitz C, Schultz RT, Crawley J, Young LJ (2006) The developmental neurobiology of autism spectrum disorder. J Neurosci 26: 6897–6906.

Dietz P, Striegel H, Franke AG, Lieb K, Simon P, Ulrich R (2013) Randomized response estimates for the 12-month prevalence of cognitive-enhancing drug use in university students. Pharmacotherapy 33: 44–50.

Doeller CF, Barry C, Burgess N (2010) Evidence for grid cells in a human memory network. Nature 463: 657–687.

Domhoff GW (2011) The neural substrate for dreaming: Is it a subsystem of the default network? Consciousness and Cognition 20: 1163–1174.

Domino G (1989) Synesthesia and creativity in fine arts students: An empirical look. Creativity Research Journal 2: 17–29.

Douglas RJ, Martin KA (2007) Mapping the matrix: the ways of neocortex. Neuron 56: 226–238.

Drury SS, Theall K, Gleason MM, Smyke AT, De Vivo I, Wong JYY, Fox NA, Zeanah CH, Nelson CA (2012) Telomere length and early severe social deprivation: linking early adversity and cellular aging. Molecular Psychiatry 17: 719–727.

Durand GM, Konnerth A (1996) Long-term potentiation as a mechanism of functional synapse induction in the developing hippocampus. Journal of Physiology-Paris 90: 313–315.

Ebstein RP, Israel S, Chew SH, Zhong SF, Knafo A (2010) Genetics of human social behavior. Neuron 65: 831–844.

Eggermont JJ, Roberts LE (2004) The neuroscience of tinnitus. Trends Neurosci 27: 676–682.

Ekstrom AD, Kahana MJ, Caplan JB, Fields TA, Isham EA, Newman EL, Fried I (2003) Cellular networks underlying human spatial navigation. Nature 425: 184–188.

Elliott B, Joyce E, Shorvon S (2009) Delusions, illusions and hallucinations in epilepsy: 1. Elementary phenomena. Epilepsy Res 85: 162–171.

Emanuele E, Brondino N, Pesent S, Re S, Geroldi D (2007) Genetic loading on human loving styles. Neuroendocrinology Letters 28: 815–821.

Engel AK, Debener S, Kranczioch C (2005a) Bewusstsein – Good Vibrations. Gehirn und Geist 11: 24–31.

Engel AK, Moll CK, Fried I, Ojemann GA (2005b) Invasive recordings from the human brain: clinical insights and beyond. Nat Rev Neurosci 6: 35–47.

Engel AK, Singer W (2001) Temporal binding and the neural correlates of sensory awareness. Trends Cogn Sci 5: 16–25.

Engert F, Bonhoeffer T (1999) Dendritic spine changes associated with hippocampal long-term synaptic plasticity. Nature 399: 66–70.

Esterman M, Verstynen T, Ivry RB, Robertson LC (2006) Coming unbound: Disrupting automatic integration of synesthetic color and graphemes by transcranial magnetic stimulation of the right parietal lobe. Journal of Cognitive Neuroscience 18: 1570–1576.

Farah MJ, Illes J, Cook-Deegan R, Gardner H, Kandel E, King P, Parens E, Sahakian B, Wolpe PR (2004) Neurocognitive enhancement: what can we do and what should we do? Nat Rev Neurosci 5: 421–425.

Fell J, Axmacher N, Haupt S (2010) From alpha to gamma: Electrophysiological correlates of meditation-related states of consciousness. Medical Hypotheses 75: 218–224.

Fisher H, Aron A, Brown LL (2005) Romantic love: An fMRI study of a neural mechanism for mate choice. J Comp Neurol 493: 58–62.

Fisher RS, van Emde BW, Blume W, Elger C, Genton P, Lee P, Engel JJr (2005) Epileptische Anfälle und Epilepsie: von der Internationalen Liga gegen Epilepsie (International League Against Epilepsy; ILAE) und dem Internationalen Büro für Epilepsie (International Bureau for Epilepsy; IBE) vorgeschlagene Definitionen. Epileptologie 22: 84–87.

Flor H, Nikolajsen L, Staehelin JT (2006) Phantom limb pain: a case of maladaptive CNS plasticity? Nat Rev Neurosci 7: 873–881.

Foster DJ, Wilson MA (2006) Reverse replay of behavioural sequences in hippocampal place cells during the awake state. Nature 440: 680–683.

Franze K, Grosche J (2008) Müllerzellen in einem anderen Licht. BIO-spektrum 7: 701–703.

Franze K, Grosche J, Skatchkov SN, Schinkinger S, Foja C, Schild D, Uckermann O, Travis K, Reichenbach A, Guck J (2007) Müller cells are living optical fibers in the vertebrate retina. Proc Natl Acad Sci USA 104: 8287–8292.

Fries P (2009) Neuronal gamma-band synchronization as a fundamental process in cortical computation. Annu Rev Neurosci 32: 209–224.

Fuyuno I (2007) Brain craze. Nature 447: 18–20.

Galert T, Bublitz C, Heuser I, Merkel R, Repantis D, Schöne-Seifert B, Talbot D (2009) Das optimierte Gehirn. Gehirn und Geist 11: 1–12.

Gimpl G, Fahrenholz F (2001) The oxytocin receptor system: structure, function, and regulation. Physiological Reviews 81: 629–683.

Götz M (2003) Glial cells generate neurons—master control within CNS regions: developmental perspectives on neural stem cells. Neuroscientist 9: 379–397.

Gogtay N, Giedd JN, Lusk L, Hayashi KM, Greenstein D, Vaituzis AC, Nugent TF, III, Herman DH, Clasen LS, Toga AW, Rapoport JL, Thompson PM (2004) Dynamic mapping of human cortical development during childhood through early adulthood. Proc Natl Acad Sci USA 101: 8174–8179.

Gray CM, Singer W (1989) Stimulus-specific neuronal oscillations in orientation columns of cat visual cortex. Proc Natl Acad Sci USA 86: 1698–1702.

Gross CG (2002) Genealogy of the „grandmother cell". Neuroscientist 8: 512–518.

Harvey AL (2002) Toxins 'R' Us: more pharmacological tools from nature's superstore. Trends Pharmacol Sci 23: 201–203.

Hebb DO (1949) The organization of behaviour. New York: John Wiley.

Hedges TR (2007) Charles Bonnet, his life, and his syndrome. Survey of Ophthalmology 52: 111–114.

Helmstaedter M, Briggman KL, Denk W (2011) High-accuracy neurite reconstruction for high-throughput neuroanatomy. Nat Neurosci 14: 1081–1089.

Helmstaedter M, de Kock CP, Feldmeyer D, Bruno RM, Sakmann B (2007) Reconstruction of an average cortical column in silico. Brain Res Rev 55: 193–203.

Ho VM, Lee JA, Martin KC (2011) The cell biology of synaptic plasticity. Science 334: 623–628.

Hoag H (2003) Remote control. Nature 423: 796–798.

Hobson JA (2009) REM sleep and dreaming: towards a theory of protoconsciousness. Nat Rev Neurosci 10: 803–862.

Hochberg LR, Serruya MD, Friehs GM, Mukand JA, Saleh M, Caplan AH, Branner A, Chen D, Penn RD, Donoghue JP (2006) Neuronal ensemble control of prosthetic devices by a human with tetraplegia. Nature 442: 164–171.

Hodgkin AL, Huxley F (1952) A quantitative description of membrane current and its application to conduction and excitation in nerve. J Physiol (Lond) 117: 500–544.

Hooks BM, Chen C (2007) Critical periods in the visual system: changing views for a model of experience-dependent plasticity. Neuron 56: 312–326.

Horton JC, Adams DL (2005) The cortical column: a structure without a function. Philos Trans R Soc Lond B Biol Sci 360: 837–862.

Hubbard EM, Ramachandran VS (2005) Neurocognitive mechanisms of synesthesia. Neuron 48: 509–520.

Hubel DH, Wiesel TN (1977) Functional architecture of macaque monkey visual cortex. Proc R Soc Lond [Biol] 198: 1–59.

Hubel DH, Wiesel TN (1998) Early exploration of the visual cortex. Neuron 20: 401–412.

Hübener M, Bonhoeffer T (2010) Searching for engrams. Neuron 67: 363–371.

Huse E, Larbig W, Birbaumer N, Flor H (2001) Kortikale Reorganisation und Schmerz. Schmerz 15: 131–137.

Innocenti GM, Price DJ (2005) Exuberance in the development of cortical networks. Nat Rev Neurosci 6: 955–965.

Ione A, Tyler C (2003) Neurohistory and the Arts: Was Kandinsky a Synesthete? Journal of the History of the Neurosciences 12: 223–226.

Ishizu T, Zeki S (2011) Toward a brain-based theory of beauty. Plos One 6.

Ito M (2001) Cerebellar long-term depression: Characterization, signal transduction, and functional roles. Physiological Reviews 81: 1143–1195.

Jones EG (2000) Microcolumns in the cerebral cortex. Proc Natl Acad Sci USA 97: 5019–5021.

Jordan G, Deeb SS, Bosten JM, Mollon JD (2010) The dimensionality of color vision in carriers of anomalous trichromacy. Journal of Vision 10.

Jung R (1974) Neuropsychologie und Neurophysiologie des Kontur- und Formensehens in Zeichnerei und Malerei. In: Psychopathologie musischer Gestaltungen (Wieck HH, ed), Stuttgart: Schattauer.

Kempermann G (2012) New neurons for survival of the fittest. Nat Rev Neurosci 13: 727–736.

Kerchner GA, Nicoll RA (2008) Silent synapses and the emergence of a postsynaptic mechanism for LTP. Nat Rev Neurosci 9: 813–825.

Keshavan MS, David AS, Steingard S, Lishman WA (1992) Musical hallucinations – a review and synthesis. Neuropsychiatry, Neuropsychology and Behavioral Neurology 5: 211–223.

Kettenmann H, Verkhratsky A (2008) Neuroglia: the 150 years after. Trends Neurosci 31: 653–659.

Khazipov R, Luhmann HJ (2006) Early patterns of electrical activity in the developing cerebral cortex of human and rodents. Trends in Neurosciences 29: 414–418.

Klausberger T, Somogyi P (2008) Neuronal diversity and temporal dynamics: the unity of hippocampal circuit operations. Science 321: 53–57.

Kolb B, Whishaw IQ (1993) Neuropsychologie. Heidelberg: Spektrum Akademischer Verlag.

Knudsen EI (2004) Sensitive periods in the development of the brain and behavior. Journal of Cognitive Neuroscience 16: 1412–1425.

Kole MHP, Stuart GJ (2012) Signal processing in the axon initial segment. Neuron 73: 235–247.

Kuhl PK (2004) Early language acquisition: cracking the speech code. Nat Rev Neurosci 5: 831–843.

Kuner R (2010) Central mechanisms of pathological pain. Nature Med 16: 1258–1266.

Lancee J, Spoormaker VI, Van den Bout J (2011) Long-term effectiveness of cognitive-behavioural self-help intervention for nightmares. Journal of Sleep Research 20: 454–459.

Lebedev MA, Nicolelis MA (2006) Brain-machine interfaces: past, present and future. Trends Neurosci 29: 536–546.

Lee AK, Wilson MA (2002) Memory of sequential experience in the hippocampus during slow wave sleep. Neuron 36: 1183–1194.

Lenggenhager B, Tadi T, Metzinger T, Blanke O (2007) Video ergo sum: manipulating bodily self-consciousness. Science 317: 1096–1099.

Lewin R (1980) Is your brain really necessary? Science 210: 1232–1234.

Liao D, Hessler NA, Malinow R (1995) Activation of postsynaptically silent synapses during pairing-induced LTP in CA1 region of hippocampal slice. Nature 375: 400–404.

Lin L, Faraco J, Li R, Kadotani H, Rogers W, Lin XY, Qiu XH, de Jong PJ, Nishino S, Mignot E (1999) The sleep disorder canine narcolepsy is caused by a mutation in the hypocretin (orexin) receptor 2 gene. Cell 98: 365–376.

Lipina SJ, Posner MI (2012) The impact of poverty on the development of brain networks. Frontiers in Human Neuroscience 6.

Livet J, Weissman TA, Kang H, Draft RW, Lu J, Bennis RA, Sanes JR, Lichtman JW (2007) Transgenic strategies for combinatorial expression of fluorescent proteins in the nervous system. Nature 450: 56–62.

Llinás R, Ribary U, Contreras D, Pedroarena C (1998) The neuronal basis for consciousness. Philos Trans R Soc Lond B Biol Sci 353: 1841–1849.

Logothetis NK (2008) What we can do and what we cannot do with fMRI. Nature 453: 869–878.

Lorente de Nó R (1949) Cerebral cortex: architecture, intracortical connections, motor projections. pp 288–313.

Luders E, Toga AW, Lepore N, Gaser C (2009) The underlying anatomical correlates of long-term meditation: Larger hippocampal and frontal volumes of gray matter. Neuroimage 45: 672–678.

Luhmann HJ, Prince DA (1991) Postnatal maturation of the GABA ergic system in rat neocortex. J Neurophysiol 65: 247–263.

Lui JH, Hansen DV, Kriegstein AR (2011) Development and evolution of the human neocortex. Cell 146: 18–36.

Lutz A, Greischar LL, Rawlings NB, Ricard M, Davidson RJ (2004) Long-term meditators self-induce high-amplitude gamma synchrony during mental practice. Proc Natl Acad Sci USA 101: 16369–16373.

Marazziti D, Akiskal HS, Rossi A, Cassano GB (1999) Alteration of the platelet serotonin transporter in romantic love. Psychological Medicine 29: 741–745.

Marshall L, Born J (2007) The contribution of sleep to hippocampus-dependent memory consolidation. Trends Cogn Sci 11: 442–450.

Marshall L, Helgadottir H, Molle M, Born J (2006) Boosting slow oscillations during sleep potentiates memory. Nature 444: 610–613.

McCormick DA, Pape HC (1988) Acetylcholine inhibits identified interneurons in the cat lateral geniculate nucleus. Nature 334: 246–248.

Mendez MF, Perryman KM (2003) Disrupted facial empathy in drawings from artists with frontotemporal dementia. Neurocase 9: 44–50.

Mobbs D, Watt C (2011) There is nothing paranormal about near-death experiences: how neuroscience can explain seeing bright lights, meeting the dead, or being convinced you are one of them. Trends in Cognitive Sciences 15: 447–449.

Mölle M, Born J (2011) Slow oscillations orchestrating fast oscillations and memory consolidation. Progress in Brain Research 193: 93–110.

Monyer H, Burnashev N, Laurie DJ, Sakmann B, Seeburg PH (1994) Developmental and regional expression in the rat brain and functional properties of four NMDA receptors. Neuron 12: 529–540.

Mountcastle VB (1957) Modality and topographic properties of single neurons of cat's somatic sensory cortex. J Neurophysiol 20: 408–434.

Mountcastle VB (1997) The columnar organization of the neocortex. Brain 120: 701–722.

Nelson CA, Furtado EA, Fox NA, Zeanah CH (2009) The deprived human brain developmental deficits among institutionalized Romanian children – and later improvements – strengthen the case for individualized care. Americ. Scientist 97: 222–229.

Nelson CA, Zeanah CH, Fox NA, Marshall PJ, Smyke AT, Guthrie D (2007) Cognitive recovery in socially deprived young children: the Bucharest Early Intervention Project. Science 318: 1937–1940.

Neuweiler G (2012) Die dynamische Synapse. Naturwissenschaftliche Rundschau 59: 641–650.

Nichols DE (2004) Hallucinogens. Pharmacology & Therapeutics 101: 131–181.

Ninio J (2005) Der gute Knick in der Optik. Gehirn und Geist 1–2: 22–28.

Nissl F (1919) Korbinian Brodmann. Zeitschrift für die gesamte Neurologie und Psychiatrie 45: 329–349.

O'Doherty JE, Lebedev MA, Ifft PJ, Zhuang KZ, Shokur S, Bleuler H, Nicolelis MAL (2011) Active tactile exploration using a brain-machine-brain interface. Nature 479: 228–232.

Opitz B, Von Cramon DY (2000) Ansätze und Methoden der kognitiven Neurowissenschaften. Neuroforum 6: 189–196.

Pape HC, McCormick DA (1995) Electrophysiological and pharmacological properties of interneurons in the cat dorsal lateral geniculate nucleus. Neuroscience 68: 1105–1125.

Perry A, Bentin S, Shalev I, Israel S, Uzefovsky F, Bar-On D, Ebstein RP (2010) Intranasal oxytocin modulates EEG mu/alpha and beta rhythms during perception of biological motion. Psychoneuroendocrinology 35: 1446–1453.

Peters A (2002) Examining neocortical circuits: some background and facts. J Neurocytol 31: 183–193.

Pinna B (2011) The organization of shape and color in vision and art. Frontiers in Human Neuroscience 5.

Powell K (2006) How does the teenage brain work? Nature 442: 865–867.

Quilichini PP, Van Quyen M, Ivanov A, Turner DA, Carabalona A, Gozlan H, Esclapez M, Bernard C (2012) Hub GABA neurons mediate gamma-frequency oscillations at ictal-like event onset in the immature hippocampus. Neuron 74: 57–64.

Quiroga RQ, Reddy L, Kreiman G, Koch C, Fried I (2005) Invariant visual representation by single neurons in the human brain. Nature 435: 1102–1107.

Raichle ME (2010) Two views of brain function. Trends Cogn Sci 14: 180–190.

Raichle ME, Mintun MA (2006) Brain work and brain imaging. Annu Rev Neurosci 29: 449–476.

Rakic P (1988) Specification of cerebral cortical areas. Science 241: 170–176.

Rakic P (2009) Evolution of the neocortex: a perspective from developmental biology. Nat Rev Neurosci 10: 724–735.

Ramocki MB, Zoghbi HY (2008) Failure of neuronal homeostasis results in common neuropsychiatric phenotypes. Nature 455: 912–918.

Ramón y Cajal S (1917) Recuerdos de mi vida. Madrid: Moya.

Redecker C, Hagemann G, Gressens P, Evrard P, Witte OW (2000) Kortikale Dysgenesien: Aktuelle Aspekte zur Pathogenese und Pathophysiologie. Nervenarzt 71: 238–249.

Rimmele U, Hediger K, Heinrichs M, Klaver P (2009) Oxytocin makes a face in memory familiar. J Neurosci 29: 38–42.

Ringach DL (2009) Spontaneous and driven cortical activity: implications for computation. Curr Opin Neurobiol 19: 439–444.

Rizzolatti G, Craighero L (2004) The mirror-neuron system. Annu Rev Neurosci 27: 169–192.

Robel S, Berninger B, Götz M (2011) The stem cell potential of glia: lessons from reactive gliosis. Nat Rev Neurosci 12: 88–104.

Robertson LC (2003) Binding, spatial attention and perceptual awareness. Nat Rev Neurosci 4: 93–102.

Rockland KS (2010) Five points on columns. Frontiers in Neuroanatomy 4: 22.

Rodriguez E, George N, Lachaux JP, Martinerie J, Renault B, Varela FJ (1999) Perception's shadow: long-distance synchronization of human brain activity. Nature 397: 430–433.

Rothen N, Meier B (2010) Higher prevalence of synaesthesia in art students. Perception 39: 718–720.

Sahakian B, Morein-Zamir S (2007) Professor's little helper. Nature 450: 1157-1159.

Sakurai T (2007) The neural circuit of orexin (hypocretin): maintaining sleep and wakefulness. Nat Rev Neurosci 8: 171–181.

Saper CB, Fuller PM, Pedersen NP, Lu J, Scammell TE (2010) Sleep state switching. Neuron 68: 1023–1042.

Schumacher, R (2006) Macht Mozart schlau? Die Förderung kognitiver Kompetenzen durch Musik. Bundesministerium für Bildung und Forschung. Bonn, Berlin. Bildungsforschung Band 18.

Schwartz MW, Woods SC, Porte D, Jr., Seeley RJ, Baskin DG (2000) Central nervous system control of food intake. Nature 404: 661–671.

Seckel A (2004) Masters of Deception: Escher, Dalí & the Artists of Optical Illusion. Sterling Publishing Company.

Self MW, Zeki S (2005) The integration of colour and motion by the human visual brain. Cereb Cortex 15: 1270–1279.

Shadlen MN, Newsome WT (1998) The variable discharge of cortical neurons: Implications for connectivity, computation, and information coding. J Neurosci 18: 3870–3896.

Shenton ME, Dickey CC, Frumin M, McCarley RW (2001) A review of MRI findings in schizophrenia. Schizophrenia Research 49: 1–52.

Shepherd GM (2006) Smell images and the flavour system in the human brain. Nature 444: 316–321.

Siegel JM (2005) Clues to the functions of mammalian sleep. Nature 437: 1264–1271.

Simon SA, de Araujo IE, Gutierrez R, Nicolelis MA (2006) The neural mechanisms of gustation: a distributed processing code. Nat Rev Neurosci 7: 890–901.

Simons DJ, Chabris CF (1999) Gorillas in our midst: sustained inattentional blindness for dynamic events. Perception 28: 1059–1074.

Singer W, Ricard M (2008) Hirnforschung und Meditation. Ein Dialog. Frankfurt: Suhrkamp.

Sinigaglia C, Rizzolatti G (2011) Through the looking glass: Self and others. Consciousness and Cognition 20: 64–74.

Sinke C, Halpern JH, Zedler M, Neufeld J, Emrich HM, Passie T (2012) Genuine and drug-induced synesthesia: A comparison. Consciousness and Cognition 21: 1419–1434.

Solms M (2000) Dreaming and REM sleep are controlled by different brain mechanisms. Beh Brain Sci 23: 843–850.

Stern, E, Grabner, R, Schumacher, R (2007) Lehr-Lern-Forschung und Neurowissenschaften – Erwartungen, Befunde, Forschungsperspektiven. Bundesministerium für Bildung und Forschung. Bonn, Berlin. Bildungsforschung Band 13.

Stockinger, G (2001) Spuk im Morgengrauen. Der Spiegel [18], 212–214.

Szabadi E (2006) Drugs for sleep disorders: mechanisms and therapeutic prospects. Br J Clin Pharmacol 61: 761–766.

Tang YY, Lu QL, Fan M, Yang YH, Posner MI (2012) Mechanisms of white matter changes induced by meditation. Proc Natl Acad Sci USA 109: 10570–10574.

Tchernichovski O, Wallman J (2008) Behavioural neuroscience: neurons of imitation. Nature 451: 249–250.

Theodoridou A, Rowe AC, Penton-Voak IS, Rogers PJ (2009) Oxytocin and social perception: Oxytocin increases perceived facial trustworthiness and attractiveness. Hormones and Behavior 56: 128–132.

tom Dieck S, Gundelfinger ED (2000) Chemische Synapsen des Zentralnervensystems. Chemie in unserer Zeit 34: 140–148.

Turrigiano G (2011) Too many cooks? Intrinsic and synaptic homeostatic mechanisms in cortical circuit refinement. Annu Rev Neurosci 34: 89–103.

Uhlhaas PJ, Pipa G, Lima B, Melloni L, Neuenschwander S, Nikolic D, Singer W (2009a) Neural synchrony in cortical networks: history, concept and current status. Front Integr Neurosci 3: 17.

Uhlhaas PJ, Roux F, Singer W, Haenschel C, Sireteanu R, Rodriguez E (2009b) The development of neural synchrony reflects late maturation and restructuring of functional networks in humans. Proc Natl Acad Sci USA 106: 9866–9871.

Uhlhaas PJ, Singer W (2010) Abnormal neural oscillations and synchrony in schizophrenia. Nat Rev Neurosci 11: 100–113.

van den Heuvel MP, Sporns O (2011) Rich-club organization of the human connectome. J Neurosci 31: 15775–15786.

Vanhatalo S, Kaila K (2006) Development of neonatal EEG activity: from phenomenology to physiology. Semin Fetal Neonatal Med 11: 471–478.

Verhagen JV, Engelen L (2006) The neurocognitive bases of human multimodal food perception: sensory integration. Neurosci Biobehav Rev 30: 613–650.

Verkhratsky A, Orkand RK, Kettenmann H (1998) Glial calcium: Homeostasis and signaling function. Physiological Reviews 78: 99–141.

Vessel EA, Starr GG, Rubin N (2012) The brain on art: intense aesthetic experience activates the default mode network. Frontiers in Human Neuroscience 6: 66.

Wässle H (2004) Parallel processing in the mammalian retina. Nat Rev Neurosci 5: 747–757.

Wedeen VJ, Rosene DL, Wang RP, Dai GP, Mortazavi F, Hagmann P, Kaas JH, Tseng WYI (2012) The geometric structure of the brain fiber pathways. Science 335: 1628–1634.

White JA, Rubinstein JT, Kay AR (2000) Channel noise in neurons. Trends Neurosci 23: 131–137.

White JG, Southgate E, Thomson JN, Brenner S (1986) The structure of the nervous system of the Nematode Caenorhabditis elegans. Philosophical Transactions of the Royal Society of London Series B-Biological Sciences 314: 1–340.

Wilson CL (2004) Intracranial electrophysiological investigation of the human brain in patients with epilepsy: contributions to basic and clinical research. Exp Neurol 187: 240–245.

Yashiro K, Philpot BD (2008) Regulation of NMDA receptor subunit expression and its implications for LTD, LTP, and metaplasticity. Neuropharmacology 55: 1081–1094.

Zanker JM, Walker R (2004) A new look at Op art: towards a simple explanation of illusory motion. Naturwissenschaften 91: 149–156.

Zeanah CH, Koga SF, Simion B, Stanescu A, Tabacaru CL, Fox NA, Nelson CA (2006) Ethical considerations in international research collaboration: The Bucharest Early Intervention Project. Infant Mental Health Journal 27: 559–576.

Zeki S (2001) Localization and globalization in conscious vision. Annu Rev Neurosci 24: 57–86.

Zeki S (2007) The neurobiology of love. FEBS Lett 581: 2575–2579.

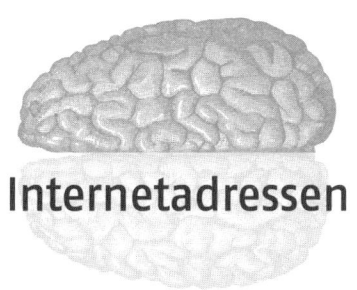

Internetadressen

Die im Folgenden genannten nationalen und internationalen Internet-seiten bieten aktuelle Informationen zu neurowissenschaftlichen The-men und freien Online-Zugang zu wissenschaftlich fundierten Daten-banken, Videos und neurowissenschaftlichen Zeitschriften.

http://dasgehirn.info/ deutsch
Das Gehirn – Der Kosmos im Kopf. Website mit interessanten und aktuellen Informationen und Artikeln aus der Hirnforschung.

http://neuroscienceblueprint.nih.gov/ englisch
Website des US-amerikanischen **National Institute of Health** mit In-formationen zu neurowissenschaftlichen Themen, wie z. B. Konnek-tom des menschlichen Gehirns.

http://videocast.nih.gov/PastEvents.asp?c=16 englisch
Video-Aufzeichnungen von Vorträgen zu neurowissenschaftlichen Themen am US-amerikanischen **National Institute of Health**, u. a. Vorträge von Nobelpreisträgern.

http://www.med.harvard.edu/AANLIB/home.html englisch
Atlas des menschlichen Gehirns der Harvard University Medical School. MRT- und PET-Originalbilder des normalen und geschädig-ten menschlichen Gehirns in verschiedenen Schnittebenen.

http://www.brain-map.org/ englisch
Digitale Hirnatlanten (sog. **Allen Brain Atlas**) der Maus und des Menschen mit detaillierten molekularbiologischen Informationen.

http://nwg.glia.mdc-berlin.de/de/ deutsch
Website der deutschen **Neurowissenschaftlichen Gesellschaft** mit Publikationen und aktuellen Informationen zu Veranstaltungen wie z. B. Lehrerfortbildungen.

http://www.fens.org/ englisch
Website der **Federation of European Neuroscience Societies** mit aktuellen Informationen und Links zu allen europäischen neurowissenschaftlichen Gesellschaften.

http://www.sfn.org/ englisch
Website der US-amerikanischen **Society for Neuroscience** mit aktuellen Publikationen und Informationsmaterial.

http://nwg.glia.mdc-berlin.de/de/neuroforum/download/ deutsch
Neuroforum, viermal jährlich erscheinende Fachzeitschrift der Neurowissenschaftlichen Gesellschaft mit wissenschaftlichen Übersichtsartikeln, Buchrezensionen und aktuellen Informationen aus der Forschung.

http://www.frontiersin.org/neuroscience englisch
Aktuelle **internationale Fachpublikationen** aus unterschiedlichen neurowissenschaftlichen Bereichen.

http://www.michaelbach.de/ot/index.html englisch
Optische Täuschungen, Website von Prof. Dr. Michael Bach.

http://www.ritsumei.ac.jp/~akitaoka/index-e.html englisch
Optische Täuschungen, Website von Prof. Dr. Akiyoshi Kitaoka.

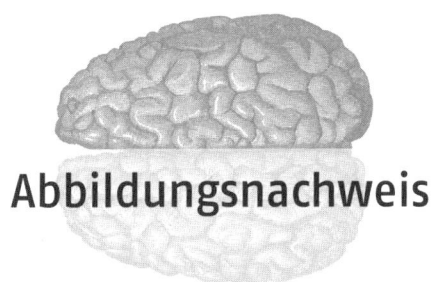

Abbildungsnachweis

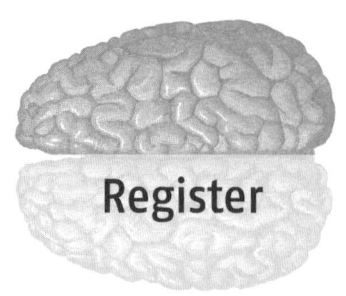

Register